眼科グラフィック
Graphic Journal of Ophthalmology
2024年増刊

網膜硝子体手術

編集
井上 真
杏林アイセンター
教授・診療科長

基本と応用，トラブル＆リカバリーがわかる！

●本書の情報は 2024 年 7 月現在のものです.
●本書で取り上げる製品や機器の解説には，一部適応外（承認外）使用も含まれます．実際の使用にあたって，必ず個々の添付文書を参照し，その内容を十分に理解したうえでご使用ください.
●本書の編集製作に際しては，最新の情報をふまえ，正確を期すよう努めておりますが，医学・医療の進歩により，記載内容は変更されることがあります．その場合，従来の治療や製品や機器の使用による不測の事故に対し，著者および当社は責を負いかねます.
●本書掲載の写真は 2024 年 7 月に著者より提供されたものと各メーカーより提供されたものを掲載しています．製品や機器の外観は変更される可能性があります．また，製品や機器は予告なく，販売中止される可能性がありますので，使用時には最新の添付文書などをご確認ください.
●本書に掲載されている顔写真は，患者あるいは保護者の許可を得て掲載しております.

Introduction

編集にあたって

　小切開硝子体手術が普及して硝子体手術の安全性は大きく向上しています．白内障手術ができるような術者であれば，硝子体手術を学び始めるには以前よりはハードルが低くなっていると思います．しかし，硝子体手術特有の合併症をみる機会も減少しており，実際に大きな合併症に遭遇した際には，十分な対処ができなければ術後の視力予後に大きな影響があります．一方で新しい治療法や術式が次々と出てきており，網膜硝子体手術の手技も変遷しています．手技が変遷するなかで起こり得る術中トラブルや，それに対応するリカバリーも変遷していると考えます．

　本書は実際の臨床に即して，患者への説明から網膜硝子体手術の基本とその応用について，特に基本セッティングからわかりやすく解説されるように意図されています．なかでも術中トラブルからどのようにリカバリーするかは成書にはあまり書かれていませんが，本書では重要なポイントがわかりやすく理解できるように工夫されています．突然起こり得る合併症に対して，あらかじめ準備して知識をもって対応するのと，予期せずにフリーズしてしまうのは天地の差があるとしかいいようがありません．本書で示される重要ポイントに留意して内容を理解いただき，今後，網膜硝子体手術を始める，もしくは始めたがトラブルに悩んでいる方にお役に立てれば幸いです．

　本書の趣旨を理解いただき，各分野で執筆いただいた執筆者の先生方と本書の編集に尽力いただいた『眼科グラフィック』編集チームの皆様に心から感謝申し上げます．

2024年8月
杏林アイセンター 教授・診療科長
井上 真

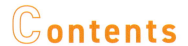

目次

第1章 患者説明 10

第2章 術前に知っておきたい手術装置と手術器具, セッティング

01 網膜硝子体手術で用いられる手術装置, 手術器具 20
WEB▶動画 02 よく行われるセッティング 33
WEB▶動画 03 ヘッズアップサージェリーのセッティング 41

第3章 一から学ぶ 網膜硝子体手術の基本手技

01 手術に必要な解剖と理論
　A 硝子体, 網膜, 脈絡膜の解剖 52
　B 生理と機能 56
02 網膜硝子体手術の基本手技
　A 網膜光凝固術 58
　B 強膜バックリング手術 66
　C 25G・27G 硝子体手術 74
　D 光線力学療法（PDT） 81

第4章 術中のトラブル＆リカバリー

01 麻酔時のトラブル＆リカバリー 88
02 手術機器・器具関連のトラブル＆リカバリー 92
03 強膜バックリング手術におけるトラブル＆リカバリー 95
04 25G・27G 硝子体手術におけるトラブル＆リカバリー 100
05 光線力学療法（PDT）におけるトラブル＆リカバリー 107

第5章 術後のトラブル（合併症）と対応

WEB▶動画 **01** バックル感染・脱出 114
WEB▶動画 **02** 眼球運動障害 118
WEB▶動画 **03** 再剥離 123
WEB▶動画 **04** 黄斑パッカー 128
05 前部増殖硝子体網膜症, 増殖硝子体網膜症 133
06 循環障害 138
07 シリコーンオイルに伴う合併症 143
08 脈絡膜剥離 148
09 眼圧上昇 152
10 硝子体出血 159
11 前房出血 165
12 フィブリン析出 171
13 黄斑浮腫 175
14 再増殖 178
15 黄斑円孔非閉鎖・再開孔 180
16 内境界膜剥離に伴う合併症 184
WEB▶動画 **17** 低眼圧, 創閉鎖不全 190
WEB▶動画 **18** 感染性眼内炎 194
19 ガス白内障 199
20 視野欠損 202
21 網膜光障害 205
22 角膜上皮障害 209

編集にあたって 3
編集・執筆者一覧 6
WEB動画の視聴方法 8
索引 212

眼科グラフィック 2024年増刊　5

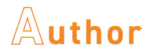

編集・執筆者一覧

第1章 患者説明
渡邉 朗　Akira Watanabe　東京慈恵会医科大学眼科学講座 教授

第2章 術前に知っておきたい 手術装置と手術器具, セッティング
01 網膜硝子体手術で用いられる手術装置, 手術器具
02 よく行われるセッティング
　中静裕之　Hiroyuki Nakashizuka　日本大学医学部視覚科学系眼科学分野 教授
03 ヘッズアップサージェリーのセッティング
　石羽澤明弘　Akihiro Ishibazawa　オホーツク眼科 院長

第3章 一から学ぶ 網膜硝子体手術の基本手技
01 手術に必要な解剖と理論
　A 硝子体, 網膜, 脈絡膜の解剖
　B 生理と機能
　馬詰和比古　Kazuhiko Umazume　東京医科大学臨床医学系眼科学分野 准教授
02 網膜硝子体手術の基本手技
　A 網膜光凝固術
　　横井 匡　Tadashi Yokoi　杏林アイセンター 助教
　B 強膜バックリング手術
　　武内 潤　Jun Takeuchi　杏林アイセンター 助教
　C 25G・27G 硝子体手術
　　大原裕美　Hiromi Ohara　杏林アイセンター 助教
　D 光線力学療法（PDT）
　　山本亜希子　Akiko Yamamoto　杏林アイセンター／武蔵野眼科

第4章 術中のトラブル＆リカバリー
01 麻酔時のトラブル＆リカバリー
02 手術機器・器具関連のトラブル＆リカバリー
　水野雅春　Masaharu Mizuno　杏林アイセンター 助教
03 強膜バックリング手術におけるトラブル＆リカバリー
　厚東隆志　Takashi Koto　杏林アイセンター 准教授
04 25G・27G 硝子体手術におけるトラブル＆リカバリー
　中島康介　Kosuke Nakajima　東京大学医学部眼科学教室 助教
05 光線力学療法（PDT）におけるトラブル＆リカバリー
　片岡恵子　Keiko Kataoka　杏林アイセンター 准教授

第5章 | 術後のトラブル（合併症）と対応

01 バックル感染・脱出
02 眼球運動障害
03 再剝離
04 黄斑パッカー
　　國見洋光 Hiromitsu Kunimi　慶應義塾大学医学部眼科学教室 助教

05 前部増殖硝子体網膜症，増殖硝子体網膜症
06 循環障害
07 シリコーンオイルに伴う合併症
08 脈絡膜剝離
　　鳥飼智彦 Tomohiko Torikai　杏林アイセンター 助教

09 眼圧上昇
10 硝子体出血
11 前房出血
12 フィブリン析出
　　石田友香 Tomoka Ishida　杏林大学医学部付属杉並病院眼科 准教授

13 黄斑浮腫
14 再増殖
15 黄斑円孔非閉鎖・再開孔
16 内境界膜剝離に伴う合併症
　　杉浦好美 Yoshimi Sugiura　筑波大学医学医療系眼科 講師

17 低眼圧，創閉鎖不全
18 感染性眼内炎
19 ガス白内障
20 視野欠損
　　西塚弘一 Koichi Nishitsuka　埼玉医科大学総合医療センター眼科 教授

21 網膜光障害
22 角膜上皮障害
　　吉川祐司 Yuji Yoshikawa　埼玉医科大学病院眼科 講師

編集 | **井上 真** Makoto Inoue　杏林アイセンター 教授・診療科長

眼科グラフィック 2024年増刊　7

WEB ▶ 動画

WEB動画の視聴方法

本書の動画マークのついている項目は，WEBページにて動画を視聴できます．
以下の手順でアクセスしてください．
PC（Windows／Macintosh），スマートフォン・タブレット端末（iOS／Android）で閲覧いただけます．
推奨環境の詳細につきましては，弊社WEBサイト「よくあるご質問」ページをご参照ください．

https://database.medica.co.jp/movie-library/program.php?program_id=1932

2024年増刊号のロック解除キー **hgvppcl9qg**

QRコードで動画サイトへのアクセスが便利になりました！

各号で一度，ログイン，ロック解除キーの入力を行うと，
その後はQRコードからダイレクトに動画を見ることができます！

―― 動画閲覧方法 ――

Step 1 専門誌内の動画マークの右にあるQRコードを読み込む．
（PCからのアクセスは，https://database.medica.co.jp/movie-library/program.php?program_id=1932 へ）

Step 2 メディカID，パスワードを入力しログインする．
メディカIDをお持ちでない方は，「初めての方」を選び会員登録へ．

Step 3 上記のロック解除キーを入力する．

Step 4 視聴したい動画のサムネイル画像をクリックして，動画を再生する．

※ WEBページのロック解除キーは本書発行日（最新のもの）より3年間有効です．有効期間終了後，本サービスは読者に通知なく休止もしくは終了する場合があります．
※ ロック解除キーおよびメディカID・パスワードの，第三者への譲渡，売買，承継，貸与，開示，漏洩にはご注意ください．
※ 図書館での貸し出しの場合，閲覧に要するメディカID登録は，利用者個人が行ってください（貸し出し者による取得・配布は不可）．
※ PC（Windows／Macintosh），スマートフォン・タブレット端末（iOS／Android）で閲覧いただけます．推奨環境の詳細につきましては，メディカ出版コンテンツサービスサイト「よくあるご質問」ページをご参照ください．

第 1 章

患者説明

渡邉 朗 Akira Watanabe
東京慈恵会医科大学眼科学講座 教授

患者説明

はじめに

最近の眼科診療機器の進歩により，さまざまな網膜硝子体疾患の診断が容易になり，さらに網膜硝子体手術（以下，硝子体手術）の低侵襲化により手術の適応は拡大している．一方，社会的にはインターネットやSNSなどには網膜硝子体疾患に限らず，医療に関するさまざまなレベルの情報が溢れている．このようななかで，患者や家族に対して正しい治療や手術に関する情報を提供して，患者の同意を得ながら最善の診療，治療を進めていくことが重要である．ここでは，このために重要と思われる項目について解説をしていく．

手術を受ける患者や家族に対して説明すべきこと

1) インフォームドコンセントとは

インフォームドコンセント（informed consent）は，医療や研究などの分野において，患者や参加者に対して情報を提供し，理解したうえで自らの意思で同意を得るプロセスを指す．この概念は，個人の権利と尊重を尊重するために重要な要素とされている．具体的には，医療処置や治療，臨床試験，手術などの際に，医療提供者や研究者が患者や参加者に対して，治療や研究の目的，利点（メリット），リスク，代替手段などに関する十分な情報を提供する．そ

して，患者や参加者はこれらの情報を理解したうえで，自らの意思で同意書に署名することによって，その処置や参加に同意することが求められる．

インフォームドコンセントは，患者や参加者の権利を尊重し，自己決定権を守るために不可欠なステップであり，医療や研究の倫理的な基準を確立するうえで重要な原則である．これにより，個人は自身の健康や身体に関わる重要な意思決定を，十分な情報を得たうえで行うことができる．

2) インフォームドコンセントを得るために手術を受ける患者や家族に対して説明すべきこと

手術の際に患者に同意を得るためには，医師が十分な説明を行うことが重要である．最近は患者自身が独自にいろいろな医療情報を収集してくることが多くなっているが，最終的には医師からの説明により意思を決定する．したがって医師からの説明内容は，その意思決定に大きく影響する．このため，説明内容は客観的かつエビデンスに基づく内容でなくてはならない．

以下は一般的に医師が患者に手術に関して説明すべき内容の例である．

①手術の目的と必要性

医師は手術がなぜ必要か，どのような問題を解決し，どのような利益が期待されるか説明する必要がある．

②手術の方法

医師は手術の具体的な方法や使用される技術

について患者に説明するべきである．これには手術の種類，予想される手術時間，麻酔の種類などが含まれる．

③手術のリスクと合併症

医師は患者に手術に伴うリスクや合併症について正直かつ理解しやすく説明する必要がある．これには感染症，出血，麻痺，予定どおりに手術が進行しない可能性などが含まれる．

④代替手段

医師は手術以外の治療方法や代替手段についても説明し，それらの利点とリスクを比較する必要がある．

⑤予想される結果と回復期間

医師は術後の予想される結果や回復にかかる期間について患者に説明するべきである．これには痛み，腫れ，制約事項，生活様式の変更などが含まれる．

⑥患者の質問に対する応答

医師は患者が手術に関して質問することを奨励し，それに対して誠実かつ理解しやすい回答を提供するべきである．

⑦同意書の説明

医師は患者が同意書に署名する前に，手術に関する情報を含む同意書を患者に提供し，その内容を理解するように説明する必要がある．

これらの情報を提供することで，患者はよりよく手術のリスクとメリットを理解し，合理的かつ情報に基づいた意思決定を行うことができる．

3) 同意書に記載すべき項目

同意書に記載すべき項目として下記のものがある．当院における手術説明同意書を参考に提示する（**図1**）．説明を担当する医師はそれぞれの項目について説明し，チェックボックスにチェックを入れ患者から同意を得た旨を記録す

る必要がある．

- □ 1　患者氏名とID
- □ 2　主治医氏名
- □ 3　説明医師署名
- □ 4　病院側同席者の有無，署名，職種
- □ 5　手術予定日
- □ 6　病名
- □ 7　左右眼どちらか
- □ 8　予定術式，術眼
- □ 9　執刀責任医氏名（予定）
- □ 10　その他の手術担当医氏名（予定）
- □ 11　予測される合併症，偶発症と危険性
- □ 12　手術により期待される効果
- □ 13　手術を受けない場合に予測される症状の推移
- □ 14　可能なほかの治療法
- □ 15　ほかの手術方法
- □ 16　手術以外の治療法
- □ 17　高度先進医療，臨床研究の有無
- □ 18　セカンドオピニオン
- □ 19　添付された文書

患者署名欄

□　同意の有無　　□　日付　　□　患者署名

以上の項目について説明し，患者，説明医師の署名を得る．

> ✓**POINT**
>
> インフォームドコンセントに必要な項目を簡潔にもれなく説明する．

A：１枚目

スキャン済 □　病院控・患者さん控

手 術 説 明 同 意 書

患者 ID：
患者氏名:○○　○○　生年月日：19○○年(S○年)○月○日（男性）

説明日：2024/2/X
〔説明者〕私は、患者００００００さんの手術について本書に基づき説明しました。

診療科(部)名：眼科

主　治　医：渡邉朗
説 明 医 師：(署名) 渡邉朗
病院側同席者：なし・あり（署名）
職　種：　医師 ・ 看護師 ・ その他（　　　　　）

手術予定日：２０２４　年　３月　　日

☑1．現在の診断名：左網膜前膜

☑2．予定している手術方法：左硝子体手術　水晶体再建術＋眼内レンズ挿入同時手術

☑3．執刀責任医氏名（予定）　渡邉朗
その他の手術担当医氏名（予定）　○邉○之

☑4．予想される合併症や偶発症と危険性
①術後感染症、②硝子体出血、駆逐性出血、③視力・視野の変化、④眼圧上昇、⑤角膜障害、結膜充血・浮腫、まぶたの腫れなど、⑥眼内レンズ挿入しない場合あり(白内障手術併用する場合)、⑦創口癒着不全、⑧他のいかなる手術にも起こりうる合併症、薬剤に対する異常反応、突然の脳出血、心臓停止等

☑5．予定している手術により期待される効果
①歪みの減少、②視力の改善

☑6．受けない場合に予想される症状の推移
①歪みが強くなり、視力低下 ②部分的網膜剥離発症 ③中心視野障害残存

CITA 文書　保存義務 有

眼科 11　東京慈恵会医科大学附属病院
1/2

B：２枚目

☑7．可能な他の治療法（効果と危険性）
7－1）別の手術法（ 有 ・ 無 ）
特になし
7－2）手術以外の治療法（ 有 ・ 無 ）
特になし

☑8．その他
8－1）高度先進医療（ 有 ・ 無 ）　8－2）臨床研究（ 有 ・ 無 ）

☑9．セカンドオピニオンの機会

〔図示・説明用欄〕

以下に記載または添付文書（ 有 ・ 無 ）にて説明

（添付文書名：網膜硝子体疾患に関する手術の説明　3．黄斑前膜について ）

いかなる手術にも、必ずある程度の危険が含まれます。ここでいう危険とは期待していた成果が得られない場合や、軽度ないし致命的な合併症を併発することをさします。このようなことが起きる原因は前もって予期できることがありますが、全く予想できない偶発的なこともあります。手術の実施中に緊急処置を行う必要性が生じた場合には、適宜処置を致します。従って患者さんは、手術を受けるにあたり、前もって十分に担当医師より説明を受け、理解されたうえで手術を受けることに同意する必要があります。説明された内容についてわからないことがある場合は、遠慮なくご質問ください。
合併症や偶発症による処置、治療に関する費用は保険診療で行うため、患者さんのご負担になりますことをあらかじめご了承ください。
なお、この同意は手術を行う前であれば、いつでも取り消すことができます。さらに、予定している手術について、他の医療機関の医師に意見を求める（セカンドオピニオン）ことができます。セカンドオピニオンを希望される場合は、主治医にお申し出ください。

私は、現在の病状および手術の必要性とその内容、これに伴う危険性について十分な説明を受け、理解しましたので、手術を受けることに

☑ 同意します　　□ 同意しません

東京慈恵会医科大学附属病院 病院長 殿　　２０２4 年 4 月 12 日

患者署名：慈恵 太郎

代諾者署名：　　　　（患者との続柄：　　）
（代諾者緊急連絡先：　　）
※患者さんが未成年もしくは心身障害や重篤な病状のため、同意能力を欠く場合や署名ができない場合は、代諾者（配偶者または家族、親権者等）が署名してください。

患者関係者署名　：　　　　（患者との続柄：　　）
（患者関係者緊急連絡先：　　）
※手術又は侵襲を伴う処置・検査などでは、患者さんご本人だけでなく、説明を受けられたご家族もしくは関係者も署名してください。

眼科-11　東京慈恵会医科大学附属病院
2/2

図1　手術説明同意書

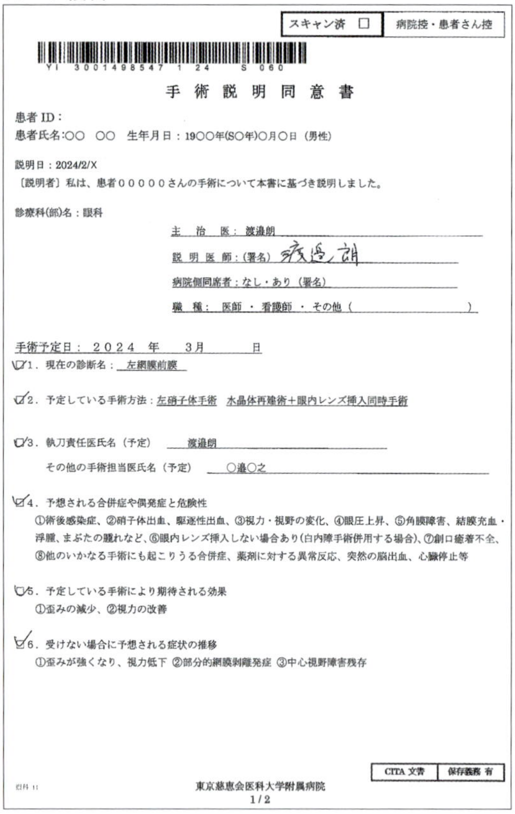

硝子体手術を受ける患者や家族に対する説明：手術の必要性やメリットとデメリット

1）疾患および手術についての説明をする際の注意すべきポイント

医師が疾患について説明する際には，患者が理解しやすいように以下のポイントを考慮するとよい．

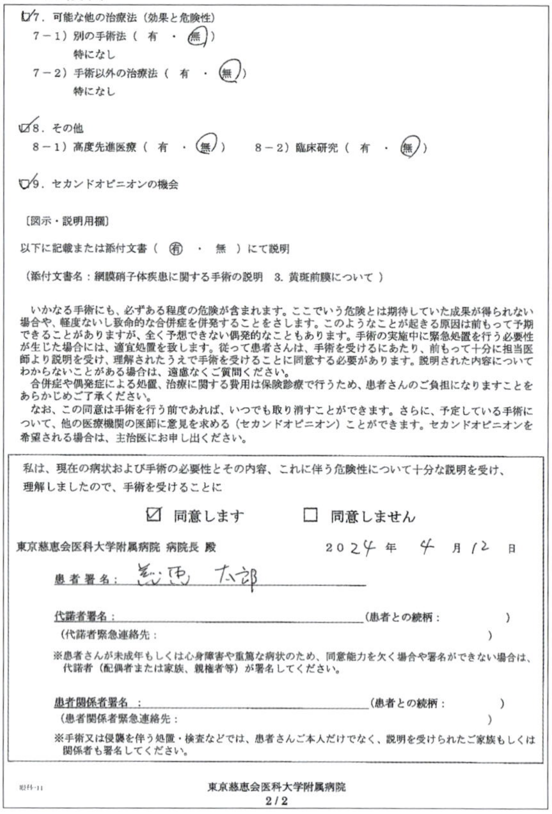

①専門用語を避ける

医学用語や難しい言葉は，患者が理解しにくいことがある．できるだけ簡潔で一般的な言葉を使い，患者の背景や知識に合わせて説明する．

②視覚的な支援を利用する

図やグラフ，模型などを用いて簡単に状況やプロセスを説明すると，患者が理解しやすくなる（**図 2**）．まず，眼球の構造について簡単に説明する必要がある．眼球の断面図や模型を用いると理解しやすくなる（**図 3**）．また，患者自身の検査画像，光干渉断層計（optical coherence tomography；OCT）画像などを提示して説明することにより疾患に対する意識が高まる（**図 4**）．

図2　眼球のイラスト

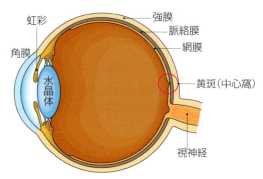

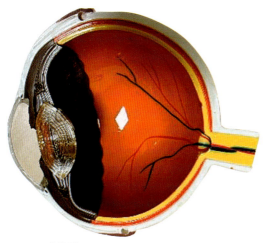

図3 眼球模型

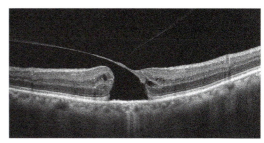

図4 疾患のOCT画像

③具体的な例を挙げる

抽象的な概念や情報を，具体的な例や比喩を使って説明すると，患者が理解しやすくなる．先に述べた眼球の解剖（図2，3）につなげ，白内障をカメラのレンズの濁り，黄斑前膜をカメラのフイルムに余計な膜が付いているなど，患者にとって，馴染みの深いものに例えると理解しやすくなる．

④重要なポイントを強調する

重要な情報や概念を強調し，何が重要であるかを明確に伝えることが大切である．

⑤患者の質問に対応する

患者が質問をすることは一般的であり，その都度丁寧に答えることで理解が進む．

⑥ステップバイステップで説明する

複雑な情報やプロセスを段階的に説明することで，患者が理解しやすくなる．

⑦感情に対応する

患者が疾患や治療に関して感じている不安や恐れに対応し，感情を理解することも大切である．

これらのポイントを考慮して，患者に対してわかりやすく説明することで，患者と家族が疾患や治療に関する情報をよりよく理解し，積極的に治療に協力してくれる可能性が高まる．

> **✓POINT**
>
> 専門用語を使わず，図や模型など利用し，重要な点は強調する．

2）硝子体手術一般についての説明の実際

硝子体手術のインフォームドコンセントを得るために，医師は患者に対して詳細な説明を行う必要がある．以下に，硝子体手術の説明に関して特に注意すべきポイントを記載する．

①手術の目的

硝子体手術がなぜ必要なのか，どのような症状や問題を解決するための手術なのかを明確に説明する．

②手術のプロセス

手術の進行について患者に理解しやすく説明し，どのようなステップが行われるかを具体的に簡潔に伝える．

③麻酔

通常は局所麻酔（テノン嚢下麻酔，球後麻酔）で硝子体手術を行うことが多いことを伝え，麻酔方法，合併症について説明する．注射について恐怖感をもつ場合も多く，点眼麻酔をしたうえで球後麻酔を行う旨を伝えて恐怖感の軽減につなげる．

患者の状態，小児や発達障害，閉所恐怖症などの場合は全身麻酔での手術を検討する．しかし，患者本人の希望で全身麻酔を希望する場合は，全身麻酔での手術可能施設が限られることが多く，手術時期の遅延につながることもあり，社会的な面も含めてメリット，デメリットについても説明したうえで患者に判断するように促す必要がある．

④手術のリスクと合併症

手術にはいくつかのリスクや合併症があることを患者に伝えるが，「リスク」や「合併症」の用語も一般的にはその意味合いが十分に理解されていないことも多い．このため，「合併症とは，手術がうまくいっても，起こり得る本来は起きて欲しくないこと」と説明してから，それぞれのリスクについて詳細に説明し，頻度や重篤度についても触れる．これには感染症，出血，視力の変化などが含まれる．

⑤術後の経過と回復

術後の経過や回復期間について患者に正確に説明し，通常どのくらいの期間がかかるか示す．また，注意が必要な行動や医師のフォローアップ予定についても説明する．

⑥代替手段や選択肢

網膜剥離では強膜内陥術と硝子体手術の2つの術式があり，そのどちらを選択すべきか医学的に明らかであれば，選択の理由を説明する．選択の余地がある症例では選択肢についても説明し，その利点やデメリットを比較して患者に術式について同意を得る．

⑦予想される結果

術後の視力や症状の改善について，医学的な期待値や成功率について説明する．眼の状態によっては視力予後がよくないこともあり，増殖糖尿病網膜症など術前の状態から術後の視機能予後がよくないことが予測される場合は，特に強調して説明しておく必要がある．

⑧患者の質問に対応する

一般的には網膜硝子体疾患の眼の状態を理解することが困難な場合も多く，患者が手術に関して的外れな質問をすることがあるが，これに丁寧に答え，患者が納得して同意できるように心がける．

このような詳細な説明が，患者に十分な情報を提供し，硝子体手術について理解を深め，インフォームドコンセントを得るためには重要である．

☑**POINT**

手術の合併症とリスクをわかりやすく伝える．
手術の必要性をしっかり伝える．

---

3) 実際の硝子体手術の手技や手術の流れに関する説明

簡潔に実際の手術手技や手術の流れを説明しておくことにより，手術時の患者の安心感につながりスムーズな手術進行の一助となる．

①麻酔についての説明

前述のとおり，通常は局所麻酔での手術になると思われるが，具体的な麻酔の方法について説明する．硝子体手術ではテノン囊下麻酔，球後麻酔で行うことが多いと思われるが，「注射」という用語に恐怖感をもつケースが多く，点眼麻酔をしたうえで球後麻酔を行う旨を伝えて恐怖感の軽減につなげる．閉所恐怖症があると局所麻酔で手術が不可能な場合もあり，全身麻酔や鎮静下での手術検討が必要になる．

強膜内陥術などは全身麻酔で行うこともある．その際には全身状態の確認は重要となる．

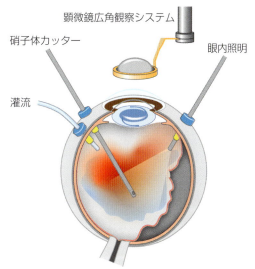

図5 硝子体手術のイラスト

②硝子体手術についての説明

まず硝子体手術の概要について図やイラストを提示して説明する（**図5**）．実際の手術手技の詳細について説明する必要はないと思われるが，各疾患のポイントとなる手術手技については端的に説明する．具体的には硝子体切除では「白目に0.5 mmの傷口を3カ所作って，細い器具を眼の中に入れて硝子体や出血を吸い出す」と，黄斑前膜では「眼の奥の視力に大事な場所の上にこびり付いた，余計な膜をピンセットで，そっと摘んで取り除く」などとイラストを見せながら説明するとよい（**図6**）．

③白内障同時手術についての説明

50歳以上の症例で硝子体手術を施行する際に，水晶体の混濁がなくても白内障手術を同時に行う場合が多いが，その必要性について説明する必要がある．また，術後の予定屈折値については，近視眼ではいくつかの選択肢があり，十分に説明して同意を得ることが必要である．

④合併症についての説明

各疾患に特有の合併症もあるが，まずは硝子体手術全般の合併症について説明する必要がある．

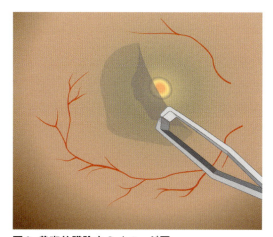

図6 黄斑前膜除去のイメージ図

a. 感染症

発生率は低いが（0.08％）[1]，重篤な合併症があることを説明する．予防策としての術前後の点眼などが重要であることを説明しておくとよい．

b. 出血

術後の出血により，入院や治療期間の延長，再手術が必要になることがあることを説明する．

c. 駆逐性出血

稀な合併症（0.06％）[2]ではあるが，発症した際には重篤な視機能障害を来すため術前の説明が必要である．

d. 網膜剝離

硝子体手術後の網膜剝離の発症は数パーセントあることが報告されており，そのために追加手術が必要となることがあることを説明する．

e. 硝子体手術後の白内障

本邦では硝子体手術が必要な50歳以上の症例では，多くの場合は白内障手術を同時に行うことが多いが，水晶体を温存した場合は硝子体手術後に白内障が進行することがある．これにより，追加の白内障手術が必要になることがあることを説明する．

f. 硝子体手術後の視力低下

稀に術後に一時的，または持続的な視力低下が発生することがあることを説明する．

g. 眼圧上昇，角膜障害

術後に眼圧上昇や角膜障害を発症することがあり，そのために点眼薬の使用や追加治療が必要となることがあることを説明する．

上記に加え，それぞれの状況，および発生率の概要について説明する．

✓POINT

手術の流れを簡潔に伝える．
わかりやすい例を挙げて説明する．

---

4) 術後の生活についての説明

実際には患者や家族からは手術や病気についてよりも，術後や退院後の生活，病気の再発予防について質問されることが多い．

黄斑円孔や網膜剝離などでは，術後のうつぶせについて不安を感じる患者も多い．眼科的な治療が初めての患者も多く，術後，退院後の生活について心配することも多い．

最近のIT化によるパソコンなどのVDT作業が疾患の発症に関与していることを心配する患者も多いが，エビデンスに基づいての生活指導が重要であり，過度の不安感を抱かせないようにすることが重要である．

術後の点眼指導，感染対策についての指導が重要であるが，医師によっての制限の違い，医療スタッフ，看護師からの説明，患者に配布している説明書などに違いがあることが多くあり，患者の混乱のもとになる．施設内では説明内容を統一するように医療者側での確認が重要である．

✓POINT

エビデンスに基づく説明を行う．
医師とスタッフ間で説明内容を統一する．

---

① 硝子体手術を受ける患者や家族に説明する際に注意すべきポイント（手術の必要性やメリットとデメリット）

a. 網膜剝離

裂孔原性網膜剝離は網膜硝子体疾患のなかでも治療に緊急性を要することがある．状態によっては放置すると失明につながる病気であるが，状態にバリエーションが多く，手術時期の説明には注意を要する．進行の程度も若年者と中高年者では大きく異なり，網膜剝離の状況により治療の緊急度も異なるので，治療に適切な時期の判断が重要である．

b. 黄斑前膜

OCTの普及により黄斑前膜の診断は容易になった．治療に対して緊急性はないが，手術時期の判断については統一された見解はない．施設毎での考え方や手術適応の時期についての見解が異なることもあり，患者にとっては前医と説明内容が異なるなど混乱することもある．術前の視力良好なことが術後視力に関与する最大

16　眼科グラフィック 2024年増刊

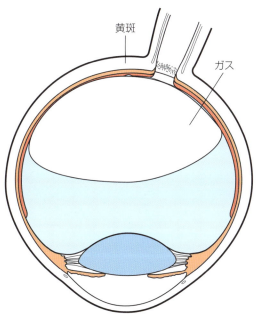

図7 うつぶせ時の眼の状態

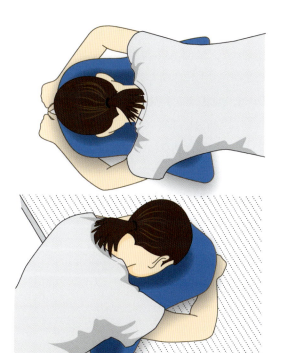

図8 うつぶせ姿勢

因子であることから，視力が良好でも，歪視があることにより手術を行うことも多くなってきている．術後に視力が改善しても変視，大視症，小視症の症状が残存することが多く，患者の不満の原因になることがあり，事前に十分に説明しておくことが必要である．また，黄斑前膜に進行した白内障を合併した症例では，白内障，硝子体同時手術を行った場合は術後に変視の自覚が出現することがあり，術前の説明が重要である．

c. 黄斑円孔

術後のうつぶせの重要性についての説明が大事であるが，具体的な方法について患者から質問を受けることも多い．多くの患者がうつぶせの期間について質問してくることが多いが，術直後のうつぶせ姿勢保持の重要性について強調して説明することがポイントである（**図7, 8**）．具体的には「手術終了直後からすぐにうつぶせ，一晩頑張るとほとんどの人は翌朝には閉じている」と説明している．手術終了時には「円孔が閉じるための準備はしっかりできました．後はご自分でうつぶせを頑張って閉じさせてください」と声かけしている．

各疾患ともに合併症の説明は必須であるが，同時に手術の必要性について説明することが重要である．

> **✓POINT**
>
> 疾患ごとに異なる点をしっかり伝える．

②再手術の際の説明のポイント

網膜剝離の再発や，黄斑円孔の非閉鎖，硝子体手術後の再出血などにより，比較的術後早期に再手術が必要になることが網膜硝子体疾患の治療では起こり得るが，その際の患者への説明には注意を要する．術後早期の再手術は，説明によっては初回手術の「失敗」と捉えられてしまうこともある．再手術が必要になった場合は，

その経緯を初回手術と同様に視覚的に理解しやすいよう，OCTや広角眼底鏡による眼底写真などを提示して説明することが望ましい．具体的には網膜剥離の再発の場合では，ガス下でも復位した状況を提示し，初回手術での成果を患者や家族に視覚的に納得させることが重要である．「せっかく治した所が，また剥がれてきています」「治した所と別の所が剥がれてきているので，このまま放置すると，せっかく治した所も駄目になります」など，初回手術の成果を強調しながら説明することが重要である．

☑POINT

初回手術による成果を伝える．

---

③現在，硝子体手術に期待されているレベル

従来は治療が不可能であった疾患も，近年の硝子体手術の進歩と低侵襲化により治療可能となっている．しかし，治療のコンセプトは現在の網膜の修復や視機能の悪化を防ぐことが目的である．したがって，術後に視機能障害が改善しても残存することも多く，患者の不満につながる場合もある．それだけに，術前の患者説明は重要である．

おわりに

近年は患者が自分でさまざまな情報をインターネットや口コミ，書籍，雑誌などを通じて入手してくることが多くある．なかには正確な情報を正確に理解している患者もいるが，患者によっては，自分にとって都合のよい情報のみを信じこんでいることや，そもそも別の疾患の情報と間違っていることも多い．不正確な，自分にとって都合のよい情報だけを信じ，皆がそう言っているとか，情報源を明かさずに情報を振りかざして自分の主張を通そうとする患者もいる．そのような状況でも適切に説明すれば，患者や家族の正しい理解が得られ，信頼関係に基づく治療が可能となることもある．今一度，患者説明についてポイントを確認して診療にあたっていただければと思う．

文献

1) Belin, PJ. et al. Complications of vitreoretinal surgery. Curr Opin Ophthalmol. 31 (3), 2020, 167-73.

2) Mohan, S. et al. Suprachoroidal Hemorrhage. Ophthalmologica. 246 (5-6), 2023, 255-77.

第**2**章

術前に知っておきたい
手術装置と手術器具，
セッティング

01

中静裕之 Hiroyuki Nakashizuka
日本大学医学部視覚科学系眼科学分野 教授

網膜硝子体手術で用いられる手術装置，手術器具

はじめに

網膜硝子体手術において，硝子体手術の進歩が著しい．小切開硝子体手術（micro-incision vitrectomy surgery；MIVS）が普及し，現在は25ゲージ（G）あるいは27 G硝子体手術が主流となっている．トロカールカニューラを用いて創口を作製することで硝子体嵌頓が最小限となり，創口の自己閉鎖も可能となり，その安全性は格段に向上した．硝子体手術機器の開発も目覚ましく，硝子体カッターは7,500～20,000回転／分に高速化され，安全な硝子体切除が可能となった．

また，カッターの形状の工夫により，より網膜面近くでの安全な操作が可能となり，鑷子の代わりやバックフラッシュの代わりとして硝子体カッターを使用することが可能となり，手術時間の短縮化に貢献している．

一方，古典的な網膜復位術は硝子体手術の進歩により，その頻度は減少傾向にはあるが，現在においても重要な術式である．

網膜硝子体手術を行うにあたり，使用される手術装置，手術器具の知識を持つことは重要である．また，術野を正しくセッティングすることは安全な手術の遂行に重要である．

本稿では，網膜硝子体手術で使用する手術装置，最近の手術器具などを紹介する．

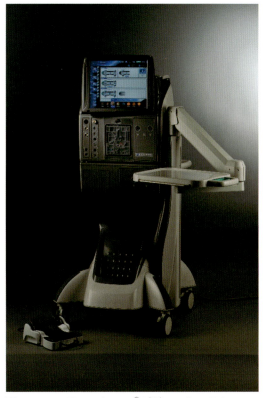

図1 コンステレーション®ビジョンシステム
（日本アルコン株式会社）

硝子体手術装置

現在日本で普及している硝子体手術装置には主に以下のものがある．

1）コンステレーション®ビジョンシステム（日本アルコン株式会社，図1）

2021年に網膜硝子体手術用プローブ「HYPERVIT®デュアルブレード ビトレクトミープローブ ベベル」が発売された（**図2**）．独

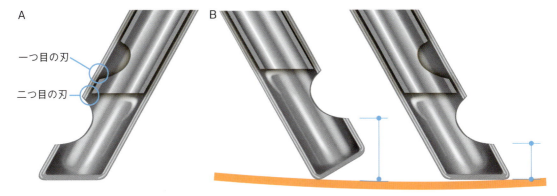

図2 HYPERVIT®デュアルブレード ビトレクトミープローブ ベベル（日本アルコン株式会社）
A：空気圧駆動により内部の刃が上下することで硝子体をカットしながら吸引する．つまり，吸引ポートが閉じることなくカット・吸引を同時に継続して行えるため，網膜の振動を抑え，安定した硝子体切除が可能となっている．
B：HYPERVIT®の斜角先端の設計により，ポートから網膜までの距離が短縮し，従来品に比べて組織面へのアクセスが向上している．

自のベベルチップデザインにより，先端が平らな構造の製品に比べ，組織表面への距離が近くなり，操作時のコントロール性を向上させている．また，二枚刃構造により，カットレート20,000回転／分が可能となった．拍動性牽引（網膜の巻き込み）を25 Gで28％，27 Gで31％低減し，硝子体の切断が不十分なために発生する網膜の巻き込みを防いでいる．本体にはレーザー装置も内蔵され，手術室の効率性が改善されている．

2）EVA眼科手術システム　レーザー付（ワイヤレスフットスイッチ一体型）（アールイーメディカル株式会社，図3）

術中のバキュームモードとフローモードの切り替えが可能となっている．バキュームモードではベンチュリーポンプのように吸引圧のみを設定し，フローモードではペリスタルティックポンプのように流量と吸引圧を設定して使用する．硝子体手術においてはバキュームモードの利点としてコア硝子体処理時に効率がよいこと，フローモードの利点としては周辺部硝子体処理や網膜剥離時の硝子体処理の安全性が向上することが挙げられる．

また，TDC（Twin Duty-cycle Cutter）シ ステムを23 G，25 G，27 Gに搭載し，カットレート8,000回転／分の硝子体カッターで，16,000回転／分相当のカットレートを実現している．光源にはLEDを使用し，白色から黄色まで20段階で選択できる．メインフットスイッチとレーザーフットスイッチが一体型で，ワイヤレスフットスイッチとなっている．

3）ステラリスエリート™（ボシュロム・ジャパン株式会社，図4）

装置自体がコンパクトにできており，手術室の設置場所をとらないなど，スペースを有効利用できる利点がある．フットコントロール一体型，ワイヤレスフットスイッチとなっており，レーザースイッチが踵部分下に内蔵されている．硝子体カッターはBi-Blade™ Dual-port Vitrectomy Cutterを使用することで最大カットレート15,000回転／分が可能となっている．

また，キセノン光源に3つの内蔵カラーフィルターを搭載し，ブルーライトの軽減，まぶしさの軽減，膜などの構造の鮮明化が可能となっている．

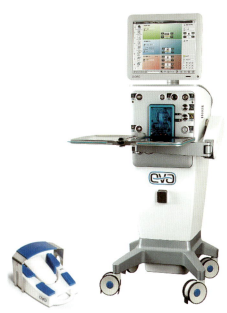
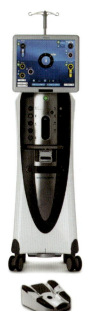

図3 EVA眼科手術システム　レーザー付（ワイヤレスフットスイッチ一体型）
（DORC社，アールイーメディカル株式会社）

図4 ステラリスエリート™（ボシュロム・ジャパン株式会社）

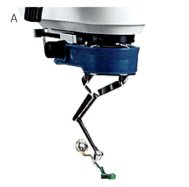
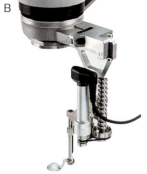
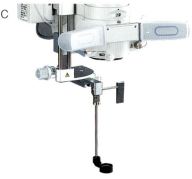

図5 ワイドビューイングシステム
A：Resight®（カールツァイスメディテック株式会社）
B：BIOM（OCULUS社，アールイーメディカル株式会社）
C：OFFISS®（株式会社トプコン）

ワイドビューイング（広角観察）システム

　ワイドビューイングシステム（**図5**）は急速に普及し，1つのレンズで後極部から周辺部まで観察できる点，空気下での眼内視認性がよい点など有用性は高く，硝子体手術の観察系として必要不可欠のシステムとなっている．眼底を広く見渡しながらの手術が可能となり，手術の安全性の向上，手術時間の短縮につながっている．一方で立体感覚がやや低下するなどの欠点もある．ワイドビューイングシステムにおいても各社とも黄斑操作用レンズが用意されている．

　ワイドビューイングシステムにおいては，角膜前に前置レンズを設置する非接触型が特に普及している．ほかにもコンタクトレンズを用い

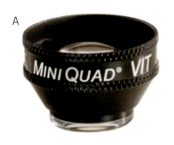 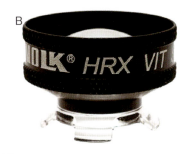 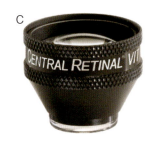

図6　ボルク検査用コンタクトレンズ
A：ミニクワド（Volk社，アールイーメディカル株式会社）
B：HRX ビット（Volk社，アールイーメディカル株式会社）
C：セントラルレチナ（Volk社，アールイーメディカル株式会社）

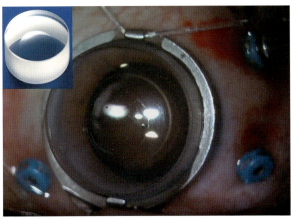 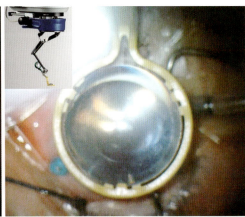

図7　接触メニスカスレンズと広角観察システムの組み合わせ
筆者はHHVタイプ5を設置し，その上からResight®を使用している．

る接触型があり（**図6**）．接触型ではより周辺部まで詳細に観察できるという利点がある一方，レンズを見やすい位置に保持する必要があり，一般的には助手の補助が必要となる．非接触型では，眼球の動きに対する制限が少ないという利点があるが，患者のドレープからの息漏れや室温などによりレンズ表面に結露が生じやすいことがある．

> **✓ POINT**
>
> ワイドビューイングシステムを使用する際に筆者は，後述するHOYA株式会社製接触メニスカスレンズ（HHVタイプ5）と広角観察システムを組み合わせている[1]（**図7**）．
> この方法により，より鮮明に広範囲の眼底視認性を得ることができ，角膜の乾燥もなく水かけが不要となる．また，接触レンズの高さがあるため結果として，広角観察システムのレンズが角膜面から離れることで結露も生じにくい．さらには広角観察システムを外すことですぐに拡大画像へ移行でき，HHVタイプ5で膜剥離などを行うにはたいへん便利である．

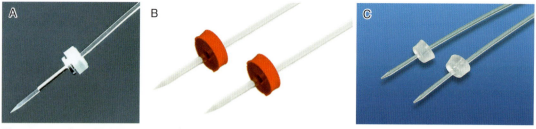

図8 シャンデリア眼内照明ファイバー
A：27ga Vivid シャンデリア（Synergetics社，株式会社モリアジャパン）
B：29ga デュアルシャンデリア（Synergetics社，株式会社モリアジャパン）
C：ディスポエッカード氏ツインライトシャンデリア27G（DORC社，アールイーメディカル株式会社）

眼内照明

　眼内照明は安全に手術を遂行するにあたり重要な要素である．その光源は，ハロゲンに代わってキセノン，LEDが普及してきている．照明ファイバーはストレートタイプとシャンデリア照明が主に使用されている．ストレートタイプでは20，23，25，27Gがあり，各社ともワイドフィールドタイプの広角照明に対応している．

　また，シャンデリア照明ファイバーでは20～27Gに加え，29Gの製品も開発され，用いられている．シャンデリア照明は，4ポートを作製し，増殖膜処理など双手法による硝子体手術の際に主に用いられている（**図8**）．眼内に2本の照明を挿入し，より明るいタイプのツインシャンデリア照明もある．ツインシャンデリア照明では影ができにくいなどの利点がある．

> **POINT**
> シャンデリア照明は片手が空くことにより双手法での手術が可能となる．特にワイドビューイングシステムとの相性に優れ，周辺部圧迫による硝子体切除も眼内を観察しながら可能である．液体パーフルオロカーボン（PFC）を使用した際にはPFCを常に一塊にしておくことがPFCの網膜下迷入を防ぐために重要である．なお，PFCを使用する際には必ずシャンデリア照明を併用することが望ましい．

硝子体手術用コンタクトレンズ

　ワイドビューイングシステムの普及により接触型硝子体レンズを使う機会が減少している．しかし，現在においても特に黄斑部観察用のメニスカスレンズは解像度に優れ，愛用している術者は多い．また増殖糖尿病網膜症などで中間周辺部の増殖膜処理を高い解像度で行いたい場合も15°や30°の拡大プリズムレンズは有用である．その他，HHVにはさまざまなタイプのレンズがある（**図9**）．

　HHVの固定方法には開瞼器にVSLバンドを装着してVSLリングを固定する方法，VSL-KリングとVSL-Kバンドをカニューラに掛けて使用する方法，HHVシリコーンホルダーを使用して固定する方法などがある（**図10**）．

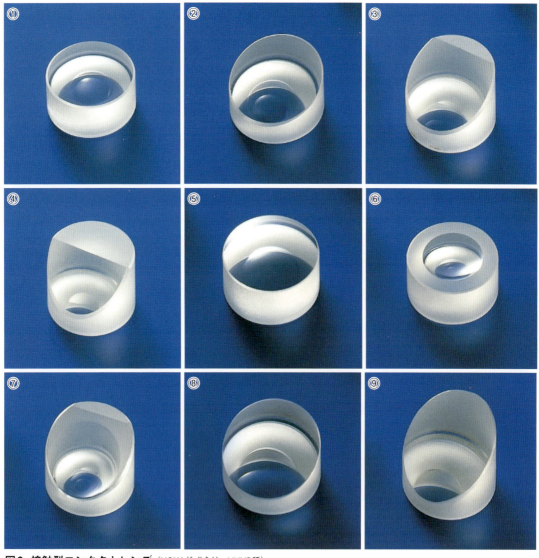

図9 接触型コンタクトレンズ（HOYA株式会社，HHV9種）
①タイプ1（平凹）
②タイプ2（15°プリズム）
③タイプ3（30°プリズム）
④タイプ4（45°プリズム）
⑤タイプ5（メニスカス）
⑥タイプ6（両凹）
⑦タイプ7（30°両凹）
⑧タイプ8（拡大15°プリズム）
⑨タイプ9（拡大30°プリズム）

また，HHVには単回使用用のHHVディスポもある．タイプZdはレンズ表面に脱着ゲートが設けられたメニスカスレンズであり，非接触型広角観察システムを使用する場合に用いられている（**図11**）．

眼内内視鏡

硝子体手術における眼内内視鏡の利点は，角膜や瞳孔の状態に左右されずに視認性を確保でき，慣れた術者であれば周辺網膜硝子体処置に眼球圧迫が不要であり，手術終了時に眼内確認

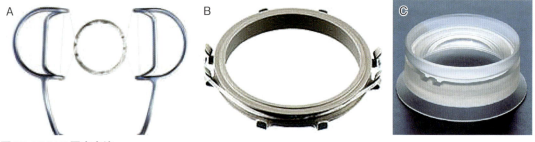

図10 HHVの固定方法
A：VSLバンドを装着してVSLリングを固定する方法
B：VSL-KリングとVSL-Kバンドをカニューラに掛けて使用する方法
C：HHVシリコーンホルダーを使用して固定する方法

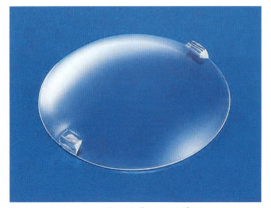

図11 HHVディスポーザブルタイプZd
（HOYA株式会社）
非接触型広角観察システムを使用する場合に用いるゼロディオプターのメニスカスレンズである．

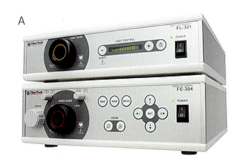
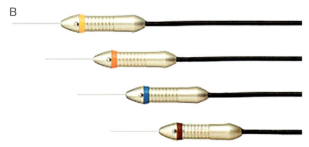

図12 内視鏡硝子体手術に必要な装置や器具
A上段：眼内内視鏡用光源装置（ファイバーテック株式会社）
A下段：眼内内視鏡用ビデオカメラ（ファイバーテック株式会社）
B：眼内内視鏡プレビット（20G：黄／23G：橙／25G：青／27G：茶）（ファイバーテック株式会社）

が確実に行えることである．カメラはフルハイビジョンに対応し，内視鏡ファイバーの解像度も向上し，MIVSにも対応している．内視鏡硝子体手術を行うには，内視鏡本体，モニター，内視鏡プローブが必要である．プローブは，20 G，23 G，25 G，27 Gが用いられている（**図12**）．

硝子体手術器具

硝子体カッターは20 G（0.9 mm径），23 G

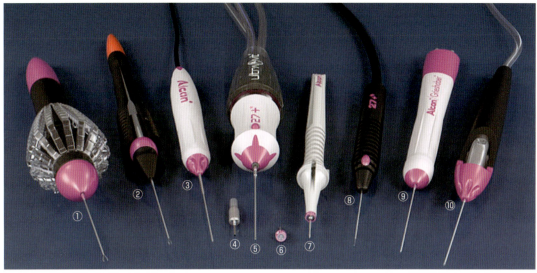

図13 27G硝子体手術器具（ALCON®27+® Portfolio，日本アルコン株式会社）
①硝子体鑷子
②硝子体鑷子（先端部のみディスポーザブル）
③ライトガイドプローブ
④インフュージョンカニューラ
⑤硝子体カッター
⑥弁付きトロカールカニューラ
⑦トロカール（先端に弁付きトロカールカニューラが付いている）
⑧眼内レーザープローブ
⑨眼内ジアテルミー
⑩バックフラッシュ

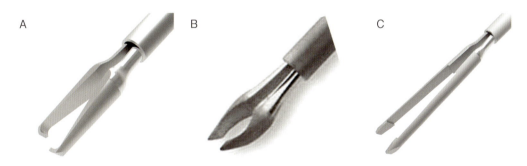

図14 硝子体鑷子の形状
A：エッカードタイプ
B：アシンメトリカルタイプ
C：グリップタイプ

（0.6 mm径），25 G（0.5 mm径），27 G（0.4 mm径）の4種類が普及している．25〜27 G硝子体カッターを用いたMIVSが主流となり，カッターの切除回転数は7,500〜20,000回転／分に向上している．図13に27 G硝子体手術器具を示す．

1）硝子体鑷子，硝子体剪刀

硝子体鑷子は最も術者の好みが分かれやすい硝子体器具である．その形状は主にエッカードタイプ，アシンメトリカルタイプ，グリップタイプがある（**図14**）．繊細な操作性では「アシンメトリカルタイプ≧エッカードタイプ＞グリップタイプ，把持力ではグリップタイプ＞エッ

カードタイプ≧アシンメトリカルタイプ」の順になるが，個人の主観もあり，意見は分かれる．繊細な操作性では「27 G＞25 G」，把持力では「25 G＞27 G」となり，25 G硝子体手術であっても27 G硝子体鑷子を好んで使用する術者も多い．

最近では，鑷子の先端部にレーザーカット加工をすることで摩擦を高め，網膜面方向に加わる力を低減できる硝子体鑷子もある（図15）．

また，強度近視眼では眼軸が長く通常の硝子体鑷子が届かない場合がある．強度近視用のロングシャフトの硝子体鑷子も用意しておく必要がある．

膜の性状を見ながら適宜使用する硝子体鑷子を選択するのがよい．

MIVSの普及により，多くの膜処理も硝子体カッターで代用できるようになったため，硝子体剪刀を使用する機会は減少した．それでも，増殖糖尿病網膜症や増殖硝子体網膜症では使用することもあり，硝子体剪刀は準備しておく必要がある（図16）．

2）レーザープローブ

ストレートタイプ，ディレクショナルタイプ，眼内照明付レーザープローブが普及している．ディレクショナルタイプは，先端の出し入れが可能であり，任意の方向を凝固することができる．

眼内照明付レーザープローブは，照明しながら眼内光凝固が可能であり，周辺部強膜圧迫なしに周辺部までの眼内光凝固が可能となる．特に網膜剥離手術においてワイドビューイングシステムを併用した液空気置換後，最小限の強膜圧迫での網膜裂孔凝固などにも有用である（図17）．

3）バックフラッシュニードル

液空気置換，網膜下液の内部排液，血液吸引などに用いられる．灌流圧による受動吸引により安全な液空気置換や網膜面の硝子体皮質除去に便利である．硝子体手術装置の吸引に接続して能動吸引が可能であり，効率のよい液空気置換や網膜下液の吸引，後部硝子体剥離の作製に

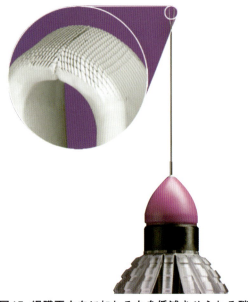

図15 網膜両方向に加わる力を低減させられる硝子体鑷子

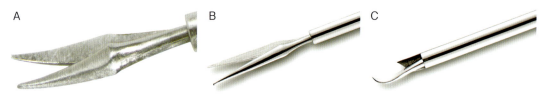

図16 25 Gマイクロ剪刀
A：カーブ
B：ストレート
C：垂直剪刀

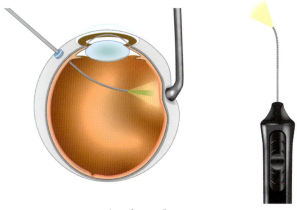

図17 VEKTOR™ レーザープローブ（日本アルコン株式会社）
術者自身による強膜圧迫でのレーザー照射が可能である．
レーザープローブが湾曲するディレクショナルタイプであり，水晶体との接触を回避しやすい．

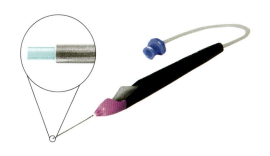

図18 アドバンスト バックフラッシュ ハンドル DSP（日本アルコン株式会社）

用いられる．

また，網膜面に落下した眼内レンズを水平に保ったまま摘出することも可能である．ハンドル部のフルートバルブを指で押し下げることでバックフラッシュ（逆流）が発生し，黄斑部表面の出血を安全に移動させることができる．最近はソフトチップに色を付けて視認性を向上させたものも出ており，液空気置換時など眼底視認性が低下する状況でも安全な操作が可能である**（図18）**．

4）その他の硝子体器具

①眼内マグネット

永久磁石の付いた眼内マグネットは，鉄片など磁性眼内異物除去には必須のアイテムとなる．さまざまな形状の鉄片を直接吸着し，安全に摘出することが可能となる．プローブ先端部のみの強力磁気体構造になっているため，プローブ先端から発する磁気の範囲は狭く，ほかの器具への影響はほとんどない．ハンドルを握ることでシャフトの先端に内蔵されたマグネットを露出させるタイプもある．最近では，25 G MIVSにも対応した眼内マグネットもある**（図19）**．使用する機会は少ないが，いざというときのために揃えておきたい．

②強膜圧迫子

周辺部硝子体切除時の強膜圧迫に使用する．強膜プラグ鑷子を強膜圧迫子として使用していることも多い．表面が滑らかで滑りがよく円蓋部に入れやすい．また，結膜に負担をかけにくい構造となっている**（図20）**．

③インフュージョンサスティーナ

インフュージョンカニューラの角度調整が容易であり，術中灌流の安定化に有用である．また，水晶体温存例におけるカニューラによる水晶体損傷の予防，強度近視眼での液空気置換時の前房内空気迷入予防にも有用である**（図21）**．

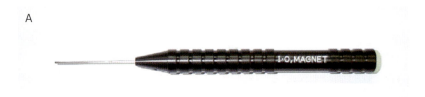
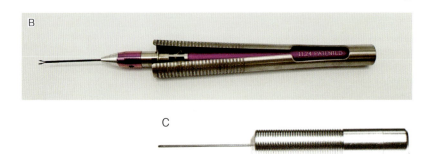

図19 眼内マグネット
A：眼内マグネット（19 G）（有限会社田川電気研究所）
B：Foreign body magnet（18 G）（Synergetics 社）
C：西式硝子体マグネット（20 G）（株式会社はんだや）
D：臼井式眼内マグネット25 G（株式会社イナミ）

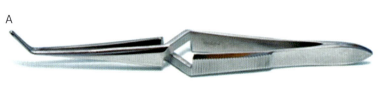
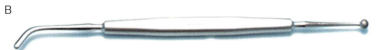

図20 強膜圧迫子
A：杉田氏プラグフォーセップス（株式会社半田屋商店）
B：日下式強膜圧迫子（株式会社半田屋商店）

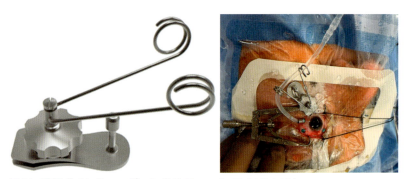

図21 服部式インフュージョンサスティーナ（株式会社イナミ）
クリップ部を開瞼器などに固定しワイヤーの先端にインフュージョンチューブを通すことで，ルーズな状態でインフュージョンチューブを固定可能である．

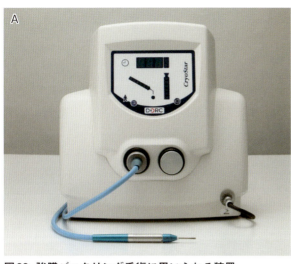
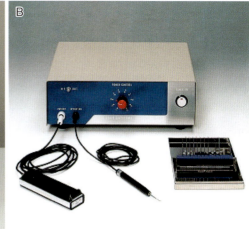

図22 強膜バックリング手術に用いられる装置
A：クライオスター眼科用冷凍手術システム（DORC社，アールイーメディカル株式会社）
B：ジアテルミー専用機（有限会社田川電気研究所）

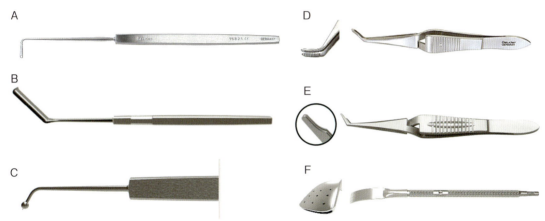

図23 網膜剝離器具
A：ボン大学式斜視鉤 穴付（Geuder社，株式会社エムイーテクニカ）
B：鉤135°大（株式会社イナミ）
C：マイヤー・シュビッケラート氏ロカリゼーター（株式会社イナミ）
D：ホルツ氏輪状締結鑷子（Geuder社）
E：深水式エンサークリング・プラグ鑷子（株式会社イナミ）
F：アスピレーティングスパーテル（株式会社イナミ）

強膜バックリング手術（締結術，内陥術）

　強膜バックリング手術はMIVSの普及により減少傾向にある．元来，施設間でバリエーションの多い術式であり，必要な器具も異なる傾向にある．主な装置としては網膜冷凍凝固用のクライオプローブ，ジアテルミー凝固用のジアテルミー針が使用される**（図22）**．

　通常使用される主な器具は双眼倒像鏡，20 D，28 Dレンズ，外眼筋に牽引糸を設置するための穴あき斜視鉤，術野を確保するための網膜剝離用開創鉤，強膜マーカー，カリパー，輪状締結鑷子，シリコーンバンドのスリーブを固定するためのスリーブ鑷子，網膜下液排液針などである．また，鉤と吸引の両機能を持つアスピレーティングスパーテルの利便性は高い**（図23）**．最近ではシャンデリア照明と広角観

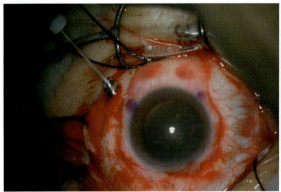 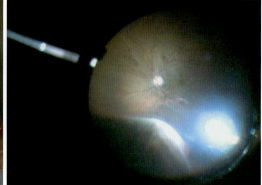

図24 シャンデリア照明下バックリング手術

察システムを用いた強膜バックリング手術を好む術者も増加している**（図24）**．

> **☑ POINT**
>
> 強膜バックリング手術において網膜下液排液時に網膜嵌頓，網膜穿孔脈絡膜出血を生じることがある．25 G眼内レーザープローブ（曲）は網膜下液排液に使用すると網膜下液の丈が低い場合でも比較的安全に排液が可能であり，利便性が高い．

文献

1) Ohji, M. et al. Combining a contact lens and wide-angle viewing system for a wide fundus view. Retina. 31 (9), 2011, 1958-60.

02 よく行われるセッティング

中静裕之 Hiroyuki Nakashizuka
日本大学医学部視覚科学系眼科学分野 教授

WEB▶動画
動画1

はじめに

本稿では，より安全で効率のよい手術を行うためのセッティングについて述べる．

消毒

1）皮膚消毒

10％ポビドンヨード（原液）を十分に染み込ませたスポンジで皮膚消毒を行う．高濃度のポビドンヨードは消毒時間に30秒以上必要である．眼瞼部から始めて同心円状に消毒部位を拡大する．上方は眉毛部の上まで，下方は鼻翼まで，鼻側は対側の内眼角近く，耳側は耳介部近くまで行っておくのが望ましい（**図1**）．患者には軽く閉瞼させ，液が眼瞼内に入らないように注意する．

2）結膜嚢消毒

低濃度ヨード剤（例：8倍希釈ヨウ素・ポリビニルアルコール点眼・洗眼液，0.25％ポビドンヨードなど）を使用して15秒以上の結膜嚢洗浄を行う．瞼結膜は翻転して消毒する（**図2**）．殺菌力の持続効果を期待し生理食塩水での洗浄は行わない．

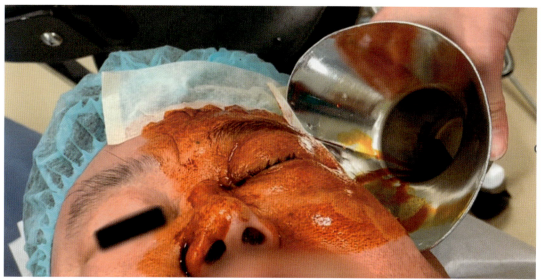

図1 皮膚消毒

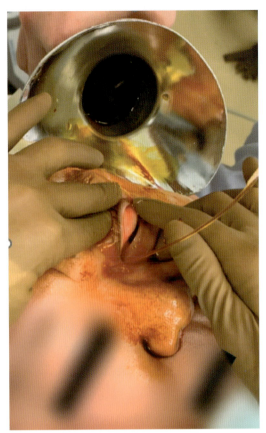

図2 結膜嚢洗浄

ドレーピング（動画1）

洗眼後に内眼角まで消毒液を十分に拭き取っておくことがドレーピングを行ううえで重要である．消毒部位を外れないようにドレーピングを行う．鼻根部はドレープが外れやすいため，特にしっかりと貼る．

続いてフィルムドレッシングを貼る．皮膚を滅菌手袋で直接触れると，消毒後であっても滅菌手袋が汚染される可能性がある．皮膚を直接触れない方法で行うことが望ましい．以下に硝子体手術時に筆者が行っている方法を示す**（図3）**．

①フィルムドレッシングを縦方向に半切する．またフィルムドレッシングに付いている記録用ラベルの端に切れ込みを入れておく**（図3A：赤線）**．

②記録用ラベルを上下の眼瞼縁に貼り，皮膚に触れないようにしながらドレープに固定する**（図3B）**．

③半切したフィルムドレッシングを上方の眼瞼

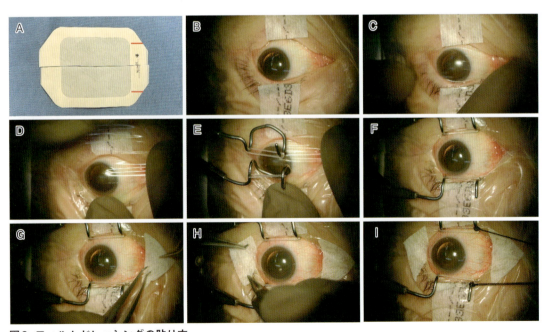

図3 フィルムドレッシングの貼り方

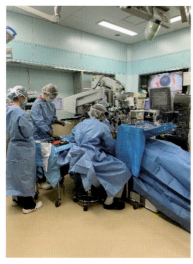
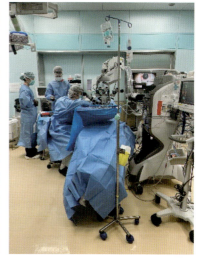
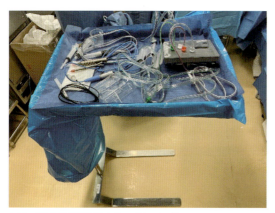

図4 硝子体手術時のセッティング
硝子体手術装置は術者の左側に設置している．心電図モニター，点滴台などは患者の足元側に置いている．硝子体手術装置とは別に器械台を設置し，十分なスペースを確保している．

に，睫毛を押さえながら下方眼瞼縁の高さまで貼る（**図3C**）．

④もう一枚の半切したフィルムドレッシングを耳側上眼瞼縁の高さに合わせて貼り，耳側を固定する．先ほど貼った上眼瞼のフィルムドレッシングをさらに上方に引っ張りながら下方のフィルムドレッシングを上方と重ならないギリギリの位置で貼る（**図3D**）．

⑤上方のフィルムドレッシングをさらに上方に引っ張ったままで開瞼器を装着する（**図3E**）．

⑥内眼角と外眼角で重なっている上下のフィルムドレッシングが開き切らないように注意しながら，開瞼器を開く（眼瞼皮膚が見えない位置，**図3F**）．

⑦最初に切れ込みを入れておいたフィルムドレッシングの記録用ラベルを内眼角および外眼角のフィルムドレッシングの補強に使用する（**図3G，H**）．

⑧開瞼器がずれにくいように3-0シルク糸で開瞼器を対側にペアンで固定する（**図3I**）．

セッティング

当院での硝子体手術時のセッティングを**図4**に示す．硝子体手術装置とは別に器械台を設けているため，セッティングに広いスペースを使

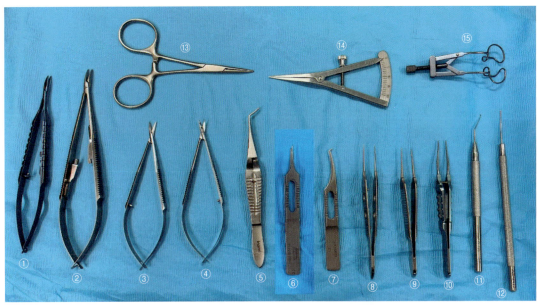

図5 トレーの中身
①デリケート型持針器　曲12 mm（株式会社イナミ）
②カストロヴィーホー氏持針器　曲（株式会社イナミ）
③スプリングハンドル式剪刀　直（株式会社イナミ）
④スプリングハンドル式剪刀　曲（株式会社イナミ）
⑤プラグフォーセップス（株式会社イナミ）
⑥ホスキン鑷子（直）（Beckett社，日本ライト株式会社）
⑦ホスキン鑷子（曲）（Beckett社，日本ライト株式会社）
⑧ゴイダー・カスロトヴィエホ氏角膜／縫合鑷子0.12 mm歯（Geuder社，株式会社エムイーテクニカ）
⑨チュービンゲン大学式縫合鑷子ファイン（Geuder社，株式会社エムイーテクニカ）
⑩縫合鑷子（Duckworth & Kent社，株式会社エムイーテクニカ）
⑪分割君（徳田式核分割フック）（株式会社イナミ）
⑫レスター氏マニュピュレーター0.40×0.8 mm（Geuder社，株式会社エムイーテクニカ）
⑬マイクロ止血鉗子（直）無鉤（株式会社イナミ）
⑭カストロヴィーホー氏カリパー直（Geuder社，株式会社イナミ）
⑮アイテクノロジー開瞼器クローズ（株式会社エムイーテクニカ）

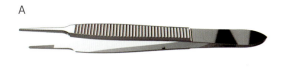

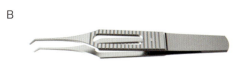

図6 その他の鑷子
A：ドイツ型無鉤鑷子（株式会社イナミ）
B：三島式結膜鑷子（株式会社イナミ）

用することができる．また，洗眼などの手術準備と並行して硝子体手術用の器具の準備が可能である．

硝子体手術時のトレーの内容を**図5**に示す．

ホスキン鑷子は腰が強く，トロカールカニューラを抜去する際などに有用である．硝子体手術ではこのような腰の強い鑷子が必要であり，代替できるほかの鑷子を**図6**に示す．また，排水

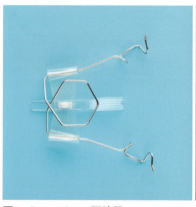
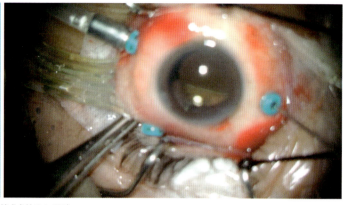

図7 Smart-Spec開瞼器（MIRAI EYE社，株式会社はんだや）
自然な形で開瞼でき，挙筋腱膜を傷害しにくい構造となっている．また，排水装置が付いており，術後眼内炎対策にも有用な可能性がある．排水装置も強膜圧迫の際には妨げにならず有用な開瞼器である．

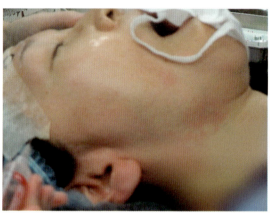
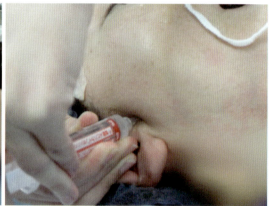

図8 瞬目麻酔（O'Brien法）

器が付いた眼瞼に低侵襲な開瞼器もあり，手術時間の比較的長い硝子体手術にも有用と考えられる（**図7**）．

局所麻酔

安全な手術を行うため疼痛コントロールは重要である．麻酔方法は術者の技量，手術時間，患者の状態などにより適宜選択する．

1）瞬目麻酔

顔面神経をブロックすることにより眼瞼の緊張を取り，閉瞼不能にするための麻酔方法であり，長時間の手術や閉瞼の強い患者では有効な麻酔である．主にO'Brien法やNadbath-Rehman法で行うことが多い．O'Brien法は大きく口を開閉させて耳前で動く下顎骨顆粒突起の位置を確認し，口を開けた状態で同部に27 G，あるいは26 G 1／2針を皮膚に垂直に刺入し，約2 mLの麻酔薬を注入する（**図8**）．Nadbath-Rehman法は顔面神経が頭蓋から外に出る茎乳突起の直後でブロックする方法で，確実性が高い．

2）球後麻酔

眼科手術の低侵襲化に伴い減少してきている麻酔方法であるが，適切に効果が発揮されれば疼痛抑制効果，眼球運動抑制効果も強く，特に

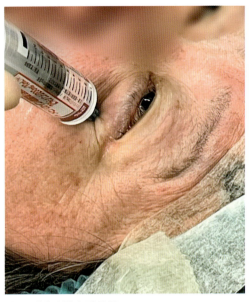
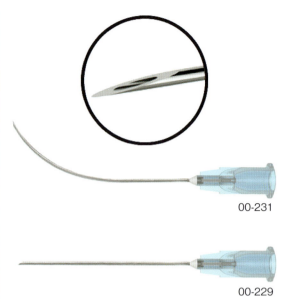

図9 球後麻酔と球後針
ニプロディスポーザブル球後麻酔針（株式会社イナミ）．先端は視神経損傷，眼球穿孔などを予防するためにシングルカット面，かつ適度な鈍先になっている．曲針は23Gでシャフト44mm，直針は23Gでシャフト38mmである．

黄斑手術において確実に眼球運動を抑制したい場合などに有効な麻酔方法である．直針，湾曲針があるが，直針のほうが針先の位置をイメージしやすい（図9）．

患者の眼軸長を確認したうえで23G直針を使用し，眼球穿孔を避けるために針のベベルは眼球側に向け，患者には内上方を注視してもらう．眼窩下外側縁を確認しながら，その辺縁から皮膚に垂直に刺入する．眼球赤道部を十分に針先が超えた位置から，徐々に眼窩先端部へと方向を変えながらゆっくりと針を進める．途中で筋膜を破る際に軽い抵抗があることがある．針が十分に刺入されて筋円錐内に達したら麻酔薬を2～5 mL注入する．薬液注入後はゆっくりと針を戻しながら引き抜いていく．強い抵抗があるときや，患者の疼痛が強いとき，眼窩内圧の上昇が強いときなどは無理をせずに麻酔を中断し，状況によりテノン嚢下麻酔などへの切り替えも考慮する．

麻酔後は球後出血を防ぐとともに麻酔浸潤を促すように眼球を軽く圧迫し，しばらく時間をおく．

> **POINT**
> 球後麻酔には経結膜から行う方法もあり，点眼麻酔により刺入時の痛みを軽減できる利点があるが，針が眼球に近い位置となるため慣れが必要である．経皮的方法でもキシロカイン®ゼリーを刺入部皮膚に塗布することで刺入時の疼痛を軽減できる．

3）テノン嚢下麻酔

現在，硝子体手術においては多く用いられている麻酔方法と考えられる．点眼麻酔後に麻酔注入部位の結膜，テノン嚢を切開し，強膜を露出させる．切開は針先が入る大きさで十分である．

強膜直下で眼球の接線方向に沿ってテノン嚢下針を挿入する．十分に挿入された後に麻酔薬

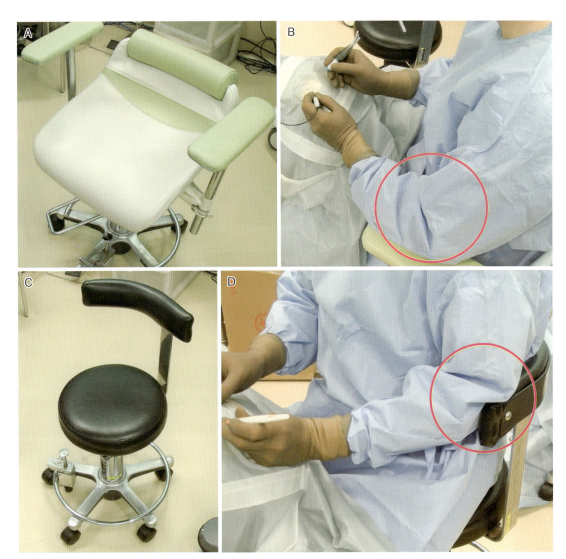

図10 椅子に応じた肘の固定
A, B：肘置きあり．肘の固定が容易である．
C, D：肘置きなし．背もたれを利き手側に移動させ，背もたれに肘を当てることで安定性は向上する．

をゆっくりと2〜3 mL注入する．筆者は通常下鼻側から麻酔を行っている．麻酔による患者の疼痛は少なく，簡便な方法である．

椅子の肘置き・手の安定

硝子体手術は繊細な操作が必要であり，時に手術時間も長くなる．術者の手術環境にはより気を配る必要がある．黄斑手術では特に繊細な操作が必要であり，一般的には肘置きがあったほうが安定した操作が可能と考える（**図10A, B**）．そのような椅子がない場合でも椅子の背もたれを利用し，肘を当てて置くだけでも腕は安定しやすくなる（**図10C, D**）．

肘の安定が得られれば手も安定しやすくなる．手は患者の前額部に小指，薬指，中指の背側を付けて固定することが多い．さらに安定させたい場合には左右の薬指，中指，親指を合わせるなどして固定する方法もある（**図11**）．

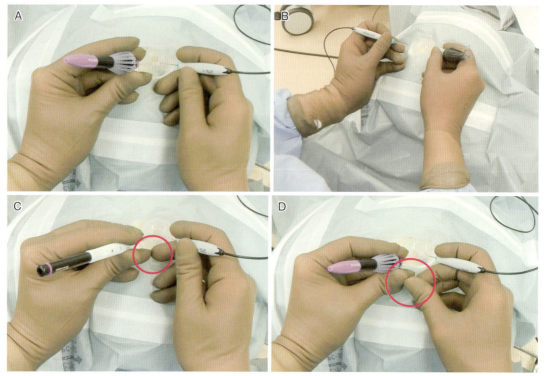

図11 手の安定
A, B：手の安定は小指，薬指，中指などの背側を患者の前額部に置いて固定する．
C, D：振戦が出るときなどは左右の薬指，中指，親指などを合わせることでより安定させることが可能である．

> **✓POINT**
>
> その日の体調によっても手の動きのスムーズさは異なる．体調を万全にしておくことはもちろんであるが，いつもより振戦が出るなど調子の悪いときにも指を合わせるなど，自分の対処方法をもっていれば慌てることはなくなる．

03 ヘッズアップサージェリーの セッティング

石羽澤明弘 Akihiro Ishibazawa
オホーツク眼科 院長

WEB ▶動画

動画1

動画2

動画3

はじめに

　眼科において，顕微鏡は診察でも手術でも必須ともいえる機器であり，鏡筒を覗いて診療を行うことは，眼科医としてはごく自然な行為である．特に質の高い手術を行ううえで，高性能の顕微鏡は必須であるが，ことに解像度という点では，現在の顕微鏡で十分美しく鮮明な視界が得られており，「ありのままをみて手術する」ことは基本的に達成されていると思われる．一方で，「よりみやすくして手術する」となると，その顕微鏡画像をリアルタイムで加工，修飾する必要があり，顕微鏡だけでは限界がある．そこで登場したのが，3Dデジタル支援手術である．この手術では，顕微鏡の鏡筒部分に3Dデジタルカメラを設置し，その映像を大型ディスプレイに映す．術者や助手は鏡筒を覗き込まず，3D偏光眼鏡をかけて，モニター映像をまっすぐ見ながら手術を行うため，ヘッズアップ手術（ヘッズアップサージェリー）と呼ばれる．ヘッズアップ手術では，デジタル加工のおかげで，照明の照度を下げて低侵襲化でき，かつ鮮明な映像を高倍率でみて手術を行える．さらにさまざまな手術情報を映像にオーバーレイ表示できる．また，鏡筒を覗かないため，術者は比較的自由な姿勢をとれるメリットもある．このヘッズアップ手術装置は，国内ではNGENUITY®（日本アルコン株式会社）とARTEVO 800（カールツァイスメディテック株式会社）が主流であり**（図1）**，全国的に大学病院やクリニックを中心に普及が始まっている．ヘッズアップ手術の優位性や，教育的有用性などについて多数報告がなされているが[1, 2]，背景となる準備や詳細な設定について書かれた文献はあまりみかけないため，「どのように運用したらよいかわからない」というのが，ヘッズアップ手術導入への敷居が高くなる一因ではないだろうか．本稿では，筆者の日常的使用経験から，NGENUITY®を用いたヘッズアップ手術のセッティングについて詳しく解説していく．なお，わかりやすさを重視するため，私見も多々あることをあらかじめご了承いただきたい．

ヘッズアップ手術の心構え

　ヘッズアップ手術が，日本国内に導入されて早8年がたつ．初期の頃にデモ機を使用した際は「全然見やすくない，使いにくい」と感じ，そのまま拒絶反応を起こして，遠ざけてしまった先生方も少なくはないであろう．しかし，特に最新のNGENUITY® Ver.1.5は，後述するように驚くほどに先鋭的で，今までの欠点，弱点

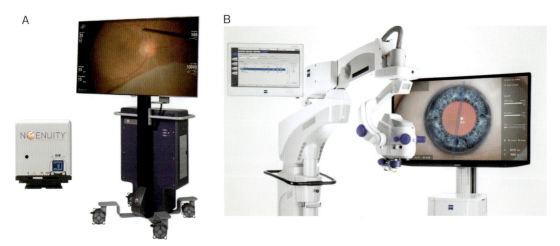

図1　ヘッズアップ3Dデジタル手術装置
AはNGENUITY®（日本アルコン株式会社），BはARTEVO 800（カールツァイスメディテック株式会社）である．

が解消されている．また，上手に使いこなすノウハウも蓄積されてきたため，以前のように自分ですべての設定条件を編出することを強要されるわけではない．ヘッズアップ手術の第一歩は，従来の鏡筒での手術以上を最初から求めるのではなく，それを肯定して，まずは慣れるところから始めていくことである．白内障手術なら最初は平均2〜3分くらい遅くなっても仕方ないと思っておいたほうが気持ちも楽である[3]．確認作業が増え，眼内操作のスピードが遅くなるため，必ず手術時間は延びる．これはこれまで研鑽を重ねてきた術者にとって，大きなストレスになるかもしれないが，個人差はあるものの，100例も経験すれば元通りに戻れると腹をくくるべきである．そして，難症例の際は鏡筒に戻すという発想はまったくお勧めしない．逃げ癖をつけると，いつまでたっても慣れることができないからである．本来難症例こそヘッズアップで見やすくして行うべきであり，若干の時間延長があっても丁寧に手術をこなしていきたい．また，ヘッズアップ手術は人間工学的に優れているかという調査では，術者の身体的疲労や頸部・背部痛，不快感が軽減したとも報告されている[4]．私見ではあるが，これもヘッズアップ手術で十分に症例をこなしてから実感できる効果と思われ，最初のうちは「慣れないことをやっている」ために鏡筒より快適であると感じにくい．その点も受け入れて症例数を重ねると，ヤマを越えて，身体的負担が軽減されてくると考えるとよいだろう．

ヘッズアップ手術の準備

1) 部屋は（少し）暗くする

当たり前ながら意外と忘れられている準備は，「部屋を暗くする」ということである．見ているものはテレビ映像であり，消灯もしくは調光で少し暗くするだけでもかなり見やすくなる．しかしその際，真っ暗だと外回りのスタッフや器械出しの仕事に支障を来す．そのため，可能ならダウンライトの設置が望ましい．ただし，天井への設置は患者の角膜に反射して，手術画面への映り込みが問題となるので注意が必要である．当院ではスマートライトを用いて，色を変更しており，前眼部手術ではピンク色，硝子体手術ではオレンジ色の暖色系にすることで，多少映り込んでも目立たないようにしている（図2）．

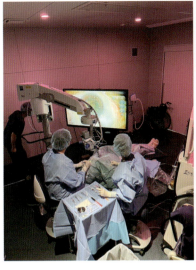
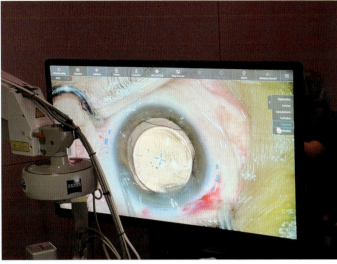
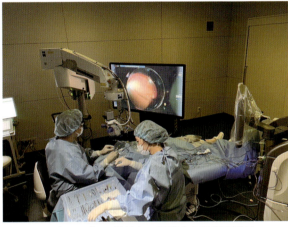
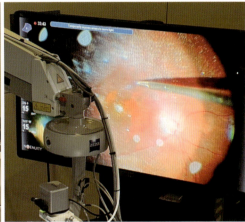

図2 ヘッズアップ3Dデジタル手術時の手術室風景
Aは前眼部手術時，Bは硝子体手術時の手術室とモニター映像である．ヘッズアップ手術では部屋を（少し）暗くすることでモニターの視認性が著しく向上するため，主照明を消しても室内の視認性を維持できるダウンライトの設置が望ましい．その際，暖色系のライトのほうが患者の角膜に反射してモニターに映り込んでも，手術映像への影響が少ない．

特に新規に手術室を立ち上げるなら，ダウンライトは間接照明のような配光設計とすることをお勧めする．

2) バイザータイプの3D偏光眼鏡の装用

術者側の準備として，3D偏光眼鏡は，眼鏡タイプのものよりバイザータイプのものを選択するとよい（**図3**）．視野はこちらのほうが広いうえに軽く，眼鏡タイプのように耳上や鼻根部に当たって不快という問題も発生しにくい．

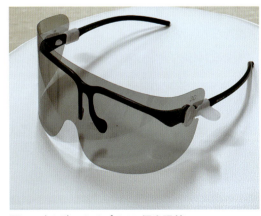

図3 バイザータイプの3D偏光眼鏡

A：手術画面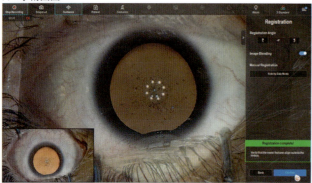

B：Centurion® 操作画面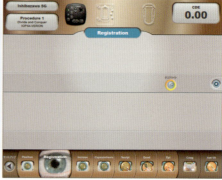

図4　NGENUITY®Ver.1.5におけるCenturion®とのVERION™ Link
白内障手術をCenturion®で行う場合，NGENUITY®Ver.1.5ではサージカルガイド表示項目を，手術ステップとして保存できる．写真のように手術眼のRegistration→Incision（切開位置）→Capsulorhexis…と術者自身がフットスイッチで切り替えて使用することができるようになった．

また，マスクから漏れる息で曇るという問題もない．

3）機器の適切な設置

モニター画面と術者間の距離については1.2 mがメーカーの推奨で，目線に対して傾きなく垂直に設置すべきである．不適切な設置では，立体視が十分に得られず，クロストークの原因にもなり得る[5]．よい位置で床にマークをつけるなど，設置がブレないように注意する．

4）外回りスタッフの協力と機器間のリンク

特にVer.1.5になってからは，一通りの操作をできる人材を育成することも重要である．この点にハードルを感じるという声も耳にするが，実際のところ操作の難易度は高くはない．モードチェンジなどは誰でも簡単に操作できるため，協力してもらえるスタッフをぜひ確保したい．ただし，白内障手術をCenturion®（日本アルコン株式会社）で行う場合は，Ver.1.5ではサージカルガイダンス表示項目を手術ステップとして保存し，術者自身がフットスイッチで切り替えて使用することができるようになった（**図4**，VERION™ Link）．また，Constellation®（日本アルコン株式会社）を用いて手術を行う際も，data fusionによりConstellation®側のタッチパネルでNGENUITY®を操作できる（サージカルガイドは操作不可）．このように同一メーカーで機器を揃えることで，さまざまなリンク機能を使用することができ，また，無償でアップデートが次々となされていくのも，デジタル手術の特権である．新規導入を検討される人は，この点も十分に考慮すべきであると強調したい．

手術映像の設定

ヘッズアップ手術の患者側への最大の利点は，術中のまぶしさと光障害の軽減である．白内障手術をはじめとする前眼部手術では，主照明と斜照明の比率調整も重要であるが，従来の鏡筒手術においては，見づらいと顕微鏡照度をどんどん上げることが多い．一方，ヘッズアップ手術では，あくまでもモニターのため，主に以下の3つの要素で視認性が変わる．1つ目は顕微鏡照度であり，これはできるだけ下げて手術をしたい．2つ目はNGENUITY®のカメラ絞りで（**図5**），開放すると映像は明るくなるが，被写界深度は浅くなり，ピントが合いにくくなる．

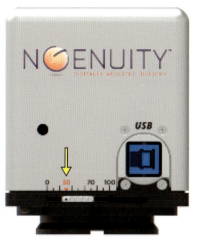

図5 サージカルカメラの"絞り"
NGENUITY®のカメラ絞り（黄色矢印）は，開放すると映像は明るくなるが，被写界深度は浅くなり，ピントが合いにくくなる．顕微鏡照度や映像のゲインなどとバランスよく設定変更することで，最適な条件を作り上げていく．

3つ目はNGENUITY®映像のゲインやガンマ値であり，ゲインを上げると明るくはなるが，映像がざらついて解像度が下がってしまう．この3つをバランスよく変更することで最適な条件を作り上げる必要がある．

顕微鏡や，フィルターなど顕微鏡光路の組み合わせで設定値は大きく変わる可能性があるため，参考値としての提示になるが，当院では顕微鏡はOPMI Lumera® T（カールツァイスメディテック株式会社）を用いており，前眼部手術においては，顕微鏡照度20％前後，絞りは50％（固定），ゲインは＋6，ガンマは1.4（デフォルトのまま）という設定で行っている．

NGENUITY®Ver.1.5での プリセットの作成

実際の手術映像について，当院でのNGENUITY®Ver.1.5の設定を以下に述べる．NGENUITY®ではさまざまな映像条件をあらかじめプリセットとして保存でき，それを切り替えながら手術を行うことができるのが大きな利点である．手術中に外回りスタッフに「ゲインをあげて！」や「ブルーを強くして！」などと指示するのは，あくまでも設定の試作段階での話であり，基本的に毎度行うものではない．できる限り，通常は同じ条件で手術を行い，時として微調整をするくらいが，ヘッズアップ手術をサステナブルにすると考えられる．当院では以下の7つのモードを保存して，手術内容や場面に応じて使い分けている．当院独自のものではあるが，参考までにそれぞれについて述べさせていただく．

①前眼部操作時

a．Anteriorモード（図6，動画1）

カラープロファイルはデフォルトのままで，ゲイン＋6，Contrast Enhancement（Ver.1.5eではNgenuity Factor；NGFと名称変更）＋2，Blue Boost ＋1の設定としている．白内障手術や強膜内固定などの前眼部手術の標準モードとして使用している．カラープロファイルを変えていないので，自然な見え方でありながら，エッジが強調されて見やすく，ブルーの強調も相まって，核の溝掘などでも深さがわかりやすい．後嚢も認識しやすく，また，粘弾性物質の残りがよく見えるため，吸い残しが起こりにくい．創部へ向かう水の流れも見えるため，閉創が悪いこともすぐに確認して対応できる．トリパンブルー使用時にはブルーのみが強調されているため，より視認性が向上する．

さらにNGENUITY®Ver.1.5では，ARGOS®（日本アルコン株式会社）との連携が強化され，術前の患者測定データと照合することで，創部作製位置，強主／弱主経線，CCCガイド，トーリックガイドなどを表示することができる（**動画1**）．表示の色や線の太さ，濃さなども自身の好みに合わせて変更が可能である[6]．なお，前述のように，Centurion®とリンクし，ガイド表示項目を手術ステップとして保存し，術者自身がフットスイッチで切替えられる（**図4，**

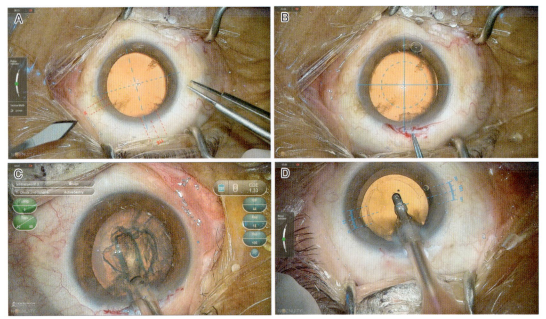

図6 前眼部モードでのサージカルガイド（NGENUITY®Ver.1.5）
カラープロファイルはデフォルトのままで，「ゲイン＋6，Contrast Enhancement＋2，Blue Boost＋1」の設定としている．エッジが強調されて見やすく，ブルーの強調も相まって，核の溝掘などでも深さがわかりやすい（C）．ARGOS®との連携が強化され，創部作製位置（Aの赤点線），強主／弱主経線（Aの青点線），CCCガイド（B），トーリックガイド（D）などを表示できる．表示の色や線の太さ，濃さなども自身の好みに合わせて変更できる．

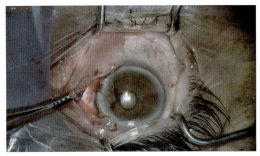

図7 外眼部モード
前眼部モードから，赤の色味を減らし，かつsaturation（彩度）を半分に落とした設定．全体的に色は薄くなるが，出血の赤が目立ちにくくなり，翼状片手術などの外眼部手術で有用である．

VERION™ Link）．

b. Gaigan（外眼部）モード（図7）

上記のanteriorモードから赤の色味を減らし，かつsaturation（彩度）を半分に落とした設定．全体的に色は薄くなるが，出血の赤が目立ちにくくなり，翼状片手術など，外眼部処置などで有用である．

c. Monochrome（白黒）モード（図8，動画2）

上記anteriorモードから，saturationを0にすると白黒になる．立体感はつかみにくくなるが，白内障手術において，染色してCCCを行うか迷う程度の若干見づらい症例で特に有効である．CCCのエッジが強調されて視認性が向上するため，染色が必要と判断する症例はほとんどなくなる．

一方で硝子体手術においては，ポート抜去の際に創部の視認性が非常によい．創部付近に結膜下出血や浮腫が起きてしまった症例では特に有用である．さらに透明なvit closer（株式会社はんだや）と組み合わせると，そのまま創部を圧迫閉鎖，必要時は縫合するのにも大変便利である．

②硝子体手術時

硝子体手術における以下のa〜dの後眼部モードでは，映像は反転している．これらのモー

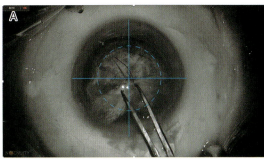
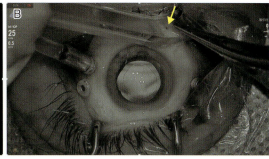

図8 Monochrome（白黒）モード（動画1）
A：白内障手術においては，前嚢切開時に染色するか迷う程度の若干見づらい症例で有用である．CCCのエッジが強調され視認性が向上し，染色が必要と判断する症例がほとんどなくなる．
B：硝子体手術においては，ポート抜去の際に創部の視認性が非常によい（矢印）．透明なvit closerと組み合わせると，そのまま創部を圧迫閉鎖，必要時は縫合するのにたいへん有用である．

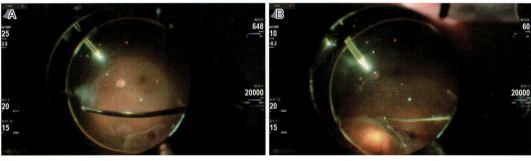

図9 Posterior モード
A：Resight®広角レンズ使用時に用いている硝子体手術での標準モードである．Contrast Enhancement＋1にGreen Boost＋1を追加することで，硝子体が見やすくなり，効率よく硝子体切除が行える．ストレートライトガイドの照度は15〜20％，シャンデリア照明も15〜25％程度で十分な視認性が得られる．
B：トドリッチ氏イルミネータディプレッサー（照明設定15％程度）を使用すると，圧迫された強膜を通した照明が周辺部残存硝子体の視認性をよくし，最周辺部までの硝子体切除が可能となる．

ドではゲインを上げると解像度が低くなり，映像がザラついてしまうため，ゲインはデフォルトの1のまま上げずに，眼内照明の光量で調節する．

a. Posterior モード（図9）

Resight®（カールツァイスメディテック株式会社）広角レンズ（128D，黄色）使用時に主に用いている硝子体手術での標準モードである．NGF＋1にGreen Boost＋1を追加することで，硝子体が見やすくなり，効率よく硝子体切除が行える．ストレートライトガイドの照度は15〜20％，シャンデリア照明も15〜25％程度で十分な視認性が得られる（上げすぎると逆にまぶしくて見づらい）．なお，シャンデリア照明は基本的に常設して，4ポートでの硝子体手術をお勧めする．ストレートライトのみだと，照明の当たらない領域の暗さがより強調されてしまうため，シャンデリアで全体を照らすことで視認性が向上する．また，周辺を圧迫して硝子体をshaveする際には，トドリッチ氏イルミネータディプレッサー（照明設定15％程度，株式会社ホワイトメディカル）を使用すると，強膜を通した照明が周辺部残存硝子体の視認性をよくするため，お勧めである[7]．

b. Macular モード（図10，動画3）

赤色を抑えて黄色を上げる，Hue（色相）をプラス方向に調整したモード．NGFを＋1追加している．Resight®後極レンズ（60D，緑色）

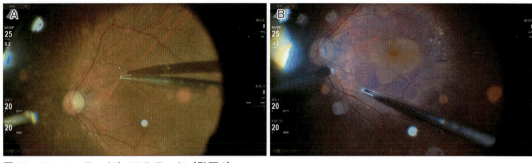

図10　MacularモードとBBGモード（動画3）
A：Macularモード下で網膜前膜を除去している．眼内照明は20％程度でも十分な視認性を得ている．
B：MacularモードにBlue Boost＋4を追加している．BBGにて染色されたILMが明瞭に確認でき，ILM剝離にたいへん有用である．

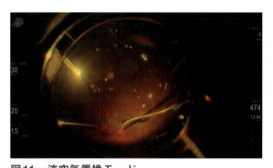

図11　液空気置換モード
緑色，青色を抑え，Hueをプラス方向で調整し，空気下での眼内照明のまぶしさを抑えたモード．レーザーのエイミング，レーザー痕も十分に視認できる．ハレーションでまぶしいと感じる場合は，眼内照明をさらに下げるとよい．

を用いた黄斑操作時，例えば網膜前膜除去や増殖糖尿病網膜症の増殖膜処理などの際に用いる．黄斑手術は，ヘッズアップ手術の最もよい適応であり，鏡筒での手術よりも手術時間が短縮され，手術成績も良好なうえ，術者自身の満足度も高いと報告されている[8,9]．

c．BBGモード（図10，動画3）

上記のmacularモードにBlue Boost +4を追加したもの．ブリリアントブルーG（BBG）にて内境界膜（ILM）染色時に使用すると，染色効果がより強調され，ILM剝離が行いやすくなる．

d．A／F（液空気置換）モード（図11）

緑色，青色を抑え，Hueをプラス方向で調整し，空気下での眼内照明のまぶしさを抑えたモード．網膜剝離の手術で重宝し，レーザーのエイミング，レーザー痕も十分に視認できる．ハレーションでまぶしいと感じる場合は，眼内照明をさらに下げて，15％以下にすることをお勧めする．

これらのモード設定はドクター間でも共有できるのが，デジタルのメリットである．ご希望の先生には，メーカーを通じて無償で筆者の設定データを渡している．まずはある程度でき上がった設定を利用して，そこから自分の好みの色合い，明るさなどにカスタマイズしていくとよいだろう．前述のとおり，最初は「自分をヘッズアップに合わせて変えていく」修行が必要な期間があるが，最終的には「ヘッズアップが自分好みに変わっていく」という状況に持ち込むことが，誰でもできるようになると筆者は考えている．

まとめ

ヘッズアップ手術への心構え，準備と設定について述べた．最後にヘッズアップ手術を自らのものにするためのポイントを以下にまとめておく．

☑POINT

①最初は慣れるには少し時間がかかると腹をくくって，丁寧に手術を行う．
②部屋は（少し）暗くして，バイザータイプの3D偏光眼鏡を装用して実施するとよい．
③できれば外回りスタッフの育成を行う．
④まずはでき上がったプリセット設定をもらって，ベースとして使用しながら慣れていく．
⑤モードチェンジを使いこなしつつ，自分なりの設定を作り込んでいく．

さまざまな分野においてデジタル技術が加速的に導入されている現代において，ヘッズアップ3Dデジタル手術は，眼科手術がさらに洗練されたものへと発展していく過程であると筆者は考えている．省スペース化，ボイスコントロールやゴーグルタイプなどへの進化はおおいに期待される．より質の高い眼科医療を未来に持続的に届けるうえで，本技術を使いこなせるようになることは，今後，より重要となってくるだろう．

文献

1) Shoshany, TN. et al. The User Experience on a 3-Dimensional Heads-Up Display for Vitreoretinal Surgery Across All Members of the Health Care Team: A Survey of Medical Students, Residents, Fellows, Attending Surgeons, Nurses, and Anesthesiologists. J Vitreoretin Dis. 4 (6), 2020, 459-66.

2) Razavi, P. et al. Heads-Up Three-Dimensional Viewing Systems in Vitreoretinal Surgery: An Updated Perspective. Clin Ophthalmol. 17, 2023, 2539-52.

3) Bawankule, PK. et al. Digitally assisted three-dimensional surgery - Beyond vitreous. Indian J Ophthalmol. 69 (7), 2021, 1793-800.

4) Weinstock, RJ. et al. Comparative Assessment of Ergonomic Experience with Heads-Up Display and Conventional Surgical Microscope in the Operating Room. Clin Ophthalmol. 15, 2021, 347-56.

5) Tsuboi, K. et al. Optimal Display Positions for Heads-Up Surgery to Minimize Crosstalk. Transl Vis Sci Technol. 9 (13), 2020, 28.

6) My Alcon Professionals. Redefine what's possible with NGENUITY® The True Digital 3D Visualization System. https://www.myalcon.com/professional/cataract-surgery/surgical-equipment/ngenuity-3d-system/（2024年7月閲覧）

7) Todorich, B. et al. Scleral Transillumination With Digital Heads-Up Display: A Novel Technique for Visualization During Vitrectomy Surgery. Ophthalmic Surg Lasers Imaging Retina. 49 (6), 2018, 436-9.

8) Zhao, XY. et al. Surgery-related characteristics, efficacy, safety and surgical team satisfaction of three-dimensional heads-up system versus traditional microscopic equipment for various vitreoretinal diseases. Graefes Arch Clin Exp Ophthalmol. 261 (3), 2023, 669-79.

9) Kim, DJ. et al. THREE-DIMENSIONAL HEADS-UP VITRECTOMY VERSUS CONVENTIONAL MICROSCOPIC VITRECTOMY FOR PATIENTS WITH EPIRETINAL MEMBRANE. Retina. 43 (6), 2023, 1010-18.

10) 石羽澤明弘. ヘッズアップ手術の1テクニック. 眼科グラフィック. 13 (3), 2024, 355-61.

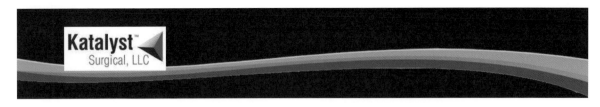

Stiff DEX™

シャフト長 32mm

販売名：デックス眼科用ディスポ鑷子
認証番号：229AFBZI00017000

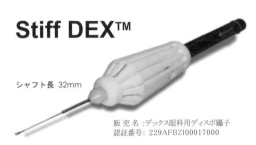

Stiff MultiFlex™ Laser Probes

シャフト長 32mm

販売名：Katalyst 眼内レーザプローブ
承認番号：30200BZI00002000

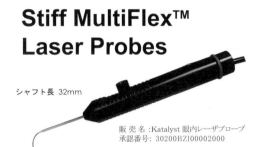

Subretinal Cannulas

シャフト長 32mm

販売名：メドワン・カニューレ
認証番号：226AFBZI00075000

販売名：メドワン・インジェクションキット
届出番号：27B1X00046MO3275

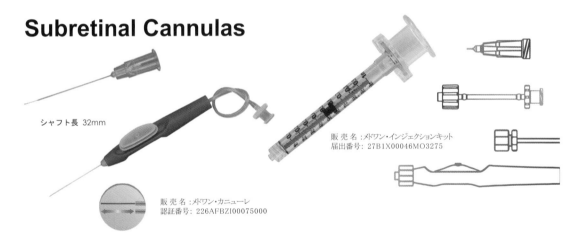

販売名：眼科網膜剥離手術用シリコン構成物
承認番号：21300BZG00014000

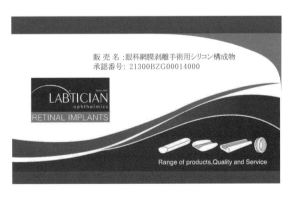

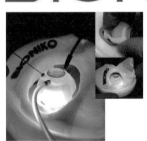

See Video

bioniko.com

日本総代理店及び発売元
NIHON SURGE 有限会社 日本サージ

〒564-0051　大阪府吹田市豊津町15-11 江坂石周ビル4F
TEL:06-6190-7865（代）　FAX:06-6190-7867
URL: https://nihon-surge.com　　E-mail: customer-support@nihon-surge.com

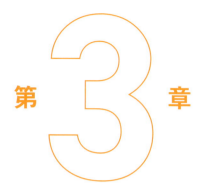

第3章

一から学ぶ
網膜硝子体手術の
基本手技

馬詰和比古 Kazuhiko Umazume
東京医科大学臨床医学系眼科学分野 准教授

手術に必要な解剖と理論
A 硝子体，網膜，脈絡膜の解剖

はじめに

硝子体，網膜，そして脈絡膜の解剖を理解することは，安全に網膜硝子体手術を施行するうえで重要なことである．とりわけ，硝子体手術においては，硝子体腔，網膜表面の空間把握が重要になり，その体積や構造を把握しなければならない．

硝子体

硝子体は透明なゲル状の組織で97％は水であるが，type Ⅱ コラーゲンの網目に高分子のヒアルロン酸が絡みつくことで三次元構造を保っている．網膜表面には硝子体皮質があり，ヒアロサイトが存在することが知られている．ヒアロサイトは，血管内皮増殖因子の産生や，コラーゲンの収縮作用にも関与している．硝子体の容積は，平均4 mLとされているが，長眼軸眼になると6 mL以上になることもある．硝子体手術を行うにあたり，硝子体皮質の存在，そして眼軸長による容積の変化は重要なポイントとなる．

1）前部硝子体

水晶体の後面から後赤道部Zinn小帯に面状に硝子体が接している部分は，Wieger靱帯と呼ばれる．Wieger靱帯は，水晶体後嚢を支持

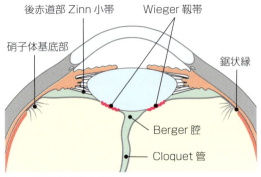

図1 前部硝子体の構造

する役割も担っているが，加齢とともにその保持力は弱くなる．水晶体後嚢と前部硝子体膜の間をBerger腔といい，Berger腔からはCloquet管が発生し，硝子体を貫く形で視神経乳頭に向かっている．この管は，胎生期に硝子体動脈が通っていた空間である．

硝子体基底部は，鋸状縁の後極部よりに存在しているが，網膜と硝子体の接着は「硝子体基底部＞視神経乳頭＞中心窩」で強くなっている．この接着力は，裂孔原性網膜剥離や黄斑円孔の病態に大きく関係している（**図1**）．

2）後部硝子体ポケット

剖検眼の硝子体をフルオレセインで染色し水浸観察すると，黄斑部に液化腔が存在することをKishiら[1]が報告したことから「硝子体ポケット」と周知されるようになった．

ポケットの外縁は，3〜4乳頭径の円形／楕円形で形成されている．トリアムシノロンアセ

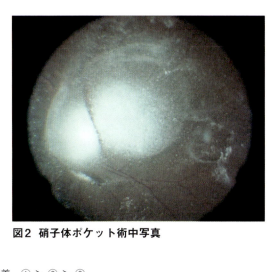

図2 硝子体ポケット術中写真

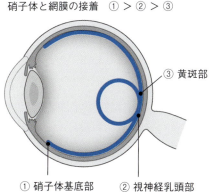
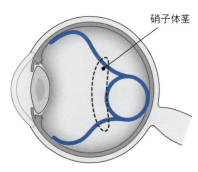

図3 後部硝子体剝離の模式図

トニドによる硝子体可視化により,硝子体手術時にポケットが明瞭に観察されるようになった**(図2)**.

臨床的にもstageⅢの黄斑円孔でも経験するが,ポケットの後壁には硝子体皮質が存在し,黄斑部と強く接着している.一般的に視神経乳頭部付近から後部硝子体剝離を作製することもあるが,ポケットの構造を把握することで後壁の辺縁から後部硝子体剝離を完成させることも解剖を知ったうえでの手技となる.さらに,**図3**にあるように後部硝子体剝離は,後部硝子体ポケットの赤道部から硝子体基底部にかけて円錐形に生じてくる.硝子体茎離断術という言葉にあるように,この円錐形をイメージすることで効率よく硝子体郭清と硝子体切除を進められる.

網膜

網膜は,組織学的に10層よりなり,その厚みは視神経乳頭付近で500〜600μm,黄斑部で260〜300μm,中心窩で200〜240μm,鋸状縁で10μmである.最外層は網膜色素上皮であり,その内側に視細胞外節と内節からなる視細胞層があり,内層側は,神経節細胞の軸索からなる神経線維層と網膜の支持細胞であるMüller細胞の基底膜である内境界膜が存在する**(図4)**.診断をするうえでは,全層の網膜構造を理解することが重要であるが,網膜硝子体手術においては,裂孔原性網膜剝離,増殖硝子体網膜症に関連する網膜色素上皮細胞と黄斑疾患の治療につながる内境界膜,神経線維層の

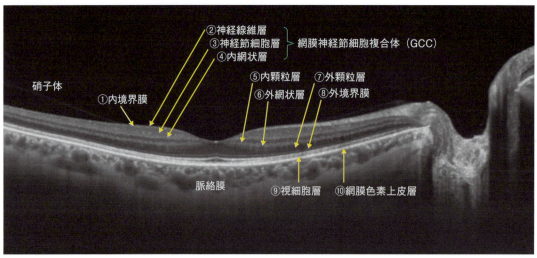

図4　網膜構造（光干渉断層計による画像）

理解を深めることが重要である．

1）網膜色素上皮細胞

　網膜色素上皮細胞は，神経外胚葉由来の細胞であり，網膜の栄養，視細胞外節の貪食，ポンプ機能などさまざまな役割を担っている．網膜色素上皮細胞，視細胞層は無血管であり，酸素，栄養の供給は脈絡膜からの支配による．網膜色素上皮と視細胞外節の間には，接着構造がないため，網膜下液が流入すると容易に剥がれてしまう．網膜剥離が生じると，脈絡膜側から栄養を受けている視細胞のアポトーシスが進み，網膜変性に関与するといわれている．

　網膜色素上皮細胞は，裂孔原性網膜剥離術後の増殖硝子体網膜症の病態に関与している**（図5）**．増殖硝子体網膜症の病態のスイッチは，網膜色素上皮細胞が硝子体腔内に散布されると上皮間葉移行（epithelial mesenchymal transition；EMT）が生じる．EMTで間葉系細胞の性質をもった網膜色素上皮細胞が網膜表面に接着し，遊走・増殖することで増殖膜を形成し，異所性細胞外マトリックスにより収縮力に富んだ増殖膜になり，網膜剥離が生じ，難治性疾患である増殖硝子体網膜症となる．このことから，強膜バックリング手術時の過剰な網膜冷凍凝固や硝子体手術時の医原性裂孔作製など，網膜硝子体手術時に網膜色素上皮細胞の眼内散布を最小限にするよう努めることは重要である．

2）内境界膜，神経線維層

　内境界膜は網膜最内層に存在するコラーゲンⅣを主体とした均質な膜でMüller細胞の基底膜である．内境界膜剥離術は，黄斑上膜や黄斑円孔の標準術式になり，黄斑上膜の再発予防，黄斑円孔の閉鎖の病態に関与している．黄斑円孔の閉鎖に関しては，内境界膜を剥離することで，網膜の伸展性の向上とMüller細胞の創傷治癒が重要であると考えられている．

　一方で，内境界膜剥離の是非についても近年，問われている．内境界膜剥離を施行することで，神経線維層が菲薄化することが報告されている．とりわけ，緑内障眼は，神経節細胞複合体の菲薄化が視野変化前に生じるために，緑内障を有する網膜硝子体疾患の手術時における内境界膜剥離は，症例毎に慎重に行う必要がある．

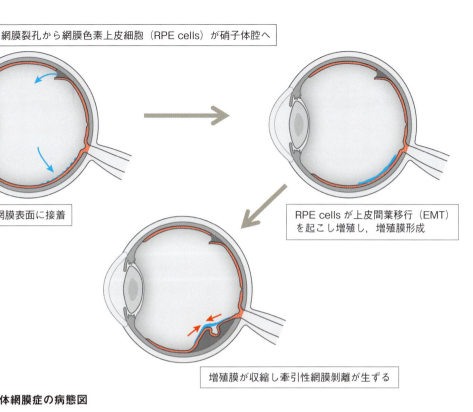

図5 増殖硝子体網膜症の病態図

脈絡膜

　脈絡膜は血流が豊富な組織であり，体内の単一面積あたりの血流が最も多い組織である．メラニン細胞を多く含んでおり，強膜側から眼球内に入る光を遮断している．脈絡膜は，網膜側からブルッフ膜，脈絡膜毛細血管板，血管層，脈絡膜上板の4層に分かれている．脈絡膜毛細血管が網膜外層への栄養運搬を担っている．

　網膜硝子体手術において重要となる脈絡膜毛細血管は，流出路となる渦静脈である．渦静脈は，赤道付近に4象限に各々みられ，強膜バックリングを行う際，裂孔の深さをはかるメルクマールとなる．

文献

1) Kishi, S. et al. Posterior precortical vitreous pocket. Arch Ophthalmol. 108 (7), 1990, 979-82.
2) Sakamoto, T. et al. Triamcinolone-assisted pars plana vitrectomy improves the surgical procedures and decreases the postoperative blood-ocular barrier breakdown. Graefes Arch Clin Exp Ophthalmol. 240 (6), 2002, 423-9.

馬詰和比古 Kazuhiko Umazume
東京医科大学臨床医学系眼科学分野 准教授

手術に必要な解剖と理論
B 生理と機能

血管と血流

1）網膜血管

　網膜主管血管である網膜中心動脈は，眼動脈の第1分枝として視神経に進入している．網膜内に入ると分岐しながら網膜毛細血管に至る．網膜血管は網膜内層に分布しており，網膜内層を栄養する．

　一方で網膜外層は無血管であり，脈絡膜から酸素・栄養が供給されている．網膜内層に分布する網膜血管は3層構造であり，表層血管は神経線維層に分布し，中間層血管は内顆粒層と内網状層の間に分布，深層血管は内顆粒層と外網状層の間に分布する（図1）．

2）脈絡膜血管

　脈絡膜血管は，流入路と流出路に分かれている．流入は，視神経乳頭周囲で強膜を貫き分布する短後毛様動脈，視神経乳頭から水平方向の耳側と鼻側に3〜4mm離れた強膜を貫通する長後毛様動脈，4直筋と並走して直筋の腱の位置で強膜を貫通する前毛様動脈からなる．網膜硝子体手術時に脈絡膜血管を意識することは多くないが，強膜バックリング手術時の排液における前毛様動脈の存在を意識し，直筋近傍での脈絡膜穿刺は注意が必要である．

　流出路は，赤道部に4つの象限毎に集まった渦静脈である．渦静脈は，赤道部後極よりに渦静脈膨大部を形成した後に赤道部から5〜9mm後方で眼外に出る．

血液網膜関門

　眼内には，物質の透過性を制限し，内部環境を維持するバリアが2つ存在する．一つは血液と房水との間の血液房水関門であり，もう一つは血液と硝子体・網膜の間の血液網膜関門であ

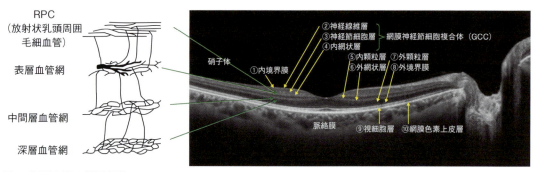

図1　網膜血管の階層構造

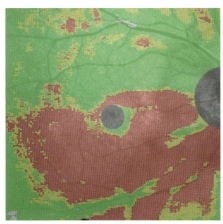

図2　網膜神経線維層の光干渉断層

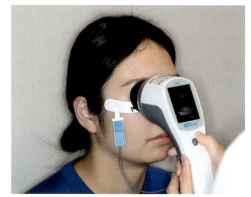

図3　RETeval®（有限会社メイヨー）使用写真

る．血液網膜関門は，硝子体の透明性の維持，網膜の恒常性維持を担っている．血液網膜関門には内側と外側の2系統が存在するが，内側は網膜血管内皮細胞がその中心であり，tight junctionにより，血管内皮型バリアが形成されている．増殖糖尿病網膜症などは，そのtight junctionの障害，網膜血管内皮細胞の変性と脱落が生じることで，血液網膜関門の破綻が生じ，硝子体側にさまざまなサイトカイン・モノカインの流出がなされていく．一方で外側血液網膜関門は，網膜の最外層にある網膜色素上皮細胞が中心である．外側の細胞間接合部は，non-leaky tight junctionであり，上皮型バリアを形成している．増殖硝子体網膜剥離などは，網膜裂孔形成に伴い網膜色素上皮の形質変化が生じ，血液網膜関門の破綻につながり，増殖形成が開始するとされている．

網膜神経線維層

網膜神経節の軸索である網膜神経線維層は，緑内障診療において光干渉断層計で菲薄化を捉え，その進行，予後を予測している．網膜神経線維層の厚みは，鼻側と耳側はほぼ等しく，上耳側，下耳側の順で厚くなっている．

近年は，網膜硝子体手術における黄斑操作や，緑内障眼では内境界膜剥離が網膜神経線維層の菲薄化や感度低下をひき起こす可能性が危惧されている．網膜神経線維層の走行を意識して，黄斑操作を行うべきである**（図2）**．

網膜の電気生理

網膜には，縦方向の伝達路として視細胞（錐体・杆体），双極細胞，神経節細胞が存在し，横方向は，水平細胞，アマクリン細胞がある．錐体は，明所における視機能を司っており，波長感度特性の異なる赤，緑，青の3種類があり，色覚を獲得することとなる．杆体は暗所での視機能を担当する．

網膜硝子体手術においては，術前に眼底観察が困難な症例などで，網膜電図を網膜機能の事前把握に用いる．近年は，点眼麻酔が不要で皮膚電極で測定が可能である，RETeval®（有限会社メイヨー）が開発され，有用である**（図3）**．

文献

1) Terashima, H. et al. Vitrectomy for Epiretinal Membranes: Ganglion Cell Features Correlate with Visual Function Outcomes. Ophtalmol Retina. 2 (11), 2018, 1152-62.

横井 匡 Tadashi Yokoi
杏林アイセンター 助教

網膜硝子体手術の基本手技
A 網膜光凝固術

はじめに

網膜硝子体手術の適応と考えられる疾患・病態を考えるうえで，網膜光凝固術（以下，網膜光凝固）と切り離して考えられる病態は多くなく，そのため網膜光凝固に関する知識や技術は必須であるといえる．本稿においては網膜光凝固の基礎と，網膜硝子体手術との関連の深い疾患に対する応用について解説したい．

網膜光凝固の基礎

1）網膜光凝固とは

網膜光凝固はレーザー（light amplification by stimulated emission of radiation；LASER）によってなされる．レーザーはアルゴンやクリプトンなどの気体活性媒質や，YAGやYVO4などの個体活性媒質に励起光を照射し，誘導放出の原理を利用して生成される．媒質の種類により発振するレーザーの波長が異なる．可干渉性，単色性，指向性の特徴を有し，また，眼球の光学系が透明であるため，網膜への照射が可能となる．現在用いられている網膜光凝固装置としては，小型，軽量，長寿命，容易な保守などの点から半導体が励起光となり個体媒質を使用する，DPSSレーザー（diode pumped solid-state laser）が主流である．

2）レーザーによる作用

レーザーが対象物に照射される際，照射時間と出力によって作用が異なり，低出力・長時間であれば光化学反応（photochemical reaction）が，高出力・短時間であればプラズマが生じ，破壊（photodisruption）が起こる．この間に位置するのが，レーザー出力の弱い順に凝固（coagulation），蒸発（vaporization），蒸散（photoablation）であり，網膜光凝固はこの凝固を用いているわけである．凝固においてはエネルギーを吸収した組織温度が60〜65℃に上昇することで蛋白質が変性し，灰白色の凝固斑となるものである．レーザーの出力・照射時間を誤れば，どのような影響を網膜組織に与えるかは想像に難くない．

3）眼底におけるレーザーの光吸収体

眼底においてレーザーの光吸収体は，網膜色素上皮，および脈絡膜メラノサイトのメラニン色素と，血管内のヘモグロビン，黄斑部外網状層内のキサントフィルである．メラニン色素は，近赤外波長（810 nm）を除いて，どの波長帯のレーザーでも吸収率が最も高く，レーザーを行う対象が網膜色素上皮や脈絡膜である場合にはどの色のレーザーを用いてもよい．一般的に黄斑領域にはキサントフィルが豊富で，500 nm以下のアルゴン青レーザー（488 nm）

によって網膜障害を来すため用いない．白内障や硝子体混濁など，中間透光体に混濁がある場合には，長波長の赤レーザー（640〜670 nm）や黄レーザー（577 nm）を用いる．血管の直接凝固など，ヘモグロビンが主な吸収体となる場合には，600 nm以下のレーザーで，520〜580 nmの間にある緑レーザー（532 nm）や黄レーザー（577 nm）がよいとされる．

網膜裂孔・変性網膜への予防的光凝固

1）予防的光凝固の有効性

広義の網膜裂孔はretinal breakであり，これは網膜円孔（retinal hole）と狭義の網膜裂孔，または裂隙（retinal tear），鋸状縁断裂（dialysis）に分かれる．網膜裂孔は剖検眼において5％程度で認められることから，1万人に1人程度の網膜剥離有病率から考えればすべての網膜裂孔を網膜剥離の予防目的で凝固する必要がないことは明白である．しかし，どのような裂孔に対して予防的光凝固を行うかは，必ずしもコンセンサスが得られているわけではない．2015年のBlindbaekらのレビュー論文では，無症候性の網膜裂孔と症候性の網膜裂孔では，後に網膜剥離となる確率がそれぞれ0〜14％，35〜47％としており，予防的光凝固を行っても網膜剥離に至ったものは2.1〜8.8％とし，症候性網膜裂孔には予防的光凝固を推奨している[1]．また，2018年のGaroonらの報告では網膜光凝固後に網膜剥離となった症例は5.7％とされ，そのリスク要因として上耳側の裂孔，硝子体出血，多発裂孔としている[2]．網膜裂孔に対する予防的光凝固の有効性はこれらさまざまな報告から明らかである．網膜裂孔が生じ網膜剥離に

至るかどうかは，牽引は外れていても網膜が翻転するような特殊な巨大裂孔を除いて，裂孔にかかる硝子体牽引がその主因であることは論を待たない．したがって，すでに裂孔縁すべてで硝子体接着・牽引がなく，円蓋が硝子体中に遊離するような裂孔や，無症候で裂孔縁に色素沈着のある陳旧性の裂孔については一般的には予防的光凝固の適応ではない．直近の報告ではないが，2014年のCochrane Libraryのデータでは，無症候性の網膜裂孔，また，格子状網膜変性に対する網膜光凝固の網膜剥離予防効果についてはエビデンスがないものとされている[3]．一般的に後部硝子体剥離（posterior vitreous detachment；PVD）に伴う弁状裂孔，多発裂孔，上方裂孔，強度近視に伴う裂孔，症候性裂孔，網膜剥離家族歴のある裂孔，網膜剥離の僚眼に生じた裂孔などが網膜剥離リスク要因と考えられており，このようなリスクがある場合には予防的光凝固の適応と考えられる．

2）網膜光凝固の目的

網膜光凝固の目的は，網膜にかかる牽引に抗して神経網膜と網膜色素上皮を癒着させることである．弁上裂孔はPVDに伴って生じており，基本的に硝子体牽引は裂孔の弁と裂孔の基底周囲に残り，理論的には裂孔後縁の牽引は外れている．したがって，裂孔周囲，特に前方への網膜光凝固が重要である（**図1**）．レーザーは網膜色素上皮への照射が目的であり，先述のように，いずれのレーザー波長を用いても構わない．スポットサイズは200〜500μm，出力は100 mW程度の弱めから，時間は200〜500 msec程度とし，灰白色から白色の凝固斑が得られるようにする．過凝固は網膜自体の壊死や，硝子体牽引の増強による医原性裂孔形成の要因ともなるため避ける．網膜光凝固は硝子

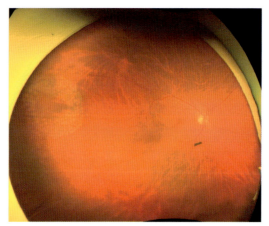

図1 70歳代，男性の右眼
飛蚊症を主訴に受診した．Weiss ringを認め，PVDに伴う弁状裂孔が耳側周辺部に生じている．裂孔を囲むように3列程度の網膜光凝固がなされている．凝固斑は淡い白色であり適正で，各凝固斑がわずかに接する程度の密度である．
緑レーザー，サイズ200μm，140 mW，220 msec.

A：広角眼底写真　　　　　　　　　　　B：眼底自発蛍光画像

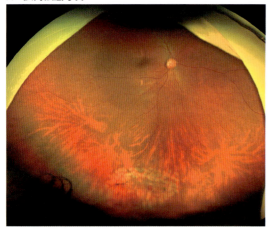 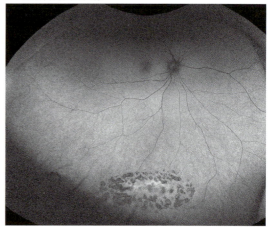

図2 30歳代，男性の右眼
無症候性の格子状変性内の萎縮円孔を下方周辺部網膜に認める．裂孔周囲がわずかに剝離しており牽引が強いものと考えられ，予防的に網膜光凝固を施行した．裂孔を囲むように3列程度の網膜光凝固がなされている．凝固斑は淡い白色であり適正で，各凝固斑に接する程度の密度である．緑レーザー，サイズ200μm，140 mW，200 msec.

体液流入に対するバリアを形成することが目的であり，各スポットはわずかに接する程度とし，牽引に抗うよう3列程度で囲む．格子状変性は変性周囲に硝子体接着・牽引が強く，変性直上は「ラクナ」と呼ばれる液化腔があり，変性内部の萎縮円孔そのものには牽引は生じていない．したがって，格子状変性全体を囲むように3列程度で網膜光凝固を行う**（図2）**．

3）網膜光凝固を行わないほうがよいケース

一般的に1乳頭径を超える網膜剝離を合併しているような場合には網膜硝子体手術が望ましい．無理に剝離を含む裂孔を凝固しようとして網膜光凝固の範囲が拡大し，その後に網膜剝離が進行した場合には，すでになされた光凝固斑は裂孔と想定され，これを超えるさらに広範囲の網膜光凝固，またはバックリングにおける冷

凍凝固が必要となるためである．まして，かなり網膜剝離が拡大した際には手術の適応であって，剝離部を囲むような網膜光凝固は行ってはならない．特に，家族性滲出性硝子体網膜症など，網膜硝子体界面の先天異常がある場合，本来バックリングであれば治癒せしめたと想定できる網膜剝離であっても，不用意に後極まで広く網膜光凝固がなされたため硝子体手術を選択せざるを得ず，後に増殖硝子体網膜症（proliferative vitreoretinopathy；PVR）から不幸な転帰をたどる場合もあり得る．

その他，非常に大きな弁状裂孔，鋸状縁断裂，巨大裂孔，毛様体色素上皮裂孔，フレアや多量の色素，硝子体混濁を伴うPVRの前駆状態と考えられるものに対するレーザー光凝固は避ける．

糖尿病網膜症に対する汎網膜光凝固（PRP）

糖尿病網膜症に対する網膜光凝固は，黄斑浮腫に対する毛細血管瘤や網膜内毛細血管異常に対する直接凝固と，汎網膜光凝固（panretinal photocoagulation；PRP）があるが，本稿においては特に増殖糖尿病網膜症（proliferative diabetic retinopathy；PDR）と関連の強い後者について述べる．

1）糖尿病網膜症に対するPRPの効果

糖尿病網膜症に対するPRPの効果はDiabetic Retinopathy Study（DRS）[4]とEarly Treatment Diabetic Retinopathy Study（ETDRS）[5]によって確立されており，PRPは重症の視力低下を50％低下させることを示した．また，わが国における増殖前糖尿病網膜症における無灌流領域に対する選択的レーザー光凝固においても，PDRへの進行抑制効果が示されている[6]．また，

十分に鋸状縁近くまでPRPが完成された眼において，線維血管増殖による牽引性網膜剝離が生じ硝子体手術となっても，術後経過が良好で，また，新生血管緑内障への進展も抑制されることは臨床的にも明らかである．

2）PRP適応基準

PRP適応基準は基本的にETDRSにおける重症非増殖糖尿病網膜症以上の重症糖尿病網膜症に対してである．国際重症度分類における重症非増殖糖尿病網膜症の条件は，①眼底4象限で20個以上の網膜内出血，②2象限での明瞭な数珠状拡張，③明確な網膜内細小血管異常のいずれかが認められ，増殖糖尿病網膜症の所見を認めない場合とされている．わが国のガイドラインでは蛍光眼底造影検査所見から無灌流領域が3象限以上に存在する場合，PRPの適応とされる[7]．無灌流領域検査には，蛍光眼底造影検査の侵襲を避けるため，今後は光干渉断層血管撮影（OCT angiography；OCTA）を用いた評価が主流となるかもしれない．

3）従来法のレーザーによるPRP

従来法のレーザーによるPRPは緑，黄，赤のいずれの波長を用いてもよいが，色素上皮，網膜外層を凝固することが目的であり，一般的に緑，もしくは黄が用いられる．赤レーザーは脈絡膜までの透過性が高く疼痛が強く出ることがあり，これによって不要な炎症をひき起こす可能性があるが，硝子体出血や中間透光体混濁例にはよい適応と考えられる．照射範囲は後極を除く全網膜であり，スポットサイズは網膜面で 200 ～500 μm，100 ～250 mW，100 ～200 msec（周辺部ではより長い時間がかかる），スポット間隔は1.5 スポットとする．後に凝固斑の拡大（atrophic creep）は避けられないた

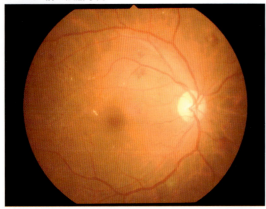
A：PRP 前の眼底写真

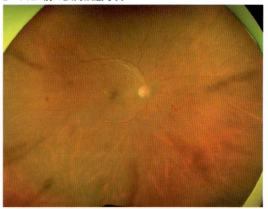
B：PRP 前の広角眼底写真

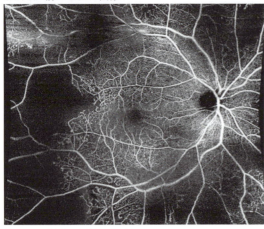
C：PRP 前の OCTA 画像

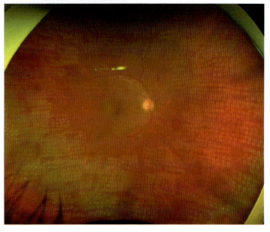
D：PRP 後の広角眼底写真

図3　50歳代，男性の左眼
左眼の痛みで近医眼科を受診した．両眼にPDRがみられ，左眼新生血管緑内障と診断され紹介となった．それまでに眼科の受診歴はなし．HbA1c 10.4％であった（A）．網膜に網膜内細小血管異常（B），下鼻側に新生血管を認め（C），OCTA画像では広範な無血管領域を認める．左眼が新生血管緑内障であり，即日密にPRPを施行した（D）．PASCAL 400 mW，20 msec，スポット間隔は0.5，4,930発．

め，過凝固には十分な注意が必要であり，淡い白濁の凝固斑にとどめる．緊急性が高くない場合には，PRPの完成には数回に分けて照射を行い，黄斑浮腫を避ける．

4) パターンスキャンレーザーを用いた PRP

2008年より従来法の網膜光凝固ではなく，パターンスキャンレーザーを用いたPRPが使用可能となった．従来法と大きく変わる点は，凝固時間とエネルギーである．532 nm緑レーザー（frequency-doubled Nd：YAG）を用いて，主に凝固時間20〜30 msec程度，凝固エネルギー400 mW程度のレーザーが使われる．これを「3×3（合計9スポット）」や「4×4（合計16スポット）」，その他のパターンで連続的に網膜を凝固する**（図3）**．総エネルギー量が低く抑えられ，凝固は網膜色素上皮（retinal pigment epithelium；RPE），また，網膜外層にとどまり，脈絡膜に吸収されるエネルギー量が低いため疼痛を生じにくく，さらに従来法でみられる治療後晩期の凝固斑の拡大もみられない．PRP完成までにはスポットの間隔を推奨される0.75にしても合計5,000発以上が必要となることも多い．従来法と比べ，総エネルギー

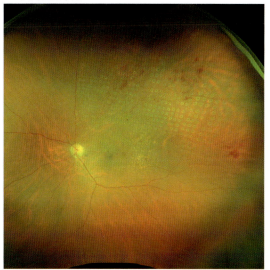

図4 80歳代，女性の左眼
左眼が急に見えにくくなり近医眼科を受診した．BRVOと診断され紹介された．6カ月後，上耳側に無灌流領域が明らかとなり，一部後極にNVEを疑われ，網膜光凝固が施行された（A，B）．PASCAL 450 mW，20 msec，スポット間隔は0.75，978発．

量が少なくなるため，新生血管緑内障の合併や重症例にはより密に（スポット間隔0.5）行う必要があることが示唆されている[8,9]．

5）PRPの有用性と今後の動向

現時点で重症のPDRにおけるPRPの有用性は揺るぎないものであるが，2017年，2019年にPDRの悪化はPRPよりも抗VEGF（vascular endothelial growth factor）薬によってより抑制されるとする報告がなされており[9,10]，PRPにおける視野狭窄や夜盲といった副作用の観点からも，今後の動向を注視したい．

網膜静脈分枝閉塞症（BRVO）に対する網膜光凝固

網膜静脈分枝閉塞症（branch retinal vein occlusion；BRVO）は，網膜静脈が閉塞することによって静脈内圧の上昇が生じ，出血，浮腫，虚血を来す．網膜静脈閉塞症に特徴的な黄斑浮腫に対して，歴史的には光凝固治療が行われてきたが，現在は抗VEGF薬が用いられるため，BRVOにおける光凝固の役割は糖尿病網膜症におけるそれと同様に，網膜虚血によって生じる新生血管病態に対する予防的な役割である．

BRVOはそのほとんどが動静脈交差部で静脈分枝が閉塞することによって発症する．閉塞範囲の広さによっては新生血管緑内障，NVD（neovascularization of the optic disc）やNVE（neovascularization elsewhere）による硝子体出血，また，牽引性網膜剥離を来すことがあるが，5乳頭直径以上の無灌流領域があるものでも40％程度にしか新生血管は生じないとされている[11]．無灌流領域への予防的レーザー光凝固によってその半数が抑制されるが（図4），新生血管が生じてからでも無灌流領域へのレーザー照射によって新生血管病態が同様に抑制されることから，視野欠損を生じる不要な光凝固は避け，経過観察中に新生血管が生じてから光凝固を行うことが推奨されている[11]．

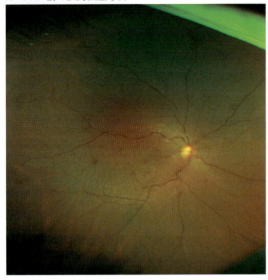
A：PRP前の広角眼底写真

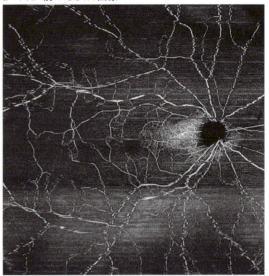
B：PRP前のOCTA画像

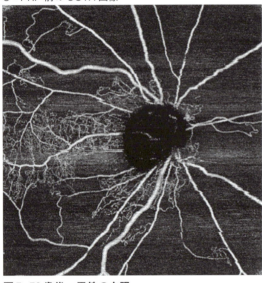
C：PRP前のOCTA画像

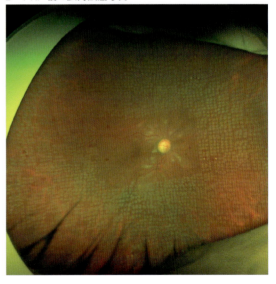
D：PRP後の広角眼底写真

図5　50歳代，男性の右眼
右眼が徐々に見えにくくなり近医眼科を受診した．CRVOと診断され紹介された（A）．黄斑浮腫に対する抗VEGF薬療法中に，発症3カ月後で虚血型に移行したことがOCTAで明らかとなり（B，C），PRPを速やかに施行した（D）．PASCAL 450 mW，20 msec，スポット間隔は0.5，6,628発．

網膜中心静脈閉塞症（CRVO）に対する網膜光凝固（図5）

　網膜中心静脈閉塞症（central retinal vein occlusion；CRVO）は，網膜中心静脈が篩状板近位部で閉塞することによって全網膜静脈にBRVOでみられた閉塞性変化が生じるものである．網膜血流の灌流状態によって10乳頭径未満の無灌流領域であるものを非虚血型，それ以上の無灌流領域があれば虚血型と分類され，出血によってこれが評価できないものは中間型とされる．虚血型は3年以内に45％が新生血管緑内障を発症し視力予後が不良である[12]．また，6カ月以内に29％が新生血管緑内障を，9％が

NVEを，6％がNVDを発症し[13]，非常に重篤である．これに対して予防的光凝固の果たす役割は重要であり，虚血型と診断された後，新生血管が生じる前に予防的PRPを行えば新生血管緑内障の発症を20％程度まで抑えることが示されている[14]**（図5）**．

まとめ

BRVO，CRVOのいずれにおいても網膜光凝固の条件は糖尿病網膜症におけるものと同様である．ただし，虚血型CRVOにおける虚血病態は非常に高度かつ急速に進行するため，可及的速やかにPRPを行う必要があり，灌流領域は比較的緩やかな網膜光凝固を行うとしても，無灌流領域には密なPRPが必要と考えられる．

文献

1) Blindbaek, S. et al. Prophylactic treatment of retinal breaks--a systematic review. Acta Ophthalmol. 93 (1), 2015, 3-8.

2) Garoon, RB. et al. Treated retinal breaks：clinical course and outcomes. Graefes Arch Clin Exp Ophthalmol. 256 (6), 2018, 1053-7.

3) Wilkinson, CP. Interventions for asymptomatic retinal breaks and lattice degeneration for preventing retinal detachment. Cochrane Database Syst Rev. 2014 (9), 2014, CD003170.

4) Photocoagulation treatment of proliferative diabetic retinopathy. Clinical application of Diabetic Retinopathy Study (DRS) findings, DRS Report Number 8. The Diabetic Retinopathy Study Research Group. Ophthalmology. 88 (7), 1981, 583-600.

5) Early photocoagulation for diabetic retinopathy. ETDRS report number 9. Early Treatment Diabetic Retinopathy Study Research Group. Ophthalmology. 98 (5), 1991, 766-85.

6) Baumrucker, SJ. et al. A cognitively impaired patient without a surrogate：who makes the decision? Am J Hosp Palliat Care. 28 (8), 2011, 583-7.

7) 日本糖尿病眼学会診療ガイドライン委員会. 糖尿病網膜症診療ガイドライン（第1版）. 日本眼科学会雑誌. 124 (12), 2020, 955-81.

8) Chappelow, AV. et al. Panretinal photocoagulation for proliferative diabetic retinopathy：pattern scan laser versus argon laser. Am J Ophthalmol. 153 (1), 2012, 137-42.

9) Bressler, SB. et al. Factors Associated with Worsening Proliferative Diabetic Retinopathy in Eyes Treated with Panretinal Photocoagulation or Ranibizumab. Ophthalmology. 124 (4), 2017, 431-9.

10) Gross, JG. et al. Five-Year Outcomes of Panretinal Photocoagulation vs Intravitreous Ranibizumab for Proliferative Diabetic Retinopathy：A Randomized Clinical Trial. JAMA Ophthalmol. 136 (10), 2018, 1138-48.

11) Argon laser scatter photocoagulation for prevention of neovascularization and vitreous hemorrhage in branch vein occlusion. A randomized clinical trial. Branch Vein Occlusion Study Group. Arch Ophthalmol. 104 (1), 1986, 34-41.

12) Hayreh, SS. et al. Incidence of various types of retinal vein occlusion and their recurrence and demographic characteristics. Am J Ophthalmol. 117 (4), 1994, 429-41.

13) Hayreh, SS. et al. Ocular neovascularization associated with central and hemicentral retinal vein occlusion. Retina. 32 (8), 2012, 1553-65.

14) A randomized clinical trial of early panretinal photocoagulation for ischemic central vein occlusion. The Central Vein Occlusion Study Group N report. Ophthalmology. 102 (10), 1995, 1434-44.

武内 潤 Jun Takeuchi
杏林アイセンター 助教

網膜硝子体手術の基本手技
B 強膜バックリング手術

強膜バックリング手術とは

　強膜バックリング手術とは，バックル材により強膜を内陥させることで，①網膜裂孔への硝子体牽引を緩めて網膜下への硝子体液流入を防ぎ，②裂孔部位にかかる接線方向のベクトルを網膜が復位する方向に変化させることにより，網膜復位を得る治療法である．現在広く行われている強膜バックリング手術である裂孔部凝固に冷凍凝固を用い，バックル材料としてシリコーンスポンジを用いる方法は，1965年にHarvey Lincoffによってはじめて報告され[1]，その後さまざまな術式が考案されている．

　近年は小切開硝子体手術の進歩により網膜剥離に対する硝子体手術の適応が拡大していることに伴い，バックリング手術眼を選択される頻度が減少している[2]．しかし，後部硝子体剥離を生じていない若年者の網膜剥離などに対して，安易に硝子体手術を選択すると，網膜復位の失敗はすぐさま難治性の増殖硝子体網膜症へと進行させてしまう危険性がある．そのため，第一選択としてバックリング手術を選択しなければならない症例が一定数存在している．本邦の網膜剥離症例の実臨床データを収集したレジストリにおいても，若年者や発症後時間が経過した症例，下耳側の裂孔など硝子体手術のリスクが高いと考えられる症例においてはバックリング手術が選択されている傾向にあった[3]．強膜バックリング手術は網膜剥離の治療法のオプションの一つとして必ず考えておくべきであり，これから網膜・硝子体疾患の手術を行いたいと考えている眼科医にとって必ず習得するべき治療法であると思われる．

手術の種類と適応

1）強膜バックリング手術の種類

　強膜バックリング手術には，部分的バックリング法と，眼球全周にバックル材を設置する輪状締結術がある．部分的バックリング法には眼球の円周方向にバックル材を設置する円周状バックリングと，子午線方向にバックル材を設置する子午線バックリングがある．また，バックル材を設置する方法としてエクソプラント法とインプラント法がある．エクソプラント法は縫合糸により強膜表面に縫着するのに対し，インプラント法では強膜を半層切開してバックル材を埋没させる．インプラント法は直筋付着部よりも前方に設置が可能であるという利点があるが，エクソプラント法と比較して手技がやや煩雑である．

2）強膜バックリング手術の適応（表1）

　後部硝子体剥離を生じていない若年者の萎縮性円孔や鋸状縁断裂による網膜剥離に対しては

表1 強膜バックリング手術の適応

円周状バックリングの適応	子午線バックリングの適応	輪状締結の適応
・格子状変性の萎縮性円孔 ・鋸状縁断裂 ・周辺の小さい弁状裂孔　など	・単独弁状裂孔 ・大きめの弁状裂孔 ・比較的深部の裂孔　など	・変性，裂孔が多発している ・アトピー性皮膚炎合併例 ・家族性滲出性硝子体網膜症（FEVR）など

表2 手術に必要な器具の一例

術前診察に必要な器具 （図1）	鋼製小物 （図2）	ディスポーザブル器具 （図3）	その他の手術器具 （図4, 5, 6）
・双眼倒像鏡 ・20Dレンズ ・強膜圧迫器 ・開瞼器 ・剥離チャート ・色鉛筆 ・点眼麻酔 ・診察用ベッド	・開瞼器 ・球後麻酔針 ・眼科用鑷子 （マイクロ有鈎・マイクロ無鈎・把持力の強い無鈎） ・持針器（大・小） ・スプリングハンドル剪刀 ・斜視鈎 ・デシャン鈎 ・スパーテル ・カリパー ・先端が鈍の曲ハサミ ・モスキートペアン	・ニードルカウンター ・制御糸（3-0絹糸） ・8-0 Coated VICRYL™ ・5-0ダクロン ・皮膚ペン ・綿棒 ・M.Q.A. ・バックル材（Webサイトから一覧をダウンロード可能である）	・図4　マーキングに用いるもの 　・双眼倒像鏡 　・20Dレンズ 　・クライオ 　・マーカー（マイヤー・シュビッケラート氏ロカリゼーターなど） ・図5　網膜下液排液に用いるもの 　・ジアテルミー 　・レーザー 　・ゴルフ刀 ・図6　患部組織の凝固，止血に用いるもの 　・クライオ（本体） 　・ジアテルミー（本体）

バックリング手術が強く推奨される．このような症例では硝子体の液化が少なく，硝子体牽引も弱いためバックルによる網膜復位は得られやすい一方で，硝子体手術を行った場合には術中に後部硝子体剥離を十分に起こすことが難しい場合があり，医原性裂孔を生じたり，硝子体切除が不十分になり増殖硝子体症を合併したりしてしまうリスクがある．また，若年者でなくとも2乳頭以下の格子状変性のない単独弁状裂孔や遊離網膜蓋を伴う裂孔についてもバックリング手術の適応となり得る．バックリング手術では，硝子体手術のような長期滞留ガスによるタンポナーデや術後の体位制限が必要でない場合が多く，早期の社会復帰が可能であるという利点がある．患者の社会的背景も考慮したうえで術式を選択する．一方で，白内障や硝子体混濁により眼底診察が難しい症例，巨大裂孔や深部裂孔を伴う症例，増殖硝子体網膜症が進行した

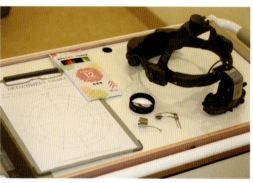

図1　術前診察に必要な器具

症例ではバックリング手術は困難であり，硝子体手術を選択するべきである．

必要な手術機器・器具

手術に必要な器具の一例として，当院で使用している器具を**表2**，**図1～6**に列挙する．

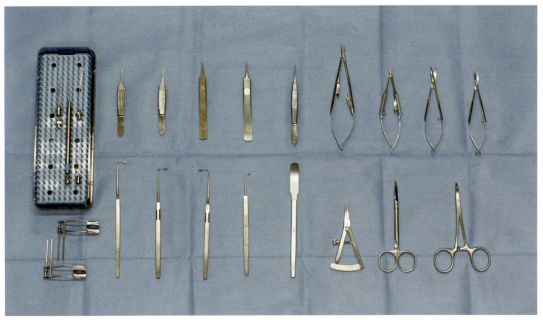

図2 鋼製小物

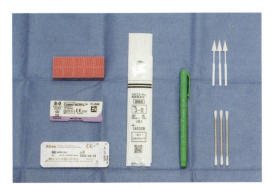

図3 ディスポーザブル器具

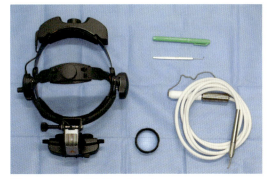

図4 マーキングに用いるもの

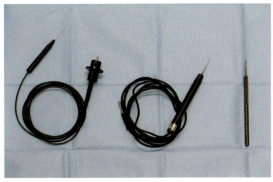

図5 網膜下液排液に用いるもの

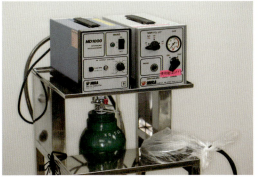

図6 患部組織の凝固，止血に用いるもの

実際の手術の流れ

1) 術前診察

　強膜バックリングの手術ではすべての裂孔の閉鎖を得ることが必須であるため，術前に眼底の状態を把握し，すべての裂孔を検出することが重要である．双眼倒像鏡やコンタクトレンズを用いて後極から毛様体まで観察し，剥離チャートを詳細に記載する．剥離の範囲，すべての裂孔の位置を観察し，裂孔の位置と剥離の範囲に矛盾がないかを確認する．術中に裂孔を見失わないようにするため，裂孔と網膜血管の位置関係を記録しておく．また，格子状変性の有無や渦静脈の位置も確認する．

　これらの情報を基に術前に手術計画を立てる．結膜切開の範囲やバックルの設置位置，網膜下液排液の必要性やその場合の排液位置を検討する．また，非剥離範囲に格子状変性がある場合，術中にすべてを冷凍凝固すると結膜切開範囲が拡大したり術後炎症が強くなったりしてしまうため，手術前日までに網膜光凝固を施行しておくことが望ましい．

　強膜バックリング手術の実際の手技には多くのバリエーションが存在するが，以下に筆者の場合の具体的な手術の流れを記載する．

2) 麻酔・疼痛管理

　強膜バックリング手術は直筋への負荷が避け難く，どうしても硝子体手術と比較して術中の疼痛が強くなりやすい．そのため筆者は，局所麻酔として2％キシロカイン®による球後麻酔を行っている．経皮的な球後麻酔による疼痛はその後の痛みの閾値を下げてしまう場合もあり，経テノン嚢による球後麻酔を積極的に使用している．十分な局所麻酔は術野の展開を容易にす

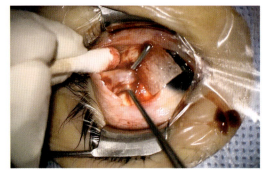

図7　テノン嚢の剥離

るためにも有用である．また，術中の追加的な鎮痛薬を使用する目的で静脈ルートも確保するようにしている．

3) 結膜・テノン嚢切開

　部分的バックリングでは，術前に計画したバックル設置位置に余裕をもたせた範囲，輪状締結の場合には全周の結膜を切開する．子午線方向にも十分な長さの切開を2カ所作製し，術野の展開を容易にするとともに，術中操作により結膜に亀裂が入ることを予防する．直筋付着部の位置を意識しながら，結膜とともにテノン嚢も剥離する．この際に直筋や筋膜を損傷しないように注意する．テノン嚢を鑷子で持ち上げてテンションがかかった状態にして，スプリングハンドル剪刀で切開し，強膜をしっかり露出させる．さらに深部のテノン嚢も剥離するため，反鈍剪刀を閉じた状態で直筋間に差し込み，先端を開いて鈍的に剥離し，強膜を露出させる．

　斜視鈎を直筋下に通し，直筋を弱く引っ張りながら乾いた綿棒で直筋の両脇のテノン嚢を擦り剥離する（**図7**）と同時に，直筋の全幅をすくえていることを確認する．この際に直筋の直上を擦ることは筋膜を傷つけ出血を生じたり，術後に癒着の原因になったりするため避ける．

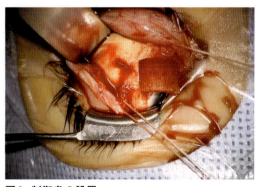

図8 制御糸の設置

4）制御糸設置

　直筋を露出させたら，デシャン鈎の穴に3-0絹糸を通して制御糸をかける．デシャン鈎は斜視鈎のやや奥側で強膜に押し当てながら直筋下を通し，直筋を取り残さないように注意する．特にバックルが跨ぐ直筋を取り残すと，術後に眼球運動障害の原因となるので注意する．制御糸を設置できたら，制御糸の牽引および術野展開用の鈎により術野を十分に展開できることを確認する（図8）．

5）冷凍凝固

　冷凍凝固装置が問題なく動作することを術前に確認しておく．実際にフットスイッチを踏み，冷却・解凍ができることを確認する．うまく動作しない場合にはガスボンベの圧力やプローブがしっかり接続できているかチェックする．

　網膜裂孔周囲・格子状変性に対して冷凍凝固を行う．プローブの先端を双眼倒像鏡で確認しながら位置を合わせる．プローブを強膜に強く押し当てるのではなく，先端を強膜に対してしっかりと立てることを意識する．プローブが寝ていると，プローブのシャフトによる隆起をプローブ先端の隆起と勘違いし，後極側を凝固してしまうリスクがあり，これは絶対に避けなければならない．プローブの位置が決まったらプローブの先端位置をしっかり目視しつつ凝固する．脈絡膜が橙色に変化し，その後網膜に中心部から白色の凝固斑が広がる．凝固斑が広がりきる直前にフットスイッチをオフし，過凝固を避ける．凝固が終わったら隣の凝固へ移るが，この際助手にかけ水をかけてもらうなどして，しっかり解凍されてからプローブをずらす．解凍が不十分なうちにプローブを動かすと，強膜を損傷してしまうことがある．

　裂孔が小さい場合には裂孔ごと1回の凝固で問題はないが，裂孔が大きい場合には裂孔内の凝固は避け，裂孔の周囲を凝固する．裂孔内の凝固を行うと網膜色素上皮細胞が硝子体腔に散布され，黄斑パッカーのリスクが高くなってしまう．格子状変性も取り囲むように凝固を行うが，両端に硝子体牽引が強くかかっているため，特に確実に凝固を行う．

　冷凍凝固斑が出にくい場合にはプローブの先端がずれていないか，強膜とプローブの間に周囲組織がはさまっていないか確認する．網膜剥離の丈が高い，または網膜下液の粘性が高いために凝固斑が出にくい場合には，プローブ先端を押し付けてしばらく静止していると網膜下液が移動し，網膜凝固が可能となる場合がある．また，前房水を少量抜いて眼圧を少し下げることでプローブが届く場合もある．それでも凝固が難しい場合には冷凍凝固の前に網膜下液の排液を行うこともあるが，低眼圧による駆出性出血のリスクがあり，注意を要する．術中の冷凍凝固が難しい場合には無理をせず，術後にガス注入や網膜光凝固を追加することも考慮する．

6）マーキング

　マイヤー・シュビッケラートロカリゼーターで裂孔部位の強膜をマークする．小さい裂孔の場合には裂孔の後極端を，大きな裂孔の場合に

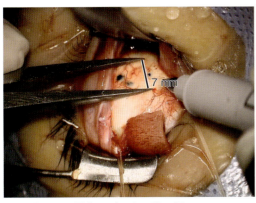

図9 ＃506の場合のバックル材の幅

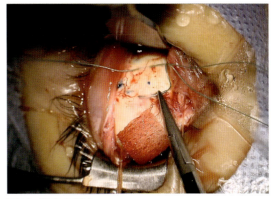

図10 通糸の深さ

は裂孔の両極端もマークする．格子状変性を伴う場合には，変性の両端もマークする．マーキングの位置がずれるとバックルの置き直しが必要になってしまうため，丁寧に正確な位置をマーキングする．網膜剝離の丈が高い場合には，復位すると網膜が後極側にずれることがあるため注意する．

7) マットレス縫合

裂孔やバックル隆起上に乗せる必要のある変性の大きさによってバックル材を選択する．当院では＃506を基本とし，より幅の広い＃511や輪状締結時には＃287を＃240・＃270と組み合わせて使用している．マットレス縫合の幅はバックルの隆起を作るため，バックル材の幅＋2 mm（＃506の場合は「5 mm＋2 mm」の7 mm，**図9**）とし，縫合糸として5-0ダクロンを使用している．

裂孔の中心がバックル隆起の頂点からやや前方に来るようにマットレス縫合を設置する．弁状裂孔の場合には裂孔の付け根に最も硝子体牽引がかかっていることを意識し，裂孔の全体が確実にバックル上に乗るように注意する．裂孔の直上の通糸が済んだら，十分な幅をもたせて隆起を作製するために円周方向に少し離れた部位にも通糸する．格子状変性が併存する場合にはその全幅が隆起上に来るようにバックルを設置する．バックル端が直筋と干渉してしまうと術後の斜視の原因となり得るため，直筋を超えて延長することが望ましい．

通糸部の近傍に渦静脈が存在する場合には通糸部位を少しずらすことを検討する．また，通糸の際には針が強膜を穿孔しないように細心の注意が必要である．直筋付着部は強膜が薄いため慎重に通糸する．通糸の深さは強膜を通して針が透けて見えるぐらいの深さが適切である（**図10**）．通糸時には持針器と反対の手に鑷子などを持ち，眼球をしっかり固定する．眼圧が低すぎると強膜穿孔のリスクが高くなるため，必要に応じて，眼球を圧迫しながら通糸を行う．万が一，強膜穿孔をしてしまった場合には眼底を確認し，眼底出血や網膜穿孔を生じていないか確かめ，必要に応じて，冷凍凝固の追加やバックルの延長・位置調整を行う必要がある．

8) バックルの仮設置・眼底診察

通糸が完了したら実際にバックル材を通し仮縫着する．まずは原因裂孔直上の縫着を行い，その後は裂孔に近い部位から順に縫着をしていく．バックルが長い場合には高眼圧となってしまうため，適宜前房水を抜いて眼圧を調整する．バックルの仮縫合が完了したら双眼倒像鏡で眼

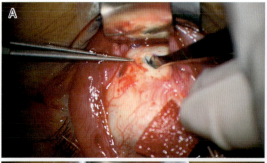
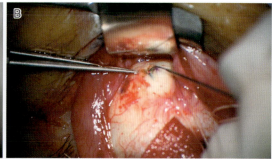
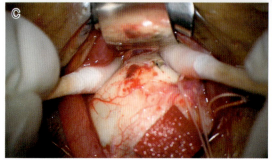

図11 網膜下液排液の進め方
A：強膜の切開
B：レーザーによる穿刺
C：綿棒による圧迫排液

底観察を行い，バックルの位置・高さに問題がないことを確認する．

9）網膜下液排液

網膜下液の排液はバックル手術中で最も合併症が生じやすい手順であり，必要がなければ避けることが無難であるが，以下のような場合には確実な網膜復位のため排液を検討する．
・裂孔部の剝離の丈が高い．
・硝子体牽引が強い．
・陳旧性の剝離で網膜下液が粘稠である．
・下方の網膜裂孔．

穿刺部位は，①丈の高い剝離部位，②裂孔から遠い，③水平直筋の上下部位から行い，渦静脈膨大部・長後毛様体動脈の位置を避ける．穿刺時には網膜嵌頓のリスクがあるので，可能であればバックルと同じ高さで行うことが望ましい．穿刺部位を決定したらゴルフ刀で子午線方向に3 mm程度の長さで強膜を少しずつ切開していく（**図11A**）．脈絡膜が透けて見えるくらいまで切開が進んだら，ジアテルミーで強膜凝固を行い，創を広げる．この際，脈絡膜を過度に凝固しないように注意する．脈絡膜にまだ強膜が被っているようであれば，完全に脈絡膜が露出するまで切開を進める．脈絡膜が完全に露出したら27 G針，もしくはレーザーで脈絡膜を穿刺する．筆者は穿刺による出血リスク低減のためレーザーで穿刺を行うことが多い（0.2秒，100 mW，**図11B**）．レーザーを2〜3回照射しても下液が出てこない場合には大きな脈絡膜血管に当たっている可能性があるため，穿刺部位を変更する．

下液の流出が始まったら，綿棒などで眼球を圧迫して排液を促す（**図11C**）．穿刺部位から遠い箇所より圧迫を開始し，網膜下液を穿刺部に集めるイメージを持って圧迫部位を移動させていく．この際，強く圧迫しすぎると脈絡膜嵌頓や駆出性出血のリスクとなるため，急がずゆ

っくり行うことを心がけ，排液に色素が混じるようになるのを目安に排液を終了する．裂孔部の下液が排液されていれば十分であり，すべての下液を排液する必要はない．排液終了時に急に圧迫を解除すると急激な低眼圧となってしまうため，圧迫解除はゆっくり行う．排液により眼圧が下がりすぎた場合には適宜，眼灌流液を硝子体腔に注射する．

10）バックルの設置・トリミング

　眼底を観察しバックルの位置・高さに問題がなく，排液が十分に行えていることが確認できたら本結紮を行う．縫合が緩むことがないように助手に縫合部を把持してもらうとやりやすい．

縫合糸に軟部組織が絡むと術後に結紮が緩んでしまうため避ける．最後にバックルの両端が結膜側に突出しないようにトリミングを行う．

11）手術の終了

　バックルの設置が終了したら，結膜瘢痕予防のため結紮部位をバックルの後方になるようにずらす．M.Q.A.スポンジのなどの異物残留がないことを確認したら，術野をPAヨードやトブラシン®で十分に洗浄してから丁寧にテノン囊・結膜を復位，縫合し，手術を終了する．術後のバックル露出を予防するため結膜はしっかりと縫合する．

文献

1) Lincoff, HA. et al. Cryosurgical treatment of retinal detachment. II. Trans Am Acad Ophthalmol Otolaryngol. 70 (2), 1966, 202-11.
2) Reeves, MG. et al. Choice of Primary Rhegmatogenous Retinal Detachment Repair Method in US Commercially Insured and Medicare Advantage Patients, 2003-2016.

Am J Ophthalmol. 196, 2018, 82-90.
3) Nishitsuka, K. et al. Preoperative factors to select vitrectomy or scleral buckling for retinal detachment in microincision vitrectomy era. Graefes Arch Clin Exp Ophthalmol. 258 (9), 2020, 1871-80.

02

大原裕美 Hiromi Ohara
杏林アイセンター 助教

網膜硝子体手術の基本手技
C 25G・27G硝子体手術

はじめに

1971年にDr. Machemer[1]によりpars plana vitrectomyの概念が発表され，長らく20G（ゲージ）（0.9 mm）硝子体手術が行われていた．2000年に，De Juan[2]らによって25G経結膜的無縫合硝子体手術が考案され，現在の小切開硝子体手術（micro-incision vitrectomy surgery：MIVS）につながっている．しかし，当初の手術機器（硝子体切除効率や器具の剛性），光源装置，広角観察システムには多くの問題点があった．それらを解決するため，Eckardt[3]が2005年に23G（0.75 mm）硝子体手術を報告し，23G硝子体手術が一時的に普及した．その後，切除効率の良い硝子体カッターの進歩や剛性の高い手術器具，明るく耐久性のある眼内照明，新しい硝子体手術装置，広角観察システムなどの開発が進み，より安全で確実な創口の自己閉鎖が得られやすい25G（0.5 mm）手術システムに移行してきた．27G（0.4 mm）硝子体システムは，大島ら[4]によって2010年に報告された（**図1**）．器具の細密化による脆弱性と硝子体切除効率低下のため，当初は黄斑疾患に適応が限定されていた．その後硝子体カッターや手術器具の改良，眼内照明や広角観察システムの進歩により手術適応は拡大し，より複雑な症例も含まれるようになったことからその使用割合が上昇してきている．

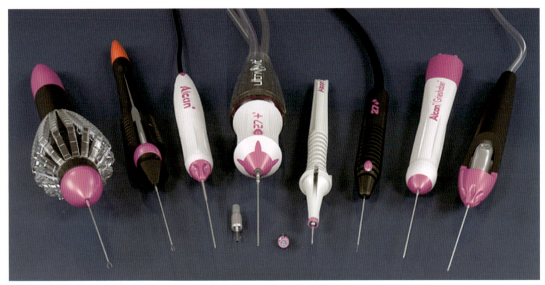

図1 ALCON®27＋®Portfolio（日本アルコン株式会社）

25 G・27 G硝子体システム

1）硝子体カッター

　25 G・27 G硝子体システムの大きな違いは，25 G（0.5 mm）と27 G（0.4 mm）という硝子体器具の大きさである．

　最も異なる点として，硝子体カッターが挙げられる．開発当初の27 G硝子体カッターは，流量抵抗を減らすためシャフトは短かったが，当時の25 G硝子体カッターと比較して約60％の切除効率であり，低かった．その後改良が重ねられ，シャフトを一般的な32 mmにしても剛性が維持され，流量効率も初期の約2倍となり実用的となっている．しかし，27 G硝子体カッターは23 Gや25 G硝子体カッターと比較すると有意に剛性が低いこと[5]は念頭に置いて手術を行う必要がある．最も懸念されるのは，術中に硝子体手術器具の先端が曲がったり折れたりすることである．曲がった器具は水晶体との思わぬ接触につながり，白内障の発症や進行につながる可能性があるため，十分に注意して手術を行う必要がある．

　また，硝子体カットレート・硝子体切除効率にも違いがある．一般により繊細な硝子体郭清を行うには，より小さなゲージのシステムが好まれ，より大きなゲージはより効率的で迅速な郭清を行うことができる．硝子体手術のゲージサイズによる違いは，その流速や効率，器具の安定性，あるいは知覚される硝子体カッターの振動に影響する可能性がある[6]．

　各社から新しい硝子体手術機器が発売され，27 Gシステムが標準装備されている．これによりデューティサイクル（カッターのポート開放時間割合）をコントロールしながら硝子体切除を効率的に行えるようになっている．さらに，20,000 cuts per minute（cpm）までの高回転化やtwin duty cycle cutter（TDC）により硝子体切除効率が上昇している．このため手術時間も短縮され[7]，27 G硝子体手術は従来の25 Gや23 G硝子体手術と遜色ないものとなってきている．TDCは，カッターの内筒に2つの開口部を設けることで，内筒先端の刃の両サイドで硝子体を切除できるうえ，開口時間が長く，duty cycleという表現では約92％という高値を実現している．このため，従来のプローブと比較してより速い硝子体切除が可能となっている．

　25 Gと27 GのTDCによる灌流液と硝子体の吸引速度は，最大切断速度においていずれのゲージのシングルブレードカッターよりも有意に高く，灌流液の平均吸引流速は，TDCのほうがシングルブレードカッターよりも有意に速かったと報告されている[8]．そのため，TDCではさらにピークトラクションが軽減し，拍動性網膜牽引や乱流が抑えられ，安定した硝子体切除が可能となっている（**図2**）．

　さらに，27 G硝子体カッターは25 G硝子体カッターよりポート面積が小さく，ポートがより先端に開口しているため，組織面により近づくことが可能となっている．加えて，ベベルチップはスタンダードのプローブと比較すると，40％以上網膜面に近づくことができる（**図3**）．これにより，周辺の硝子体切除，特に裂孔縁の硝子体牽引解除が十分に行えるようになっている．

　増殖糖尿病網膜症などの増殖膜処理の際にも，増殖膜と網膜の間隙にカッターが入りやすく有用である．さらに低吸引・低回転のモードでは垂直剪刀のように使用し，増殖膜のセグメンテーションを行うことも可能となる．癒着の鈍的剥離にも使用でき，組織を持ち上げるため

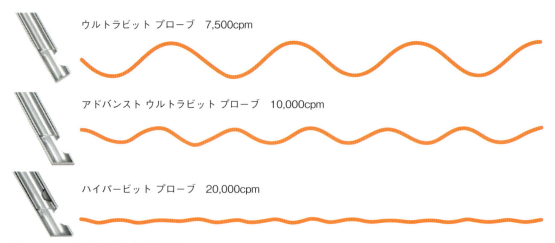

図2 TDCにおけるピークトラクション

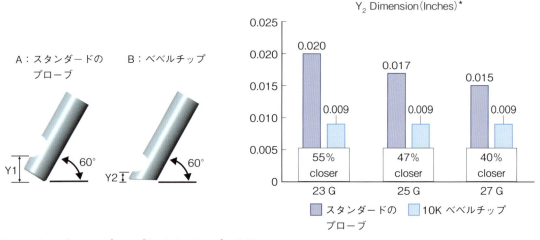

図3 スタンダードのプローブとベベルチップの比較

のピックのようにも，バックフラッシュニードルのように使用することも可能である．このようにさまざまな器具のように使用できることで，カッターからほかの器具に持ち替える頻度が減少し，手術時間短縮のみならず，強膜創への傷害が減り，術終了時の創部縫合や術後炎症，角膜乱視の軽減につながる可能性がある．

従来の硝子体カッターなどの器具やカニューラの抜去時に見られた硝子体嵌頓のリスクが25Gや27Gシステムでも懸念されるが，内径がより小さいため合併症を生じる可能性は低いことが期待される．

2）硝子体手術の器具

非常に難易度の高い増殖性疾患を取り扱う際に，網膜と増殖膜の癒着が極めて強い症例で27G鑷子では膜処理に難渋する場合がある．最近の剛性と把持力が改良された鑷子ではその難点も克服されてきている．また，bimanualなどの増殖膜処理を行う場合には，フットスイッチにより鑷子の把持や剪刀での剪断を行うpneumatic controlという機能が有用である．

3）前眼部への侵襲抑制

27Gシステムでは，術中の眼圧の過剰な上昇や低下の頻度が少なく，術中の眼内圧が安定する傾向にあった[9]．また，最近の硝子体手術機器のなかには吸引流量を制御する機能を備えたものもあり，硝子体や灌流液，ガスなど吸引対象が刻々と変化する手術でも安定した吸引を行い，眼内圧の変動を最小限に抑えることができる．また，スモールゲージでの硝子体手術は角膜乱視の惹起の低減，組織損傷や結膜瘢痕の軽減，術後炎症の減少，術後低眼圧や眼内炎の減少の利点を有している[10～12]．これらは，術中の合併症の軽減だけではなく，術後早期の視機能改善につながる可能性も示唆される．27G硝子体術後の報告では，角膜トポグラフィーや乱視の変化は軽微で，術後の迅速な視覚リハビリテーションをもたらす可能性があるとされている[10]．

術後創口閉鎖についても多くの報告がされている．スモールゲージの25Gシステムでも，創口の自己閉鎖を得るためにはカニューラの設置の創口作製の手技が重要であり，周辺部の硝子体郭清を十分に行った例や若年例などでは自己閉鎖が得られにくく，縫合を要する症例も少なくない．一方，27Gシステムでは斜めに刺入するような特殊な創口作製を行わなくとも自己閉鎖が得られやすい．術翌日の低眼圧は0～9.2％で見られたが[4, 13]，再縫合を要する症例はなく，1週間以内に自然軽快したと報告されている．また，25Gと比較して縫合を要する症例は有意に少なかった[14～16]という報告もある．しかし，27G硝子体切除術における斜め切開による強膜切開を作製すると，27G硝子体切除術における直線切開または25G硝子体切除術における斜め切開と比較して，術後の低眼圧の発生率が低かったと報告されている[17]．

4）眼内照明

現在のMIVSの普及には，キセノンや水銀蒸気灯などの明るい光源装置の出現が欠かせない．これらによって照明ファイバーの照射角度を広げても，術中の眼底観察に必要十分な照度が得られるようになり，シャンデリア照明下での硝子体手術が普及するようになった．近年では，27G以下の照明ファイバーでも眼底観察を十分に行えるようになっている．

また，光源装置に関してもLED（light-emitting diode）ライトを使用した耐久性が長く，出力の大きい光源装置が市販されるようになっている．さらに，ライトガイド先端の形状も改善され，従来のスポット状の照明に比較してより広角に明るい眼内照明を使用することができるようになっている．今後27G以下の照明ファイバーが普及することが十分に期待される．

5）広角観察システム

広角観察システムには非接触型と接触型があり，いずれも従来のプリズムレンズによる観察方法より格段に広範囲な眼底観察を行いながら手術を行うことが可能となっている．角膜近くのフロントレンズと顕微鏡の対物レンズ近くのリダクションレンズ，倒像検眼鏡で得られた眼底像を直像に変換する顕微鏡のインバーターから構成される．

非接触型広角観察システムには，BIOM®（アールイーメディカル株式会社），Resight®（カールツァイスメディテック株式会社），OFFISS®（株式会社トプコン）などがある．眼球とレンズとの位置を最適化して使用することが重要であり，フロントレンズを水平に保持

する必要がなく，ある程度眼球を傾けての操作が可能である．初心者でも使いこなしやすいものの，高価で角膜の乾燥などによっては解像度の低下やゆがみが生じる．

接触型広角観察システムは，非接触型と比較すると安価で解像度が高く，より広角に観察しながら手術を行える．しかし，フロントレンズを角膜に乗せるため位置ずれを生じないように水平に保つ必要がある．そのため操作が難しく手技を習得するにはある程度の時間が必要となる．

広角観察システムを最大限に活用するために，シャンデリア照明などの広角照明を併用することが有用である．特に27Gシステムでは器具の剛性が低く，眼球を過度に動かさずに周辺部まで観察が可能であり，軽度の強膜圧迫で毛様体扁平部まで硝子体切除が十分に行える．

手術の適応

現在の27G硝子体システムの適応は，25G硝子体システムとほぼ同様となってきている．

- ・黄斑疾患（黄斑前膜，黄斑円孔，黄斑浮腫，黄斑牽引症候群，網膜下出血など）
- ・硝子体出血，硝子体生検
- ・裂孔原性網膜剝離（多発裂孔例，巨大裂孔例などは慎重に判断する）
- ・増殖糖尿病網膜症（広範な牽引性網膜剝離例，陳旧例，裂孔併発例などは慎重に判断する）
- ・水晶体核落下（核硬度の高いものは慎重に判断する）

上記のような疾患が適応となるが，手術適応は術者の環境，経験，技量から慎重に判断する必要がある．

27Gシステムが適さないのは，シリコーンオイル抜去である．25G Viscous Fluid Control（VFC）カニューラを使用する場合，眼球虚脱，隅角からの出血などが起こる可能性があり，シリコーンオイル注入に使用する場合よりも27Gカニューラにしっかりと固定する必要がある[18]．また，直径の小さい27G Viscous Fluid Injector（VFI）カニューラを別途購入して使用する方法もあるが，シリコーンオイル除去に要する時間は理論上長くなる．シリコーンオイルの量が少なくなってきた際には，眼圧の急激な低下を防ぐために吸引圧を低くする必要もある．

手術成績，手術時間

1）黄斑前膜や黄斑円孔，網膜剝離

25Gと27G硝子体システムを比較した大規模ランダム化前向き研究やメタアナリシスでは，視力や中心網膜厚の変化は同等あるいは27Gシステムのほうが良好で，合併症については同等あるいは27Gシステムのほうが少なかったと報告されている[14, 15, 19]．

また，創部の縫合は27Gシステムのほうが有意に少なく，手術時間は同等あるいは長かったという報告もあるが[14, 15, 19]，有意差のあった手術時間は黄斑前膜手術で3分程度の差で[20]，27G TDCに関しては25Gシングルカット硝子体カッターと同等の手術時間だったと報告されている[14]．また，裂孔原性網膜剝離については手術時間や術後視力，眼圧，初回復位率に有意差なかったと報告されている[19]．

2）増殖糖尿病網膜症

25Gと27G硝子体システムで平均手術時間や硝子体剪刀・シャンデリア照明の使用に有意差はなかったが，硝子体鑷子の使用や創部縫合

は27Gシステムのほうが有意に少なかったと報告されている[16, 20]．また，27Gは増殖膜処理がより効率的に行われ，器具を持ち替える回数や術中出血，ジアテルミー凝固も有意に少なかったと報告されている[16]．

術後成績では，眼圧や視力改善，硝子体出血の再発，再手術率に有意差は認められなかったと報告されている[20]．

増殖糖尿病網膜症眼は術中あるいは術後に角膜上皮障害を起こしやすいため，強膜創への負担が軽減し創部縫合が少ないことは，縫合糸による刺激がなく眼表面の回復を早めるのに役立つと考えられる．

必要な手術機器・器具

25G，27Gシステムに応じた手術器具を使用する必要がある．
- 硝子体手術装置：Constellation®（日本アルコン株式会社），EVA（アールイーメディカル株式会社），Fortas®（株式会社ニデック），Stellaris Elite™（ボシュロム・ジャパン株式会社）
- 広角観察システム：BIOM®（アールイーメディカル株式会社），Resight®（カールツァイスメディテック株式会社），OFFISS®（トプコン株式会社）
- シャンデリア照明
- 硝子体手術用レンズ
- 硝子体鑷子・剪刀
- レーザー
- 冷凍凝固
- 眼内ジアテルミー
- バックフラッシュニードル
- メンブレンピック
- フレックスループ
- 網膜下注入針
- 硝子体手術用レンズ
- シリコーンオイルVFCカニューラ

実際の手術の流れ

1）術前の準備

問診や診察，眼科検査，全身検査などを行う．まず，問診を詳細に行うことは硝子体手術に限らず重要である．自覚症状の経過やそれ以前の視力は手術適応の決定と視力予後を予想することにつながる．すでに手術を受けている症例では手術の内容や術後経過についても問診を行う．十分な情報が得られない場合は前医へ問い合わせ，できるだけ具体的な治療経過を知る必要がある．

続いて必要な眼科診察・検査を行い，治療に必要あるいは手術に際し必要な全身検査を行っておく．これらを基にインフォームドコンセントを行い，必要な機器・器具などを準備しておく．

2）手術当日の流れ

ほかの手術と同様に，散瞳薬などの前投薬を行い，左右の確認，消毒，ドレーピング，麻酔を行う．まずは強膜創の作製を行う．下耳側に灌流用カニューラのための強膜創を作る．外直筋の少し下方に有水晶体眼では角膜輪部から4.0 mm，無水晶体眼，または偽水晶体眼では3.5 mmの強膜にマークをつけ，トロカールカニューラを刺入する．灌流を開始する前にカニューラの先端が硝子体腔に入っていることを必ず確認する．ほかのトロカールカニューラも刺入し広角観察システムをセッティングしたらcore vitrectomyを行う．硝子体出血や混濁が

ある場合はそれらも除去する．続いて疾患に応じて膜処理や周辺の硝子体切除，レーザー照射，液空気置換，ガス・シリコーンオイル注入を行う．トロカールカニューラを抜去し，創部閉鎖を確認し手術を終了する．

文献

1) Machemer, R. et al. Vitrectomy: a pars plana approach. Trans Am Acad Ophthalmol Otolaryngol. 75 (4), 1971, 813-20.
2) Fujii, GY. et al. A new 25-gauge instrument system for transconjunctival sutureless vitrectomy surgery. Ophthalmology. 109 (10), 2002, 1807-12.
3) Eckardt, C. Transconjunctival sutureless 23-gauge vitrectomy. Retina. 25 (2), 2005, 208-11.
4) Oshima, Y. et al. A 27-gauge instrument system for transconjunctival sutureless microincision vitrectomy surgery. Ophthalmology. 117 (1), 2010, 93-102.e2
5) Lai, JM. et al. Mechanical Property Comparison of 23-, 25-, and 27-Gauge Vitrectors across Vitrectomy Systems. Ophthalmol Retina. 6 (11), 2022, 1001-8.
6) Rizzo, S. et al. Twenty-seven-gauge vitrectomy for various vitreoretinal diseases. Retina. 35 (6), 2015, 1273-8.
7) Pavlidis, M. Two-Dimensional Cutting (TDC) Vitrectome: In Vitro Flow Assessment and Prospective Clinical Study Evaluating Core Vitrectomy Efficiency versus Standard Vitrectome. J Ophthalmol. 2016, 2016, 3849316.
8) Inoue, M. et al. Comparisons of Flow Dynamics of Dual-Blade to Single-Blade Beveled-Tip Vitreous Cutters. Ophthalmic Res. 65 (2), 2022, 216-28.
9) Shinkai, Y. et al. Ex vivo Comparison of Intraocular Pressure Fluctuation during Pars Plana Vitrectomy Performed Using 25- and 27-Gauge Systems. Ophthalmic Res. 65 (2), 2022, 210-5.
10) Tekin, K. et al. Evaluation of corneal topographic changes and surgically induced astigmatism after transconjunctival 27-gauge microincision vitrectomy surgery. Int Ophthalmol. 38 (2), 2018, 635-43.
11) Inoue, Y. et al. Surgically-induced inflammation with 20-, 23-, and 25-gauge vitrectomy systems: an experimental study. Retina. 29 (4), 2009, 477-80.
12) Gozawa, M. et al. Comparison of subconjunctival scarring after microincision vitrectomy surgery using 20-, 23-, 25- and 27-gauge systems in rabbits. Acta Ophthalmol. 95 (7), 2017, e602-9.
13) Yoneda, K. et al. SURGICAL OUTCOMES OF 27-GAUGE VITRECTOMY FOR A CONSECUTIVE SERIES OF 163 EYES WITH VARIOUS VITREOUS DISEASES. Retina. 2017, 37 (11), 2130-7.
14) Benzerroug, M. et al. 25-gauge versus 27-gauge Vitrectomy for Management of Vitreoretinal Diseases: A Large Prospective Randomized Trial. Retina. 44 (6), 2024, 991-6.
15) Li, S. et al. 27-gauge microincision vitrectomy surgery compared with 25-gauge microincision vitrectomy surgery on wound closure and need for wound suture and other postoperative parameters in the treatment of vitreoretinal disease: A meta-analysis. Int Wound J. 20 (3), 2023, 740-50.
16) Liu, J. et al. Comparison of 27-gauge beveled-tip and 25-gauge flat-tip microincision vitrectomy surgery in the treatment of proliferative diabetic retinopathy: a randomized controlled trial. BMC Ophthalmol. 23 (1), 2023, 504.
17) Takashina, H. et al. Perioperative changes of the intraocular pressure during the treatment of epiretinal membrane by using 25- or 27-gauge sutureless vitrectomy without gas tamponade. Clin Ophthalmol. 11, 2017, 739-43.
18) Kitagawa, Y. et al. Slicone oil injection and removal in 27-gauge vitreous surgery. Int J Ophthalmol. 16 (1), 2023, 139-42.
19) Ma, J. et al. Comparison of 27-Gauge and 25-Gauge Microincision Vitrectomy Surgery for the Treatment of Vitreoretinal Disease: A Systematic Review and Meta-Analysis. J Ophthalmol. 2020, 2020, 6149692.
20) Chen, PL. et al. Comparison of 27-gauge and 25-gauge vitrectomy in the management of tractional retinal detachment secondary to proliferative diabetic retinopathy. PLoS One. 16 (3), 2021, e0249139.

02

山本亜希子 Akiko Yamamoto
杏林アイセンター／武蔵野眼科

網膜硝子体手術の基本手技
D 光線力学療法（PDT）

はじめに

滲出型加齢黄斑変性（age-related macular degeneration；AMD）の治療法として2004年に光線力学療法（photodynamic therapy；PDT）がAMDに対する治療として承認される前には視力を維持することができる治療法はなかった．それまでは光凝固術により新生血管を直接凝固するか，外科的に脈絡膜新生血管（choroidal neovascularization；CNV）を抜去する，もしくは網膜を回転させて病的な脈絡膜新生血管の上にある中心窩を比較的健常な網膜色素上皮の上へと移動させる術式や，網膜を剝離させ，網膜の一部分または最周辺部網膜を鋸状縁で全周切開して黄斑部網膜を別の部位，網膜色素上皮上に移動して復位させる術式があった．しかし，いずれも重篤な合併症の危険が伴い，視力改善は望めないことが多かったことにより広く行われることはなかった．

そのため，PDTによって治療できるようになり，一部のAMD患者が視力を維持することが可能となったことは大きな前進といえた．しかし，矯正視力0.6以上の施行前の視力が比較的良好な例では約35％で視力低下を来したという報告もあり[1]，視力が高い段階で治療に踏み切ることが難しく，結果として治療の選択肢がPDTのみであった時代にはAMDの視力予後はよいとはいえなかった．

現在，AMDに対する抗VEGF（vascular endothelial growth factor）療法が主流となっているが[2]，本邦を含むアジア圏では脈絡膜が比較的厚い病態，いわゆるpachychoroid spectrum diseaseのようなサブタイプでは「PDT＋抗VEGF療法」の併用療法が有効であるという報告があり[3]，再び見直されている．

ここではPDTの基本的手技について解説していきたい．

PDTの原理 （図1）[4]

PDTは，新生血管や腫瘍組織に取り込まれた光感受性物質を効率的に励起できる特定のレーザー光を照射して光化学反応を起こし，生じた毒性の高い一重項酸素が血管内皮細胞を傷害することを応用したものである．光感受性物質としてベルテポルフィン（ビスダイン®静注用15 mg，以下，ビスダイン®）を用いている．光感受性物質は人体には毒性がなく，目的とする組織に選択的に集積する物質であり，本邦では食道がん，胃がん，子宮頸部がんに対して保険診療が認められている．

ベルテポルフィンは第二世代の光感受性物質であるベンゾポルフィリン誘導体であり，光毒性が少なく光感受性に優れている．2種の位置異性体からなり，吸収スペクトラムは690 nm付近にある．

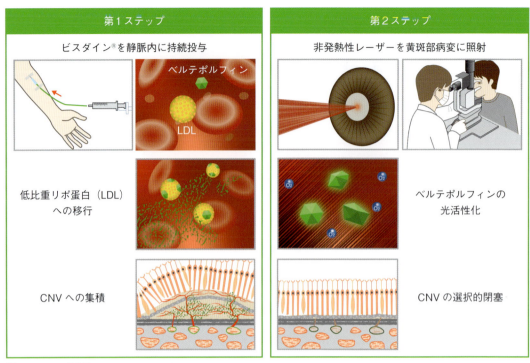

図1 PDTの原理（文献4を参考に作成）

　ベルテポルフィンは血漿中では主に低密度リポ蛋白（low-density lipoprotein；LDL）によって輸送され，血管内皮細胞のLDL受容体と結合する．新生血管の内皮細胞にはLDL受容体が豊富に存在するとされており，ベルテポルフィンは新生血管に選択的に集積する．集積したベルテポルフィンが酸素存在下でレーザー光によって活性化されると，一重項酸素と活性酸素が発生し，これにより内皮細胞が損傷を受ける．光照射には非発熱レーザーを用いる．光照射によって光感受性物質が活性化され，細胞毒性の強い三重項酸素からさらに高活性の一重項酸素へ変換される．それにより血管内皮細胞は直接傷害される[5,6]．傷害された血管内皮細胞からは凝固促進因子が生成または放出され，血管活性因子を遊離して，血小板凝集・血栓が形成され，血管が閉塞する．そのため血管閉塞を生じて黄斑部新生血管（macular neovascularization；MNV）が退縮すると考えられている[7]．

PDTの基本手技

1）術者

　AMDに対するPDTは，日本眼科学会認定の眼科専門医であり，黄斑疾患を専門とする医師が担当する．さらにPDTを施行するにあたり，日本網膜硝子体学会および眼科PDT研究会主催の，日本眼科学会により認定された講習会を受講し，認定書が発行されていることが条件である．

2）適応患者と照射範囲

　適応患者は，基本的には中心窩下脈絡膜新生血管を伴う加齢黄斑変性患者である．
　病変サイズの測定については，フルオレセイン蛍光眼底造影（fluorescein angiography；

FA）によって病変の最大直径（greatest linear dimension；GLD）を測定する．GLDの測定にはすべてのMNVおよび出血部位，または蛍光ブロックおよび網膜色素上皮の漿液性剥離を含める．また，眼底カメラは倍率2.4〜2.6の範囲のものが望ましい．FAでは網膜色素上皮下のMNVを特定しにくい場合や，後期にかけての蛍光漏出によって照射範囲が広く測定されてしまう場合があり，インドシアニングリーン蛍光眼底造影（indocyanine green angiography；IA）を用いて照射範囲を決定することを検討された時期もあったが，常に推奨されるとは言い難く，照射範囲を特定しにくい症例についてはFA，IA，光干渉断層法（optical coherence tomography；OCT）画像をよく検討し，決定すべきである．

3）治療方法

　ビスダイン®1Vに日本薬局方注射用水7mLを加えて溶解し，ベルテポルフィン2mg／mLを含有する7.5mLの溶液を調整する．バイアルから体表面積（m²）あたり6mgのビスダインを5％ブドウ糖液で30mLの希釈調整液にしたものを，インフュージョン・ラインフィルターを用い，10分（3mL／分）かけて静脈内に持続投与する．投与開始から15分後に波長689±2nm，総エネルギー量50J／cm²（照射出力600mW／cm²を83秒間）を照射する．照射径は病変のGLDに1,000mmを加えた範囲を直径とすることが多い．

✅**POINT**

ビスダイン®について留意すべき点[8]

①ビスダイン®は生理食塩水中で沈殿するため，日本薬局方注射用水以外の溶解液（生理食塩水など）は使用できない．また，他剤との混注もできない．

②調製したビスダイン®溶液は使用するまで遮光し，4時間以内に使用しなければならない．

③光線過敏性反応を誘発する可能性があるため注射液調製時，または投与時に薬液が眼や皮膚に触れないように十分に注意する．万一，触れた場合は強い光から保護する．

④薬液がこぼれた場合は雑巾などで拭き取る．その際，薬液が皮膚や眼に触れないようにするため，ゴム手袋や防護用の眼鏡を使用することが望ましい．

4）基本手技[8]

①レーザー照射装置の起動モードの画面メニューで利用するスポットサイズをビズリンクPDTにより設定する．

②ビスダイン®投与が始まる時点で，本体のカウントダウンタイマーをスタートさせる．

③ビスダイン®投与後，患者の頭をスリットランプのヘッドレストに正しく乗せ，顎受け台に顎と額を固定する．

④レーザー治療用コンタクトレンズを治療眼に入れ，使用者はスリットランプのジョイスティックを操作し，網膜上の標的部にレーザー光が正しく当たるようにスリットランプを調整する．ガイド光とスリットランプ照明光の強度は必要であれば調整することができる．

⑤カウントダウンタイマーのブザー音と同時にフットスイッチを踏んでレーザー照射を開始する．照射時間が累積で83秒間に達すると，治療用レーザー照射は自動的に停止する．

5) 分割照射について

　術者は治療部分を常に観察しながらレーザー照射を行う必要がある．眼球が動いた場合などのようにレーザー照射が不適当と判断された場合にはフットスイッチから足を離すことで，即座に照射を中止することが可能である．再度フットスイッチを踏み込むと照射が再開する．異常などが発生した緊急事態には，レーザー停止ボタンにより，レーザーを直ちに停止する．

6) 両眼治療について

　両眼治療は臨床試験で実施されていないが，患者の経済的負担と術者の治療に要する時間的拘束の軽減を鑑み，両眼治療が認められている．ただし，両眼に治療対象となる病変がある場合には，両眼同時治療のメリットとリスクを慎重に評価する必要がある．過去にPDTを施行した経験がなく，両眼に治療対象となる病変がある患者については，『加齢黄斑変性症に対する光線力学療法のガイドライン』[8]ではまず片眼（病変が進行している眼）にのみPDTを施行し，1週間以上経過観察したうえで，安全性上問題がないと判断できる場合に限り，僚眼へのPDTの施行を考慮するとされている．両眼へ施行する場合には片眼の治療後直ちに僚眼の治療のためにレーザーを再設定し，ビスダイン®注入開始から20分以内に光照射を実施する．

7) 警告／禁忌

　ビスダイン®ならびにビズラスPDTシステム690S™（カールツァイスメディテック株式会社）の添付文書中の警告，禁忌の内容は以下のとおりである[9, 10]．

①警告

1. 本剤によるPDTは，規定の講習を受け，PDTの安全性・有効性を十分に理解し，本剤の調整・投与およびレーザー照射に関する十分な知識・経験のある眼科専門医のみが実施すること．

2. 本剤投与後48時間は皮膚または眼を直射日光や強い室内光に曝露させないよう注意すること（本剤投与後48時間以内は光線に対して過敏になるため）．

3. 本剤投与後48時間以内に緊急手術を要する場合は，できる限り内部組織を強い光から保護すること（本剤投与後48時間以内は光線に対して過敏になるため）．

4. 光照射により本剤を活性化させた場合に，視力低下などの高度の視覚障害が誘発される恐れがあり，回復しなかった症例もみられていることから，本剤によるPDTのリスクについても十分に患者に説明したうえで，本治療を施行すること．

5. 本剤は特定の適切なPDTにより光照射をした場合にのみ，適正かつ安全に使用できることが確認されているので，本剤の光活性化の基準に適合しないレーザーは使用しないこと．光熱凝固のために使用されているレーザーを本剤の活性化に用いることはできない（基準に適合しないレーザーを用いた場合には，本剤の部分的な光活性化による不十分な治療，あるいは逆に，過度の活性化により網膜など周辺正常組織の損傷をひき起こす恐れがある）．

②禁忌

1. ポルフィリン症の患者（症状を増悪させる恐れがある）．

2. 本剤の成分に対し，過敏症の既往歴のある患者．

3. 眼底観察が困難な患者（混濁の程度の強い白内障，または角膜混濁のある患者などで

は，眼底観察が困難である．また，対象となる病変部に適切な光照射エネルギー量が到達するかどうかは不明であるため，本剤による適切な治療を施行することができない）．

8）インフォームドコンセント

加齢黄斑変性，眼科PDT治療内容，治療のメリットと問題点を十分説明し，患者に理解していただいたうえで同意を得ることが必要となる．特に本治療後の光曝露の管理方法について，以下の内容を十分に指導する．

①薬剤の投与を受けた患者は，投与後48時間は光線過敏状態にあるため，投与後2日間は皮膚，眼などを直射日光，強い室内光（日焼けサロン，強いハロゲンランプ，手術室・歯科治療室で用いられる強力な医療用照射など）に曝露されないように注意する必要がある．

②薬剤投与後2日以内の昼間に外出しなければならない場合は，皮膚や眼を強い光から保護しなければならず，長袖・長ズボンやサングラス，マスク，つばの大きな帽子を着用する必要がある（図2）．また，皮膚に残存しているベルテポルフィンは可視光線によって活性化されるので，紫外線用日焼け止め剤は光線過敏性反応から皮膚を保護するためには無効である．

③薬剤投与3〜5日目も直射日光や強い光への曝露は避けることが望ましい．

④室内光（通常の蛍光灯照明）を浴びることに

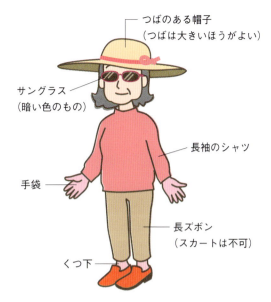

図2 PDT施行後に望ましい服装
（文献11を参考に作成）
PDT施行後は太陽光から皮膚を守るため，このような衣服を着て帰宅してもらう．

より"photo bleaching"といわれるプロセスを介して皮膚に残存しているベルテポルフィンの不活性化が促進されるので，PDT施行後は暗所にとどまらず積極的に室内光を浴びることが望ましい（ただし，強いハロゲンランプ，窓からの直射日光あるいはこれらに相当する光線への曝露は避ける必要がある．）．

おわりに

現在，AMDに対する治療は抗VEGF治療が主流であるが，一部PDTが奏効する症例もあり，基本的な手技や注意すべき点については把握しておくべきである．

文献

1) Tano, Y. Ophthalmic PDT Study Group. Guidelines for PDT in Japan. Ophthalmology. 115 (3), 2008, 585-585. e6.

2) Brown, DM. et al. Ranibizumab versus verteporfin for neovascular age-related macular degeneration. N Eng J Med. 355 (14), 2006, 1432-44.

3) Matsumoto, H. et al. One-year outcomes of half-fluence photodynamic therapy combined with intravitreal injection of aflibercept for pachychoroid neovasculopathy without polypoidal lesions. Jpn J Ophthalmol. 64 (2), 2020, 203-9.

4) クリニジェン株式会社. ビスダイン®静注用15mg総合製品情報概要. https://www.clinigen.co.jp/medical/pdf/visudyne_di_20200521 (2024年7月閲覧)

5) Manyak, MJ. et al. Photodynamic therapy. J Clin Oncol. 6 (2), 1988, 380-91.

6) Keimer-Birnbaum, M. Modified porphyrins, chlorins, phthalocyanines, and purpurins: second-generation photosensitizers for photodynamic therapy. Semin Hematol. 26 (2), 1989, 157-73.

7) Schmidt-Erfurth, U. et al. Mechanisms of action of photodynamic therapy with verteporfin for the treatment of age-related macular degeneration. Surv Ophthalmol. 45 (3), 2000, 195-214.

8) 眼科PDT研究会. 加齢黄斑変性症に対する光線力学療法のガイドライン. 日本眼科学会雑誌. 108 (4), 2004, 234-6.

9) ビズラスPDTシステム690S添付文書 (2004年1月作成, 新様式, 第1版).

10) ビスダイン静注用15mg添付文書(2023年1月改訂, 第1版).

11) クリニジェン株式会社. PDT手帳.

第4章

術中の
トラブル＆リカバリー

水野雅春 Masaharu Mizuno
杏林アイセンター　助教

麻酔時のトラブル＆リカバリー

はじめに

　麻酔の目的は，単に除痛だけではない．よい麻酔とは，患者にとっての無痛化と同時に，術者にとって好ましい無動と低眼圧を得ることであり，手術成績を左右する重要なプロセスである．

　この数十年で眼科手術の低侵襲化が進み，多くの手術が局所麻酔で施行される一方，全身麻酔を要する症例も一定数存在する．まずは患者が局所麻酔に耐えられる精神状態を持ち合わせているかを的確に判断することが重要である．認知症や精神疾患の有無など，既往歴や診察室での対話から読み解くことが求められ，判断が難しい場合は術前に外来処置室でドレーピングテストを行い，局所麻酔で手術施行が可能か判断することもある．なお，局所麻酔を選択した場合でも術中の精神状態に不安が残る場合は，抗不安薬，鎮痛薬などの前投薬を併用することで対応可能な場合もある．

> ☑ POINT
>
> 杏林アイセンター（以下，当院）では抗不安薬，鎮痛薬としてアタラックス®-Pやホリゾン®，ソセゴン®を適宜使用している．術中投与する場合は例外的に口頭指示となるため，誤投薬や投与量の伝達ミスを防ぐために図のような薬品確認表を各手術室に掲示し，必ず手を止めて薬品確認表を目視のうえ，指示を出すこととしている．
> 先発医薬品，後発医薬品で名称が異なるため薬剤名は当院での採用薬名として，投与量はmgに統一している．投薬直前には薬剤名，投与量のダブルチェックを行っている．

全身麻酔

　全身麻酔により完全な鎮静が得られるため，安静が保てない患者（小児や高齢者，精神疾患など）への手術が可能となる．無意識下で手術が受けられることは不安の軽減や術中疼痛の消失という点において患者にとって大きなメリットであり，当院では全身麻酔希望の患者は局所麻酔との差異を説明のうえ，全身麻酔で実施することもある．また，非常に稀ではあるが，キシロカイン®などのアミド型局所麻酔薬にアレルギーのある患者は基本的に全身麻酔の適応となる[1]．網膜硝子体手術では侵襲が大きい場合や長時間の手術が予想される場合（眼球破裂，マイラゲル®除去，輪状締結併用が必要な増殖硝子体網膜症，増殖糖尿病網膜症など）では全

図　当院で使用している術中の薬品確認表

身麻酔が選択される.

全身麻酔時のトラブルについては麻酔科医との連携が重要であることはいうまでもない. 不整脈や血圧異常に対しても麻酔科のバックアップがあることは全身管理を普段行わない眼科医にとって非常に心強いサポートとなる.

以下に全身麻酔下で網膜硝子体手術を行う際に眼科医が注意しておきたい項目を列挙する.

全身麻酔下での手術における注意点

1) 眼位の保持

局所麻酔での手術に慣れていると全身麻酔特有の「やりにくさ」を経験する. 筋弛緩薬により外眼筋が弛緩するため手術器具による外力で局所麻酔時よりも容易に眼球が動き, 眼位の保持が困難となる. 基本的事項になるが, 切開の際には必ずカウンターを当てること, 必要に応じて制御糸をかけること, また, 日頃の局所麻酔での手術時からいかに第一眼位を保ち, 眼球を動かさずに手術するかを意識しておくことも重要である.

2) 迷走神経反射

眼球を強く圧迫したり, 外眼筋を強く牽引したりした場合に, 徐脈や不整脈を生じる現象を指す. 眼球に与えられた刺激が三叉神経第一枝を求心性に上行し, 脳幹部で迷走神経核に伝わり, 迷走神経心臓抑制枝を下行して脈拍の変化を起こす[2]. 特に強膜バックリング術施行時に外眼筋を確保する際や外眼筋を牽引する際に生じやすい. さらに言えば, 急激に強く牽引すると強く起こるとされる. 重度の場合心停止に至ることもあるが, ほとんどが経過観察で回復する. 急激な徐脈, 血圧低下が生じた場合はただちに手術を中断し, 麻酔科医による対応を待つことが重要である. 外眼筋の操作は眼科手術のなかでも特に疼痛ストレスがかかりやすい. 筆者は外眼筋を確保して牽引するような場面では麻酔科医に一言伝達したうえで, 急激な牽引を避けるよう心がけている.

3) 笑気による眼圧変動

空気, SF_6（六フッ化硫黄）, C_3F_8（八フッ化プロパン）によるガスタンポナーデを伴う硝子体手術を行う場合, 笑気ガスを使用した全身麻酔を行うと眼圧が変動することが知られている. 空気灌流時は問題にならないが, インフュージョンポートを抜去して閉鎖腔となると笑気が硝子体腔へ流入することにより眼圧が上昇し, その後, 笑気麻酔の中止により, 硝子体腔から笑気が流出し眼圧が低下する[3]. ポート抜去の20分前に笑気ガスを止めれば眼圧変動は少なくなると考えられているが, 近年では笑気ガスを使用しない全身麻酔が一般的であり, ガスタンポナーデを行う硝子体手術ではそのほうが無難である.

局所麻酔

網膜硝子体手術の局所麻酔法としては長年, 経皮球後麻酔が主流であったが, 近年は手術の低侵襲化や手技の開発により, 経テノン嚢球後麻酔や, さらには眼球運動制限を十分に行う必要がない場合にはテノン嚢下麻酔で行われることもある. いずれにせよ, 眼周囲の神経および血管の解剖を理解したうえで, 必要最低限, かつ的確な方法で麻酔薬を投与することが求められる.

眼科グラフィック 2024年増刊　89

1）球後麻酔

球後麻酔は眼球後方に麻酔薬を注入し，毛様神経節，視神経，三叉神経および外眼筋支配神経を麻痺させる．そのメリットは，鎮痛効果が高く作用時間が長いこと，麻酔効果に加え眼球運動の抑制のみならず，三叉神経の知覚抑制，毛様体神経節もブロックして中等度の散瞳が得られることである[4]．適応としては，強い痛みが予想される場合や，手術時間が長くなる重症例，固視不良例などに適応したい麻酔である．しかし，眼球穿孔，視神経損傷，網膜中心動脈閉塞症や球後出血などの重篤な眼合併症に加え，麻酔薬のくも膜下腔への迷入による呼吸停止など，生命に関わるような合併症も存在する[5]．

2）経テノン嚢球後麻酔

続いて経テノン嚢球後麻酔について述べる．点眼麻酔やテノン嚢下麻酔では眼球運動抑制が十分でないが，経皮球後麻酔では麻酔時の患者の疼痛を伴い，また，その合併症も重篤である．その両者の短所を補うために開発されたのが経テノン嚢球後麻酔である．近年は経テノン嚢球後麻酔専用の針を用いた方法が開発され[6]，合併症としては先述した球後麻酔と同様の項目が挙げられるが，外筒のガイド下で球後針を進めるために，その頻度は低くなる．

3）テノン嚢下麻酔

最後に，テノン嚢下麻酔は，球後麻酔のように眼球運動を完全に抑えることはできないが，麻酔時の疼痛が少ないのが利点である．また，合併症のリスクは最も少ない．

局所麻酔下での手術における注意点

1）麻酔効果不十分

とりわけ球後麻酔は盲目的操作であるがゆえに，的確な場所に麻酔薬が入らなければその効果は期待できない．球後麻酔後の効き目を手術開始前に知るには，眼球運動および羞明の有無を確認することで可能となる．眼球が動かず顕微鏡の光が眩しく感じない患者はよく麻酔が効いている．一方で，麻酔が効いていない方向への眼球運動が認められる場合には，その方向へのテノン嚢下麻酔を追加することが有効である．テノン嚢下麻酔の追加は術中でも可能であるが，最も重要なことは，麻酔の効きが悪く硝子体圧が高いときは，麻酔追加のうえで効果が得られるまで十分に待つことである．

2）誤注入

麻酔薬が血管内やくも膜下などに誤注入されれば，網膜中心動脈閉塞症や，重症例では生命に関わることすらある．誤注入することがないよう，麻酔薬を注入する前には必ずシリンジ内筒を引いて血液の逆流がないことを確かめたい．

3）眼球穿孔

いずれの麻酔方法でも生じ得るが，眼球穿孔のリスクは高いものから順に，「球後麻酔＞経テノン嚢球後麻酔≫テノン嚢下麻酔」となる．また，眼球穿孔の危険因子としては，強度近視眼や外眼手術の既往，麻酔時の体動などが挙げられる．経テノン嚢球後麻酔の際には，注意点として外筒を眼球壁に沿って確実に根本まで入れることである．外筒の位置が浅い場合には，内筒先端が球後まで届かず効果が不十分となっ

たり，場合によっては眼球穿孔をひき起こす可能性もある．眼球穿孔時には眼球後壁を貫く抵抗感に加え直後より眼圧変化（1カ所の穿孔で硝子体腔に麻酔薬が注入された場合は高眼圧，二重穿孔すると低眼圧）を生じる．眼球穿孔を疑ったら，まず眼底を確認して状況を把握する．麻酔薬が硝子体腔に注入されている場合，高眼圧により中心動脈閉塞症となる可能性があり，前房穿刺などで可及的速やかに眼圧を下げ，麻酔薬の網膜毒性を考慮し，速やかに硝子体手術を開始して洗浄する．穿孔部は網膜裂孔となっているため，網膜光凝固か冷凍凝固が必要となる．

4）球後出血

球後出血による眼瞼下垂や高眼圧，結膜下出血などが疑われる場合には，まず圧迫止血を行う．程度によるが浸透圧利尿薬の点滴を行い，場合によっては手術を中止する決断が必要となる．

5）迷走神経反射

機序や対応は全身麻酔の項で述べたとおりであるが，局所麻酔の場合にも同様の事態は生じ得る．予防策として，麻酔を十分に効かせて三叉神経の近くを麻痺させることが挙げられる．外眼筋を強く牽引する可能性のある手術では，

全身麻酔もしくは局所麻酔では球後麻酔の選択を考慮する．またこのような事態をいち早く察知できるよう，局所麻酔であっても心電図モニターをつけることが求められる．

6）結膜浮腫

テノン囊下麻酔の際や，頻度は低いが球後麻酔の際にも生じ得る．テノン囊内に麻酔薬が注入されると結膜の輪状浮腫を来し，その後の手術進行が困難になることがある．テノン囊内に注入しないよう注意が必要なのはいうまでもないが，もしも生じた場合には，一部結膜およびテノン切開をして，綿棒などで圧迫のうえテノン囊内の麻酔薬を排出する．

おわりに

局所麻酔術中のバイタル異常については，麻酔科医師が在籍する病院であれば協力を要請するのが理想であるが，眼科医でも対応が求められる場面がある．術中高血圧時の降圧薬，眼球圧迫による洞性徐脈時の副交感神経遮断薬，また手術機材や薬剤でのアナフィラキシーショック時の使用薬剤や対応など，施設ごとに対応をあらかじめ定めておく必要がある．

文献

1) 松浦正ほか. 局所麻酔薬. 臨床麻酔. 47 (2), 2023, 131-9.
2) 内海隆. "自律神経系". 眼科臨床に必要な解剖生理. 大鹿哲郎編. 東京, 文光堂, 2005, 298. (眼科プラクティス, 6).
3) 池田恒彦. 全身麻酔下における笑気による眼圧変動(初級編). あたらしい眼科. 28 (4), 2011, 517.
4) 岡本史樹. "麻酔". 眼手術学5白内障. 大鹿哲郎監修. 東京, 文光堂, 2012, 120-2.
5) 中村里依子ほか. 球後麻酔後に意識消失し呼吸停止が生じた1症例. 日本臨床麻酔学会誌. 35 (4), 2015, 430-3.
6) 堀口正之ほか. 新しい麻酔法, 経テノン囊下球後麻酔. 眼科グラフィック. 2 (5), 2013, 533-7.

02 手術機器・器具関連のトラブル＆リカバリー

水野雅春 Masaharu Mizuno
杏林アイセンター 助教

はじめに

　顕微鏡を含む手術機器について，その操作方法や故障時の対応など最低限の知識を身につけておくことが前提となる．院内スタッフで対応不能な場合でも迅速に対応できるよう，機材ごとにメーカー担当者の連絡先などを控えておくことも重要である．その他，手術で使用する可能性のある器具について，その在庫や滅菌期限の確認は怠らないようにしたい．そのうえで術中に起こり得るトラブルをいくつか共有する．

眼底観察システム

　非接触型広角観察システムが普及して一般に使用されるようになったが，レンズの結露によって術中の視認性が低下することがある．大半の場合，患者の呼気がドレーピングの鼻側から漏れることが原因であり，患者の息遣いに合わせて出現する．そのため手術開始前のドレーピングが非常に重要（図1）なわけだが，術中のレンズの結露への対応策としては，呼気が漏れていると考えられる部分に濡れガーゼを被せること，室温を調整すること，レンズを可能な範囲で眼表面から離して手術をすることが挙げられる．その他，吸引付き開瞼器を使用することも効果的である．また，強度近視眼の硝子体手術の場合には，後極操作の際に必然的に硝子体

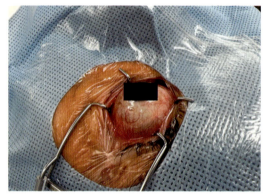

図1　ドレーピング
鼻側に隙間がないようにする．

カッターやライトガイドを，非近視眼の場合と比較して垂直に近い角度で保持することになるが，その結果，レンズと干渉することがある．対応としては，レンズを眼表面から離して操作するとよい．さらに事前の対応としては，ポート位置を通常より輪部から離して作製することでリスクを下げることができる．

　その他に，広角観察システムやレンズの取り付けに不備があると，手術開始時よりセンタリングが不良となるため開始前に確認する．

硝子体手術装置関連

1）眼球虚脱

　近年の小切開硝子体手術に多いトラブルで，灌流不足によることがほとんどであるが，空気

灌流時は吸引圧を上げすぎると灌流が正常であっても虚脱するため，注意が必要である．眼球虚脱となった場合は，まず手を止めてインフュージョンカニューラが途中で折れ曲がっていないか，またトロッカーが眼球に対し垂直になっているかを確認する．時折インフュージョンカニューラの先端に硝子体が嵌頓していることもある．この場合は灌流圧を一時的に上げて灌流を促すか，カニューラを一度抜去して再挿入するとよい[1]．シリコーンオイル抜去時にはインフュージョンカニューラ付近のシリコーンオイルが灌流の妨げとなり，眼球虚脱することがある．この場合も灌流圧を一時的に上げることが有効であるが，改善しない場合は，三方活栓から手動で少量の灌流液を眼内に注入するとよい．

2) 脈絡膜下灌流

硝子体切除開始後に網膜および脈絡膜の急激な隆起を認めた場合は，瞬時に脈絡膜下灌流を疑うべきである．その際は直ちに灌流および硝子体切除を中止し，インフュージョンカニューラの先端が硝子体腔に確実に入っているかを確認する．先端が確認できなければ，一度ポートを抜去して脈絡膜隆起が低いところから新しい灌流ポートを作製する．先端は見えているが，網膜や脈絡膜が一部被っている場合には，カッターやライトガイドを対側ポートから挿入し，押し付けて完全に穿孔させることができる．気付くのが遅れるほど対応が困難になり，これらの方法で対応できなければ強膜側から脈絡膜下の排液を要するため，重要なのは初期の変化を見逃さないことである．予防策としては，まず灌流開始前にカニューラ先端が硝子体腔に入っていることを顕微鏡直視下で確認することが一般的である．灌流ポートを圧迫しても先端の確認が難しい場合には，ライトガイドで眼外から照らしながら，直視下で確認するとよい．術中の眼操作による抜去を防ぐためには，灌流チューブをテープなどで固定することが推奨される[2]．その他，術中に必要以上に眼球を動かすことは避けたい．また，裂孔原性網膜剝離手術の場合には灌流が裂孔に向いていると網膜下に灌流液が回りやすいため，固定する際の先端の方向には注意を要する．

☑POINT

術前から広範囲の脈絡膜剝離や毛様体剝離を有する難症例では硝子体腔にトロカールカニューラを設置することが困難である．この場合フィルターで濾過した空気を30 G針で輪部から3.5 mm程度，地面に水平となる角度で刺入して確実に硝子体腔に針先があることを確認の後に，空気を少量硝子体腔に注入してからトロカールカニューラを設置するとよい．終了時に縫合が必要にはなるが，トロカールカニューラは斜めに刺さず，眼球壁に垂直に刺入することがポイントである．

---

3) ライト

ライトガイドは術者が操作可能で目的部を的確に照らすことができる一方，眼内操作には片手しか使用できなくなるため，双手操作が必要な際にはシャンデリアライトが好んで使用される．ただし，シャンデリアライトは灌流ポート同様に術中の眼球運動により抜けてしまう可能性があるほか，有水晶体眼では水晶体損傷のリスクもある．その際は白内障手術を併施するほかないわけだが，予防策としてはやはりテープでの固定などの工夫があるとよい．また，ライトガイドにもいえることだが，ライト先端に気泡や出血などが付くと効果を半減させるため，期待する明るさが得られないときにはカッター

などで先端をクリアにすると改善される．その他，シャンデリアは本体への接続部がきちんと挿入されていないと照明が暗くなることがあるため，照度に違和感があれば接続部の確認をするとよい．

4) 硝子体カッター

硝子体カッターは数年前まで25 Gが主流であったが，27 Gの使用割合が年々増えてきている．27 G硝子体カッターの柄の部分の剛性は低く，無理な力が加わると容易に湾曲する．曲がったままでは操作の正確性に影響を及ぼし，有効な硝子体切除が行えなくなることもある．カッターアシスターを使用すると剛性が改善するほか，筆者は第1指と第2指でカッターを保持し，第3指を柄の部分に添えることで剛性不足を補っている（**図2**）．

5) レーザー

硝子体カッターと同様，柄の部分の湾曲はしばしば遭遇するトラブルであるが，その際にレーザーのエイミングが点灯しなくなることもある．ライトガイドと同様に，先端に気泡が付くと有効な照射ができなくなるので注意が必要と

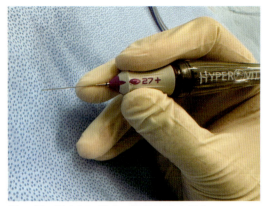

図2　第3指を柄に添えて剛性不足を補う

なる．

おわりに

本稿で紹介したのはほんの一部であるが，術中にこのようなトラブルで時間や術者の体力が削がれるのは不本意であり，手術を安全かつ迅速に終わらせるためには最初の機器セッティングを確実に行うことが一番の近道であることを今一度認識しておきたい．それでもトラブルを完全に防ぐことは困難であり，異変に速やかに気付き，立ち止まり，修正することで，そこから生じる合併症を最小限に留めることが重要である．

文献

1) 井上真. 硝子体手術機械の不具合. 眼科. 65(10)臨時増刊, 2023, 1051-4.
2) 佐藤拓. 硝子体手術（セッティングなど）のトラブルシューティング. 眼科手術. 30(3), 2017, 423-6.

厚東隆志 Takashi Koto
杏林アイセンター 准教授

強膜バックリング手術における
トラブル＆リカバリー

はじめに

　強膜バックリング手術は一つ一つの操作が比較的シンプルな手技から構成されるが，それぞれの手技において潜在的な合併症リスクを含む．硝子体手術の普及とともに術者側のバックリング手術の経験が相対的に減少しているなか，自身で経験するバックリング手術のトラブルに直面する機会も減っている．本稿では，バックリング手術中に生じる合併症と，その対応について述べる．

術中角膜上皮障害のトラブル＆リカバリー

　手術操作をしているうちに角膜上皮障害を来し，術中の眼底視認性が低下することは特に初心者に多いトラブルである．冷凍凝固やマーキングで圧迫を繰り返すうちに高眼圧を来し，上皮浮腫を生じる．乾燥による上皮障害も眼底を見づらくするため，術中は絶えず角膜の状態に意識を向ける必要がある．

　上皮浮腫を生じてしまった際は上皮剥離を行う．浮腫を生じた角膜上皮はゴルフ刀やスパーテルなどで容易に剥離できるが，全面を剥離してしまうと術後の上皮化に時間がかかってしまう．輪部付近の上皮は残して，中央部のみ剥離を行う．軽度の浮腫であれば綿棒で角膜を圧迫するように転がしたり，分散型粘弾性物質を塗布してしばらく待つことで改善することもある．

　角膜上皮剥離を行った際には術後の感染予防，疼痛軽快などを考慮して抗菌薬軟膏の点入やヒアルロン酸ナトリウム点眼の処方を行うとともに，上皮障害を生じやすい非ステロイド抗炎症薬（NSAIDs）点眼の中止も検討する必要がある．

冷凍凝固時のトラブル＆リカバリー

　冷凍凝固時のトラブルは，凝固斑が出ない，もしくは異所性冷凍凝固（ectopic cryopexy）が挙げられる．前提としてどれくらいの剥離の丈であれば，どの程度の時間で適切な凝固斑が出るか，という感覚を身につけることが必要である．その感覚を超えた時間の冷凍凝固を避けることで，これらのトラブルを回避できる．

　冷凍凝固斑が出づらい場合は，網膜下液が粘稠であったり，剥離の丈が高く凝固できない場合が多い．これらの場合は下液排液を行ってから冷凍凝固を行う．それでも凝固斑が出づらい場合，結合組織を噛みこんでいないか，直筋の上から冷凍凝固を行っていないかを確認する．術野の展開の際に十分なpreparationを行っていない場合や，若年でテノン嚢が厚い症例では結合組織がプローブの先端に巻き込まれ，凝固斑が出ないときがある．また，直筋下近傍の裂孔に対しては直筋をよけてプローブを当て，冷

凍凝固を行う．

　異所性冷凍凝固は，冷凍凝固の際に最も注意すべき合併症である．プローブの先端で強膜を圧迫しているつもりが，実際にはプローブのシャフトで眼球を圧迫し，凝固斑が後極側に出ることがある**（図1）**．これが異所性冷凍凝固である．

圧迫しているつもりの部位を見ているので，後極側の凝固斑に気づけず過凝固となってしまうことがある．下液排液や前房穿刺を行って低眼圧となっている場合，強度近視眼ではより後極側にプローブが入りやすく，黄斑近傍が凝固されてしまうことがあるので注意する．

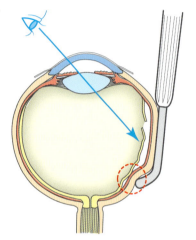

図1　異所性冷凍凝固
冷凍プローブの軸で強膜を圧迫している所を凝固部位と思い込み冷凍凝固を行うと，後極側に凝固斑が出てしまう．低眼圧や強度近視眼では特に注意する．

通糸時のトラブル＆リカバリー

　マットレス縫合のための通糸は強膜の厚みの2分の1〜3分の2以内を目安に通糸するのが適切**（図2A）**で，深すぎても浅すぎてもよくない．深すぎた場合の強膜穿孔は頻度の高い合併症の一つである**（図2B）**．強度近視眼や直筋付着部付近は特に強膜が薄く穿孔しやすく，また，針先が確認しづらい深部の通糸も注意する．浅すぎる通糸**（図2C）**はその後バックルを結紮した際に強膜が裂けたり，術後にバックルの位置ずれを起こす原因となったりする．浅すぎ

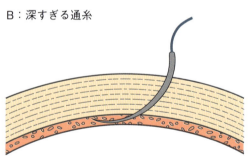

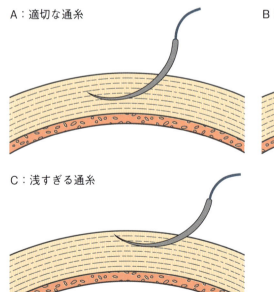

図2　適切な強膜通糸の深さ
強膜厚の2分の1〜3分の2程度の深さの通糸が理想的である（A）．深すぎる通糸は強膜穿孔を生じ（B），浅すぎると結紮の際に通糸部が裂けることがある（C）．

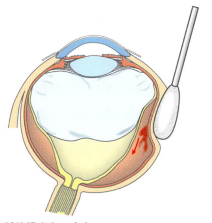

図3 脈絡膜出血の止血
通糸の際に脈絡膜穿孔からの出血を生じた際には穿孔部を綿棒で軽く圧迫し、眼圧をわずかに上げて止血を行う.

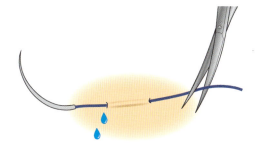

図4 深い通糸における糸の処理
糸まで強膜を通してしまったときは，そのまま引き抜くと脈絡膜が一緒に引き出されてしまう．糸は両端を切断し，そのまま強膜内に残すようにする．

る通糸で強膜が裂けた場合，同部位での通糸は決して行わず，位置をずらして通糸する．

　通糸が深く穿孔した際のサインは通針中に急に抵抗がなくなる，剥離部での穿孔であれば網膜下液が出てくる，通糸部に脈絡膜からの出血が滲む，糸に茶色い色素が付着するといったものがある．これらのサインがあった場合には即座に通糸操作を中断し，まず眼底を確認する．

　眼底を観察して穿孔部の脈絡膜から出血をしていたら，止血のために穿孔部を綿棒で軽く圧迫し，わずかに眼圧を上げて数分間止血を行う**(図3)**．黄斑剥離を伴う症例で剥離部位を穿孔して出血を生じた場合，黄斑部に出血がたれこむ可能性がある．圧迫止血とともに眼位，頭位を変えて黄斑部が一番低い位置にならないようにする．

　穿孔部が剥離部位で，網膜下液が排出された場合は十分に排液を行うようにする．穿孔部に網膜損傷がなければそのままでよいが，裂孔形成があれば冷凍凝固を行い，必ずバックル上に乗せるようにする．非剥離部を穿孔した場合は出血や裂孔形成など合併症を生じやすい．穿孔部に冷凍凝固を行い，バックル隆起の谷に落ちるようであればバックルを追加する．

　穿孔した際，通針の時点で穿孔に気づいた場合はすぐに抜けばよいが，糸を通してから穿孔に気づいた場合，その時点で通糸を中止する．より糸であるダクロン®糸をそのまま抜くと脈絡膜を引き出してしまう危険があり，通糸の両端を切断し，糸はそのまま強膜内に残すようにする**(図4)**．

網膜下液排液時の
トラブル＆リカバリー

　網膜下液排液は，バックリング手術において最も合併症の生じやすい手術操作であり，脈絡膜からの出血，網膜嵌頓，裂孔形成などを生じる可能性がある．排液操作はバックリング手術において必須の手順ではなく，剥離の丈が低い，適切な部位での排液が難しいなど，条件が悪いときにはそもそも排液を行わないという判断をすることも，一種のトラブルシューティングといえる．

　脈絡膜からの出血は，脈絡膜穿刺の際の血管損傷により生じる．穿刺部を決定する際には穿刺予定部の眼底観察を穿刺の直前に行い，渦静脈膨大部を含む太い脈絡膜血管がないことを確

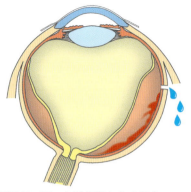

図5 網膜下に回った脈絡膜からの出血
黄斑剥離のある症例で脈絡膜出血を生じた際には，黄斑に出血が回らないように眼位や頭位を工夫するとともに，網膜下液とともに可能なかぎり出血を眼外に排出する．

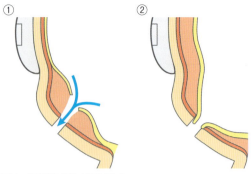

図6 網膜嵌頓と裂孔形成
大量の網膜下液を一気に排液すると網膜嵌頓が生じやすい．嵌頓部位に裂孔が生じると硝子体腔と交通し，液化硝子体が眼外に出てくることがある．

認する．この手順を行うことで，穿刺直前の網膜下液の状態を確認することができ，後述する網膜嵌頓のリスクを軽減することにもつながる．脈絡膜を穿刺する際にも脈絡膜血管の露出がないか確認したうえで穿刺操作を行うとよい．最近はレーザーを用いた脈絡膜穿破が術式として普及しつつあるが，レーザーであれば穿刺と凝固を同時に行うことができ，出血の予防につながる．出血を生じた際は上述の通糸時の脈絡膜出血と同様に，強膜を綿棒で軽く圧迫し止血を行い，網膜内に出血した際には黄斑部に回り込まないようにする．極力網膜下液とともに眼外に排出するように試みたい（**図5**）．

　網膜嵌頓は大量の網膜下液を排液した際に生じることが多い．勢いよく排液すると穿刺部の周囲の網膜下液だけ減少し，網膜が嵌頓してしまう．穿刺部に遠くの網膜下液を集めるイメージでゆっくり排液する．網膜下液が粘稠であると，つい強く圧迫して排液しようとしてしまうが，一定の圧で焦らず，ゆっくり排液することが大切である．網膜下液が減少してくると排液中に色素が確認できるが，そこで眼圧を高いままにすると網膜嵌頓のリスクが高まる．

　網膜嵌頓を生じると下液の排出が突然止まり，穿刺部に白色の網膜が視認できることもある．そのまま網膜裂孔になると硝子体ゲルが嵌頓したり，液化硝子体が流出して眼圧が急に低下したりする（**図6**）．このようなときには速やかに穿刺部の強膜創を縫合し，閉鎖するとともに眼底を確認する．嵌頓部にはまず冷凍凝固を行い，裂孔形成があれば必ずバックルを置く．皺襞のみであればバックル設置は必須ではないとされるが，微小裂孔を生じている可能性も考え，私見ではあるが網膜嵌頓部にはバックルを置くべきだと思う．

　最近は原因裂孔と同じ高さで排液を行い，網膜嵌頓をしてもそのままバックル設置範囲を広げることで対応できるようにする術者が多い．術中の仰臥位保持により網膜下液は後極側に移動するため，本来はより後極側で排液することが望ましく，その場合は幅広のバックルに交換する．後極側に円周バックルを追加する（いわゆる「筏を組む」），子午線バックルを置くなどで対応する必要がある．排液の本来の目的である網膜下液の十分な減少を確実に目指そうと思えば，こういった技術の習得も必要であろう．

術中硝子体出血の
トラブル＆リカバリー

非常に稀な合併症として，弁状裂孔に対するバックリング手術中に架橋血管から硝子体出血を生じることがある．眼底が突然見えなくなり，非常に焦る合併症である．出血が濃いと眼底が何も見えず，途方に暮れることもある．圧迫，開放を繰り返すことによる合併症と考えられるが，筆者自身も一度しか経験がない．

このような場合どうするかといえば，何はともあれマーキングを信じて同部にバックルをおいて手術を終えることになる．手術手技の順序として，結膜切開をしたらまず裂孔位置のマーキングを行うが，これはこのように眼底視認性が突然失われることを想定しての手順なのである．マーキングすらできないうちに出血を生じた場合，今度は眼底チャートを頼りに目印となる網膜血管，渦静脈膨大部などをかろうじて目印にしてバックルを設置することすらあり得る．すなわち術前に眼底チャートを描く時点でどのあたりにバックルを置けばよいか，大まかな想定ができていることを意味する．硝子体手術のように，術中に眼内の様子が逐一確認できる手術ではない強膜バックリング手術において，眼内のイメージ構築を行えるようになることがトラブルに対する対処法である．

おわりに

強膜バックリング手術の合併症は起こったときに気付けることが大切である．冷凍凝固であれば「これくらい」の深さ，時間であれば「これくらい」で凝固斑が出るという感覚を身に付け，そこからの乖離を感じることができればトラブルも最小限にとどめることができる．そのためには手術件数を経験することも必要であり，バックリング手術に対する苦手意識を払拭し，適応を広げることも重要である．

一方，強膜バックリング手術は30年以上前には術式として完成し，以後大きな変化のない手術である．バックリング手術の件数は減少する一方で，本稿で述べたような合併症を一通り実際に経験している術者は筆者より若い世代ではほとんどいないだろう．しかしながら，少なくとも現時点でバックリング手術がすべて硝子体手術に取って代わられることも決してない．であるならば，これらのトラブルとリカバリーは教科書的に学び，不幸にして出会ったときにその対処ができる知識をもっているかどうかが，術者としての力量といえるだろう．とりわけ硝子体手術の経験が少ない若手の先生にとって，そのような状況に陥ったときに，本稿がピンチを切り抜けるための助けとなれば幸いである．

文献

1) 桂弘. "術中合併症". 網膜剝離の手術－確実な復位を目指して. 眼科Surgeonsの会編. 東京, 医学書院, 1996, 131-6.

2) 斉藤喜博. "エクソプラント合併症の対策". ES Now illustrated No.7 裂孔原性網膜剝離. 樋田哲夫編. 東京, メジカルビュー社, 1998, 90-5.

中島康介 Kosuke Nakajima
東京大学医学部眼科学教室 助教

25G・27G硝子体手術における トラブル&リカバリー

硝子体切除前のトラブル

1) 局所麻酔に関わるトラブル

通常,局所麻酔下で行う硝子体手術において用いる麻酔はテノン嚢下麻酔,もしくは球後麻酔である.麻酔時のトラブルについては他稿を参照されたい.

①患者が疼痛を訴える

内眼手術中に患者が疼痛を訴えやすいタイミングとしては,白内障手術で逆瞳孔ブロックがかかったとき,トロッカーの刺入時,強膜の圧迫時である.特に患者の緊張が著しいときや高齢,高血圧などがある場合,疼痛による怒責は脈絡膜下出血,ひいては駆逐性出血の原因となり得るため,注意が必要である.強度近視の手術の場合は,白内障手術前にテノン嚢下麻酔を行うことで,逆瞳孔ブロックによる疼痛を軽減できる.疼痛が出やすい手技を行う前には,麻酔がしっかりと効いているかどうかの確認,場合によっては麻酔の追加を厭わないことが大事である.テノン嚢下麻酔にはキシロカイン®やロピバカイン塩酸塩を用いるが,半減期や作用するまでの時間にも差があるため,各薬剤の特性なども理解した上で使用することが望ましい.強膜圧迫の際に疼痛を訴えた場合,結膜を触ることによる疼痛を訴えている場合もあるので,点眼麻酔の追加も検討する.

②硝子体圧の上昇

テノン嚢下麻酔などを多く入れると,その分硝子体圧が上がってしまい,特に浅前房の水晶体亜脱臼の症例などは,より前房の形成が悪くなる可能性がある.その場合はdry vitrectomyが必要になる可能性もあるため,麻酔薬の量,投与するタイミングはよく考える必要がある.

③結膜浮腫の出現

テノン嚢下麻酔の際に,結膜とテノンをしっかりと強膜から剝離してから麻酔薬を注入しないと,麻酔薬が結膜下に逆流してくることがある.白内障手術前であれば白内障手術中に水が角膜に溜まってしまい視認性が落ちる.麻酔薬の注入時はあまり急速に注入すると患者が痛みを訴えることもあるため,ゆっくりと注入しながら,結膜浮腫が出てきていないか適宜確認する.

2) 白内障手術併用におけるトラブル

硝子体手術を施行するとき,白内障が強い場合や,患者の年齢によっては白内障があまり強くなくても白内障手術を併用する場合がある.各施設によって手術の詳細な方法は異なるが,硝子体手術を施行する際の妨げにならないように,角膜の透明性を損なわないこと,各創の閉鎖を得ること,可能なかぎり囊内に眼内レンズ(intraocular lens;IOL)を挿入することが大切である.

①角膜透明性の低下

角膜の透明性を維持するためには，白内障手術時の角膜の乾燥を予防すること，角膜トンネル付近でUSハンドピース，I／Aハンドピースを長時間操作しないことである．創のハイドレーションを角膜中央部寄りにかければかけるほど，その象限の周辺の視野は悪化するため，留意する．場合によっては強膜縫合を置くこともあるが，通常の白内障手術であれば，縫合が必要になるということは自己閉鎖創を作製できていないことになるため，手技の見直しが必要である．白内障手術単独であれば閉鎖が得られているであろう切開創でも，インフュージョンカニューラからの持続的な圧には耐えられずに前房が虚脱してくることもあるため，白内障手術単独の際よりもシーリングを意識する．

②CCCの大きさ

Continuous curvilinear capsulorrhexis（CCC）を作製する際には挿入するIOLの光学部が全周覆われるような正円のCCCが光学的な観点からも当然望ましいが，これは空気置換を行う際にもIOLの安定性の観点から重要である．単純な黄斑前膜の症例であっても，周辺の網膜に剝離が認められるケースもあり，どのような症例であっても空気置換する可能性があることを念頭に置いて，CCCを作製する．5.5 mmくらいのCCCを切ると，IOLの光学径が6 mmの場合，レンズの種類によっては空気置換したときにCCCのエッジに光学部がキャプチャしてしまうことがあるため，気持ち小さめに作ることもある．現代の硝子体手術ではquality of vision（QOV）を追求する側面もあるため，場合によってはトーリックIOLや多焦点IOLを挿入するケースもあり，普段から適切な大きさのCCCを作製できるように留意する．

③後囊破損

囊内にIOLを挿入することができないと，空気置換などを行った際にレンズ偏位のリスクが上がる．大きく後囊破損していれば，空気が前房内に脱出してくる可能性もある．白内障手術併用の症例で後囊破損をしてしまった場合，白内障手術前にトロッカーを立てていない場合は，予定しているポートを刺して，前部硝子体郭清を行う．分散型の眼粘弾性物質（ophthalmic viscosurgical device；OVD）が大量に残っていたり，角膜の透明性を落としてしまうと，のちの硝子体手術で視認性が落ちるため，通常の白内障手術と異なりそもそも硝子体手術を行う前提であるため，前眼部だけで処理することにこだわる必要は必ずしもない．核落下した場合は，すぐに落下した核を処理しにいくのではなく，まずは視認性確保のためにも前眼部を整える．前房に硝子体が脱出している場合はカッターで切除し，残存皮質を吸引する．脱出硝子体がサイドポートや主創に嵌頓している場合はワイパリングして切除する．

3) 灌流・トロッカー刺入におけるトラブル

小切開硝子体手術（micro incision vitrectomy surgery；MIVS）では，トロッカーは斜めに刺入して自己閉鎖創を作製することが一般的である．通常の症例であれば，斜めに刺すだけでトロッカーの先は硝子体腔に達する．しかし，脈絡膜剝離が起きているような症例の場合，トロッカーが脈絡膜下腔で止まることがある．これに気付かずに灌流を開始すると，みるみるうちに脈絡膜下灌流が広がり，場合によっては手術の妨げとなることがある．少なくとも硝子体手術に慣れるまでの間は，トロッカーを刺入した後は，灌流を開始する前にインフュージョンカニューラの先端が硝子体腔に出てい

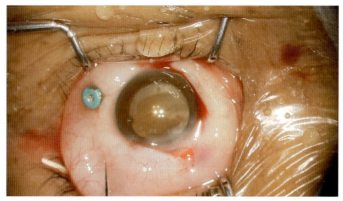

図1 毛様体剥離を合併した裂孔原性網膜剥離の一例
白内障手術が終わった時点ではCCCはIOLのハプティクスのテンションで楕円になっている．

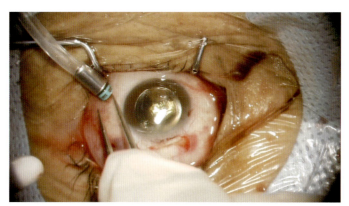

図2 図1と同一症例の手術終了直前の状態
ガスで毛様体が復位してCCCも正円になっている．

ることを確認する癖をつけるとよい．

　網膜剥離で眼圧が下がっているような症例，もしくは白内障同時手術で，年齢の割にチン小帯が弱い印象の場合，毛様体剥離を合併している可能性がある（図1, 2）．

　脈絡膜剥離が存在する場合，術前に脈絡膜剥離の局在がわかっていれば灌流ポートの位置を脈絡膜剥離がない，もしくは丈が低いところに立てること，およびトロッカーを刺入する際に斜め刺しはせずに垂直に刺すことを意識する．それでも硝子体腔にポートの先が確認できない場合は，Vランスで強膜を刺入，もしくはトロッカーを半刺しにして排液を試みたり，角膜に作製したサイドポートにインフュージョンカニューラを刺入して灌流する場合もある．インフュージョンカニューラをポートに接続したら灌流を開始することも，普段と違う手順で手術を行っていると失念してしまう可能性があるので注意する．インフュージョンカニューラをポートに接続し，灌流を開始したらテープなどで固定する．インフュージョンカニューラが折れ曲がっていたり，毛様体側に倒れてしまっていると，硝子体腔に先端が出ていたとしても適切な灌流量を維持できない可能性があるため注意する．

　硝子体手術を行っているとき，初学者は視野狭窄しやすい．カッターの先端にしか気が行かないままに吸引を行っていると，いつの間にか

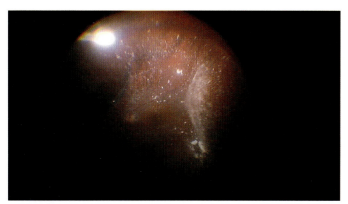

図3 脈絡膜下出血を認めた一例
術中の患者の収縮期血圧は200 mmHgを超えていた.

眼球が虚脱していることがある．インフュージョンカニューラのクランプが解除されていること，インフュージョンカニューラが折れ曲がったり，倒れたりしていないのを確認したうえで，それでも虚脱する場合，ポート周辺に硝子体が絡んでいて灌流量が維持できていない可能性，もしくは硝子体カッターの吸引に灌流が追いついていない可能性がある．脈絡膜が内陥してくる挙動を認めた場合，トラブルシューティングの順番としては，灌流が開始されていること，クランプが解除されていること，カニューラが適正な角度であることを確認し，問題ない場合は眼圧を触診で確認する．眼圧が低い場合，灌流が硝子体腔に十分流れていないため，カニューラごと直視下で圧迫して灌流ポート付近の硝子体を切除し，眼球の虚脱が改善されたか確認する．これでも眼球が吸引に伴って虚脱してくる場合，硝子体マシンの眼圧コントロールのキャリブレーションがうまくいっていない，もしくは単純に吸引流量に対して灌流量が追いついていないことが考えられる．特に高回転のTwin Duty-cycle（TDC）カッターになって，灌流が間に合わないケースがある．マシンによっては内筒がなく，直接ポートに被せるタイプのハイフローカニューラが採用されるなど，対応策も講じ

られている．どちらにせよ相対的灌流不足が疑われるときは吸引圧を落として手術を行う．

脈絡膜が内陥してきているのにもかかわらず触診で眼圧が保たれている場合，脈絡膜下灌流もしくは脈絡膜下出血が考えられる．インフュージョンカニューラの先端が硝子体腔に出ている場合，脈絡膜下灌流は考えにくい．患者に疼痛の有無を確認し，脈絡膜下出血が除外できない場合，即座に手術を中止し，閉創する**（図3）**.

脈絡膜下出血は血圧と眼圧のアンバランスによって起こるため，この際に，灌流ポートの抜去は最後に行い，とにかく眼圧が下がることを避ける．眼内レンズ脱臼や眼球破裂の症例で，大きな創が閉鎖していない場合，脈絡膜下出血のコントロールができず，重度の視力障害を残してしまう可能性が高まるため，常に閉鎖腔で手術を行うよう意識する．高齢者，高血圧の既往，抗凝固薬の服用などハイリスクであると考えられる症例は全身麻酔下での手術，局所麻酔下で行う場合はよりいっそうの疼痛コントロール，血圧コントロールを意識する必要がある．

硝子体切除中のトラブル

1) PVD作製

後部硝子体剝離（posterior vitreous detachment；PVD）作製時は，特に黄斑円孔（macular hole；MH）や黄斑硝子体牽引症候群（vitreomacular traction syndrome；VMTS）など，網膜と硝子体の癒着が想定される疾患の場合には慎重を要する．VMTSや黄斑前膜でPVDが起きていないような症例の場合，場合によってはPVD作製を行う前に後極の後部硝子体膜のみ切り離してPVD作製時に黄斑円孔が形成されるのを予防する．PVDを作製するときはライトガイドで広めに視野を取りながら行う．周辺網膜が白くむくむなどを認めた場合は，無理せずそれ以上のPVD作製はせず，硝子体のshavingにとどめる．増殖糖尿病網膜症（proliferative diabetic retinopathy；PDR）や裂孔原性網膜剝離（rhegmatogenous retinal detachment；RRD）などでは後部硝子体膜が一枚，後極から周辺まで連続してつながっている症例がある．こちらも可能なかぎり硝子体基底部まで剝離することが望ましいが，特に下が剝離網膜の場合は網膜の誤吸引に伴う医原性裂孔を作製してしまう可能性がある．RRDの場合，医原性裂孔を作ったことによって再剝離や増殖硝子体網膜症（proliferative vitreoretinopathy；PVR）をひき起こすリスクが上がる．杓子定規に考えるのではなく，個々の症例において「どこまでやるか，撤退するか」ということは柔軟に判断する必要がある．

2) 周辺のshaving

広角眼底観察システムを使用すると，硝子体基底部までは強膜を圧迫しなくても大方の硝子体は切除することができる．しかし，RRDの症例で胞状な網膜剝離がある場合は強膜を圧迫することで網膜のバタつきを抑え，医原性裂孔を作ってしまうリスクを下げることができる．硝子体出血を合併したPDRの手術の場合も，周辺までしっかりと汎網膜光凝固を施行するためには周辺部の硝子体出血まで郭清する必要がある．硝子体基底部より前の周辺網膜の硝子体は，眼球を圧迫しながら硝子体を郭清する必要がある．強膜圧迫下で硝子体を切除する方法としてはシャンデリア照明下で術者が強膜を圧迫し，カッターで硝子体を切除する方法，術者がライトガイドとカッターを持ち，助手が強膜を圧迫する方法，直視下で術者が強膜を圧迫し，カッターで硝子体を切除する方法などが挙げられる．どの方法を取るにしても，眼圧の上昇を予防するため強膜の圧迫はカッターで吸引した分だけ行うこと，急激な眼圧の低下を予防するため圧迫解除は緩徐に行うことが大切である．網膜剝離や黄斑疾患において，anterior PVRもしくはそれに近しい状態でないかぎり，鋸状縁より前の硝子体を切除することはあまり必要ない．チン小帯を切除することにつながり，術後の晩発的な眼内レンズ脱臼につながる恐れもある．

3) 医原性網膜裂孔

硝子体の切除は，基本的に後ろから前に向かって切り上げることが基本である．特にバックグラウンドが剝離網膜の場合，後ろに硝子体が残っているのにもかかわらず，前の硝子体を切除しにいくと網膜を誤吸引しやすいため注意を要する．もし医原性裂孔ができてしまった場合，硝子体基底部より前なのか，後ろなのかで対応が変わる．

硝子体基底部より前の場合，もしそこまで

PVDが起きていなければ，PVDを裂孔の周辺まで起こすことで，医原性裂孔への牽引は解除できる．

硝子体基底部，もしくはそれより後ろの場合，裂孔の前までPVDを起こすことは基本的にできないため，可能な範囲で硝子体を郭清することで術後，残存硝子体が収縮したときの牽引を最小限にとどめることが重要である．

4) ERM，ILM剝離

黄斑前膜（epiretinal membrane；ERM）やMHの症例では黄斑部のERMないし内境界膜（internal limiting membrane；ILM）を剝離する場面がある．ピックを用いてきっかけを作る方法，鑷子で直接掴んできっかけを作る方法が主に用いられるが，このときに起こりやすい合併症が網膜損傷である．ぶどう腫を伴うような高度近視でなければ，後極の網膜損傷によって網膜剝離が起きることはないが，その部位の視野欠損，papillomacular bundleを損傷した場合はそれよりも耳側の視野欠損につながる恐れがあるため注意する．かなり深くまで損傷した場合，脈絡膜新生血管が医原性にできる場合もある．

ERMやILMの硬さは症例ごとに差があるため，鑷子で掴んだときにすぐに網膜から距離を取るのではなく，掴んだものがERMだけなのか，ILMも掴んでいるのか，神経線維層まで掴んでいるのかをよく観察しながら鑷子を動かすことが大事である．

緑内障合併眼の場合，ILMの剝離は適応を考える必要がある．ILM剝離により網膜の菲薄化，視野欠損の進行につながる可能性があるため，ERMの再発のリスクと，術前の視野検査などを総合的に勘案する必要がある．ただし，どんなにILMを温存しようとしてもERMの癒着が強い症例などは意図せずともILMを剝離してしまうケースも多いため，そもそも患者の主訴のうちどの程度をERMが原因として占めているのかを考え，手術適応を考えること，術前に患者にリスクなども含めて伝えておくことが必要である．

5) 液空気置換

網膜剝離やMHの手術では，手術終了前に眼内を空気，ガスでタンポナーデする場合がある．バックフラッシュニードル，もしくは硝子体カッターで液性成分を抜去しながら，カニューラから空気を入れる．硝子体腔に空気が入ってくると，液面で照明が反射し，ハレーションを起こすため，シャンデリア照明は消したほうが視認性は高くなる．カッターの高さによって見やすさが変わるため，安全な範囲内でライトガイドの高さを変えて，視認性が良好になる位置を経験的に覚えるのがよいだろう．気相で吸引を踏み込むと，眼球が虚脱する可能性があるため注意する．空気から水に戻す場合，カニューラの空気から水に変わる瞬間に急激な圧変化に伴うジェット水流で網膜を損傷する可能性があるため，カニューラの向きに注意する（機器のアップデートで予防されるようになった機種もある）．

6) PFCの使用

網膜剝離が胞状な場合や，落下水晶体核を持ち上げたい場合などに液体パーフルオロカーボン（PFC）を使用する場合がある．PFCを注入する際は，注入した塊にカニューラの先を進めた上で注入することで，一塊にして注入できる．小さい粒となってしまうと，裂孔から網膜下に迷入してしまう場合があるため注意する．PFCが眼内に入った状態で眼球を圧迫する場合，

圧迫は緩徐に解除しないと水流でPFCがバブルになってしまうため注意する．PFCから空気に置換する場合は，PFCを吸い切ったと思っても小さいバブルが網膜上に残っている可能性があるため，ビーエスエスプラス™500眼灌流液0.0184％でリンスすることでPFCの残留を最小限にとどめることができる．

7）閉創

ポートを抜去する際は，一つ一つ創がシールしていることを確認することが基本である．シールしていることを確認しないままどんどんポートを抜去してしまうと，いざ創口から漏れていたときに，そこを縫合などでシールしたとしても，それまで圧がかかっていなかったほかの創口からリークし始めることがある．イタチごっこになるばかりか，結膜浮腫が強くなり，強膜創がどこなのかわからなくなってしまい，結膜を切って確認する必要が生じてしまう可能性もある．あくまで無縫合で終了することは結果であり，目的であってはならない．そのうち止まるだろうと高を括って閉創をきちんと確認しないと，術後の低眼圧，ひいては感染や駆逐性出血などの原因となり得るため，十分に心を配る必要がある．硝子体手術後，特に強膜内固定術後は毛様体剥離を気付かずに起こしている場合があり，低眼圧も含めて予防するために少し空気を眼内に注入する方法もある．無縫合でもしっかりとシールするためには，トロッカーを刺入する際に，自己閉鎖創を作るよう意識することはもちろん，術中にいかにポートに負担をかけないかが重要である．

05 光線力学療法（PDT）における トラブル&リカバリー

片岡恵子 Keiko Kataoka
杏林アイセンター 准教授

はじめに

　ベルテポルフィンを使用した光線力学療法（photodynamic therapy；PDT）は，新生血管型加齢黄斑変性（neovascular age-related macular degeneration；nAMD）の治療選択肢の1つである．AMDに対する治療は，抗血管内皮増殖因子（vascular endothelial growth factor；VEGF）薬の硝子体内注射が治療の主流となった現在でも，ポリープ状脈絡膜血管症（polypoidal choroidal vasculopathy；PCV）やpachychoroid diseaseの特徴をもつAMDに対してPDT治療を行うことで疾患の活動性のコントロールを得ることがあるため，習得しておきたい手技の一つである．PDTの治療に関しては，日本眼科学会に認定された眼科PDT講習を受講し，試験に合格することで得られる眼科PDT受講修了認定証の取得が必要である．さらに，認定証取得後も日本網膜硝子体学会もしくは日本眼循環学会の会員，かつ日本眼科学会認定眼科専門医であることが必要とされていることは注意されたい．

　PDTにおけるトラブルは，主に機器のトラブル，薬剤によるトラブル，治療による合併症のトラブルの3つに大きく分けられるため，それぞれ順に説明する．

表　PDT開始前の準備

- 患者の体重と身長から投与量を算出してあるか
- ベルテポルフィンの準備，点滴に必要な物品は揃っているか
- PDTの照射部位と照射サイズは決定してあるか
- レーザー本体，電源は入っているか，コンセントは抜けそうではないか
- レーザーのエイミングは出るか，レーザーは照射できるか
- レーザーの細隙灯は点灯するか
- レーザー台と椅子の電源は入っているか，上下に問題なく動くか
- レンズは準備できているか（できれば2個）
- スコピゾル®眼科用液，点眼麻酔はあるか

PDTに使用する機器のトラブル

　PDTは，ベルテポルフィンの静脈内投与を開始すると，レーザーの照射開始時間が決まっているため途中で中断することが困難である．そのため，投与開始前にレーザーの機器の作動チェック，レンズの準備などをもれなく行っておく必要がある**（表）**．

①ベルテポルフィンの量は体重，身長から体表面積を算出し，投与量を決定するため，あらかじめ体重，身長を測定しておく必要がある．
②点滴に必要な物品が揃っているか確認する．
③レーザー本体，レーザーの台や椅子の電源は入っているか，コンセントは抜けそうではないかを確認する**（図1）**．また，レーザーは照射できるか，レーザーのエイミングは出るか，細隙灯の光源は切れていないかも電源を入れて確認する．筆者は，細隙灯のコードが緩んでいてライトが点灯しなかったり，レー

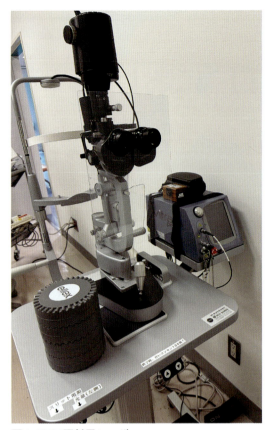

図1 PDT照射用レーザー

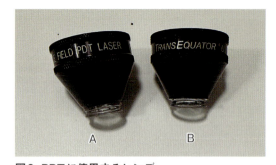

図2 PDTに使用するレンズ
A：PDT laser用レンズ（Volk社）
B：Trans Equator®Lens（Volk社）

ザーのフットペダルのコードが断裂しかけていて照射できなかったりするトラブルを経験したことがある．細隙灯の光源の代替用の電球を準備してあるか確認しておく．レーザーの光源も経年劣化するため，メンテナンスの際にレーザーのパワーが衰えていないか確認する必要がある．

④PDTでは，ベルテポルフィンを設定された時間で静脈内投与する必要があるため，薬剤はシリンジポンプを使用して投与する．シリンジポンプの不具合はないか，コンセントは電源から抜けることはないかなどあらかじめ確認しておく．当院では，シリンジポンプはバックアップ用と合わせて2台準備しているが，実際静脈内投与の途中でアラートが鳴り，シリンジポンプが作動しなくなったため急遽バックアップ用に付け替えことなきを得たことがあるため，手元にバックアップ用を準備しておくことをお勧めする．

⑤PDTに使用するレンズとPDTの設定が同じレンズであることを確認する．当院ではTrans Equatorを使用しているが，PDT laser lensなどのさまざまなレンズを使用することができる（図2）．ただし，レンズごとに照射倍率が異なるため，PDTの機器の設定画面で，使用するレンズと照射倍率の設定が間違っていないか必ず確認する．また，レンズ装着時にレンズの汚れが気になったりすることも考えられる．レンズはバックアップ用と合わせて2個準備しておくとよい．

⑥レンズに使用する特殊コンタクトレンズ角膜装着補助剤（スコピゾル®眼科用液）や点眼麻酔は準備できているか確認しておく．

> **✓POINT**
>
> PDTは，ベルテポルフィンの静脈内投与を開始すると中断できないので，開始前にチェックリストを利用して，必要物品や機器の動作確認など漏れなく準備を行う．

ベルテポルフィンによる
トラブル&リカバリー

1）背部痛

ベルテポルフィンの静脈内投与中に背部痛が起きることが報告されている．2.6％程度に生じるとの報告がある．ベルテポルフィンはリポソーム化された薬剤であり，リポソームの静脈内投与により背部痛が生じると推測されている[1]．過去に1例ベルテポルフィンの静脈内投与開始後に背中の激痛を訴えた患者を経験した．数分で痛みは軽快したため，レーザー照射を施行することができたが，痛みの訴えが強い場合はバイタルサインのチェックを行い，心血管系イベントなどの除外診断は必要である．

2）光線過敏症

ベルテポルフィンは，光感受性物質であり，体内に残留しているベルテポルフィンによって光線過敏症が起こる可能性がある．光線過敏症はベルテポルフィンの容量依存性に生じ，新生血管型AMDに対するPDTの第3相試験では2.2％に生じたと報告されている[2]．多くは治療後に太陽の光を浴びたことで光線過敏症が生じており，治療後3日目に生じた少数例が含まれるもののほとんどは治療後2日以内に生じたと報告されている．症状は，軽度の発赤や日焼けの症状から，稀ではあるが火傷の症状が含まれており，PDT後は太陽の光を含む強い光への曝露を避けることと，もしベルテポルフィンが静脈から血管外に漏れた場合は，その部位を包帯などで被覆する．ベルテポルフィンの特性をよく理解し，遮光に関してしっかり患者指導を行うことで光線過敏症の発症を予防することが重要である．

☑**POINT**

ベルテポルフィンによる背部痛と光線過敏症について知っておく．

PDTの合併症の
トラブル&リカバリー

網膜下出血

新生血管型AMDに対しPDTを施行すると，網膜下出血を生じることが報告されている．特に，ポリープ状脈絡膜血管症に対するPDT単独治療では網膜下出血が19～31％と高率に生じると報告されているため[3,4]，現在では，抗血管内皮増殖因子（VEGF）薬とPDTを併用することが多い[5,6]．ただし，抗VEGF薬を併用したとしてもPDT後に網膜下出血を生じることがあるため，網膜下出血が生じた場合は，程度に応じて硝子体内気体注入術，もしくは硝子体切除術による黄斑下血腫移動術を考慮する．

図3は，PDT後数日で暗点を自覚し，PDT後1週間で再診された症例である．幸い，網膜下出血の量が少量であったため，視力は低下することなく自然吸収を得られた．

☑**POINT**

ポリープ状脈絡膜血管症に対するPDTでは，網膜下出血を予防するために抗VEGF薬を併用する．それでも網膜下出血は生じることに注意する．

第4章 術中のトラブル&リカバリー ⑤ 光線力学療法（PDT）におけるトラブル&リカバリー

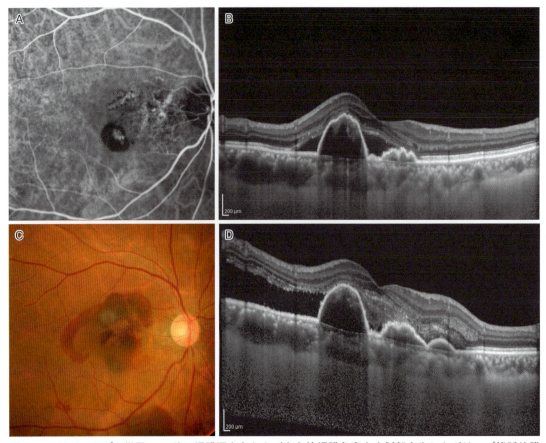

図3 アフリベルセプト併用PDT後に網膜下出血および出血性網膜色素上皮剥離を生じたポリープ状脈絡膜血管症の1例
治療前のインドシアニングリーン蛍光眼底造影にて，視神経乳頭から中心窩にかけて広がる異常血管網と，中心窩下にポリープ状病巣がみられる（A）．治療前のOCTでは急峻に隆起した網膜色素上皮剥離がみられる（B）．アフリベルセプト併用PDT後1週間のカラー眼底写真にて網膜下出血と出血性網膜色素上皮剥離がみられる（C）．同日のOCTで網膜下出血および網膜下液の増悪がみられる（D）．

その他のトラブル＆リカバリー

PDTを施行する際，過度な緊張に加えて眼球への接触から気分不良や迷走神経反射を生じることがある．患者がリラックスした状況で行えるよう，同席する看護師やスタッフに，物品の準備や手順の確認に加えて患者へ不安を与えないようあらかじめ注意を促しておくこともトラブル防止になる．

おわりに

PDTに伴う，知っておきたいトラブルについてまとめた．比較的簡単な手技ではあるものの，ベルテポルフィンの静脈内投与を開始してから照射まで時間が限られているため，あらゆることを想定して準備を行い，治療の中断は可能なかぎり避けることが大切である．

文献

1) Pece, A. et al. Back pain after photodynamic therapy with verteporfin. Am J Ophthalmol. 141 (3), 2006, 593-4.
2) Houle, JM. et al. Duration of skin photosensitivity and incidence of photosensitivity reactions after administration of verteporfin. Retina. 22 (6), 2002, 691-7.
3) Gomi, F. et al. One-year outcomes of photodynamic therapy in age-related macular degeneration and polypoidal choroidal vasculopathy in Japanese patients. Ophthalmology. 115 (1), 2008, 141-6.
4) Hirami, Y. et al. Hemorrhagic complications after photodynamic therapy for polypoidal choroidal vasculopathy. Retina. 27 (3), 2007, 335-41.
5) Gomi, F. et al. Initial versus delayed photodynamic therapy in combination with ranibizumab for treatment of polypoidal choroidal vasculopathy: The Fujisan Study. Retina. 35 (8), 2015, 1569-76.
6) Koh, A. et al. Efficacy and Safety of Ranibizumab With or Without Verteporfin Photodynamic Therapy for Polypoidal Choroidal Vasculopathy: A Randomized Clinical Trial. JAMA Ophthalmol. 135 (11), 2017, 1206-13.

第5章

術後の
トラブル（合併症）と
対応

01 バックル感染・脱出

國見洋光 Hiromitsu Kunimi
慶應義塾大学医学部眼科学教室 助教

WEB▶動画
動画1

術後のトラブル内容と原因

　一般的に，強膜バックリング手術後の陥入による網膜裂孔に対する効果は数カ月といわれている．冷凍凝固やレーザー凝固を併用している場合は，その効果で網膜裂孔周囲の癒着さえ完成してしまえば，その時点でバックル隆起自体はなくなってしまっても予後に差はないと考えられる．バックリング手術自体は術後に眼球への影響がないかぎりは半永久的に留置する前提であるが，何かしらのトラブルで除去する場合に，明確にいつからなら再剥離の心配がないか答えた報告はない．既報では，102眼のバックル術後にバックル感染を伴う露出などでバックル除去を余儀なくされた症例をまとめた報告がある．それによれば，バックル除去まで術後最短2カ月から216カ月まで含まれており，そのうち88.2％で菌培養陽性，バックル除去後の再剥離が6.9％，再剥離まで早ければ除去から15日であったとしている．バックル感染の原因菌で一番多かったのは表皮ブドウ球菌（41.2％）であった．真菌も3％で陽性となった[1]．バックル感染は露出が前提として生じており，そこに菌が付着することで感染が成立すると思われる．術後ごく早期の感染を疑う場合は術中感染の可能性もあるが，その確率は非常に低い．したがって，いかにバックル脱出を生じさせないように手術を行うかが感染リスク低減にもつながる．

　バックルの脱出で外せないのは，マイラゲル®強膜スポンジ（以下，マイラゲル®）の膨化による脱出や眼球運動障害である．現在は合併症が認知され，使用されなくなったが，ハイドロゲル素材が長年かけて膨化し劣化することが知られており，なかにはパンパンに膨れ上がって全方向の眼球運動障害を来す場合もある．世界的に認知されており，マイラゲル®膨化に伴う眼球運動障害，眼痛を生じ，眼圧上昇や眼虚血の報告もある[2]．マイラゲル®を摘出する場合も，鑷子で把持するとちぎれてしまい一塊に取り出せないため，自験例では外科吸引管を使用して吸引しながら摘出した．摘出の方法はさまざま試みられており，押し出すように摘出するプッシュプル法なども報告がある[3]．また，膨化しただけでなく圧迫された強膜が菲薄化し術中に穿孔するケースもあるため，摘出の際も細心の注意を要する[4]．

症例提示

　自験例を紹介する．6年前に他院で部分バックリング手術を施行された後に，異物感を主訴に受診され，結膜離開によるバックル脱出を生じていた（**図1**）．明らかな感染徴候はなく，眼球運動障害も生じていない．眼底は網膜復位し，経過良好である（**図2**）．このような場合

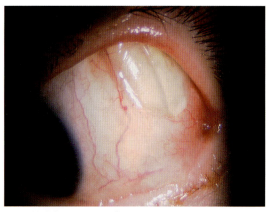 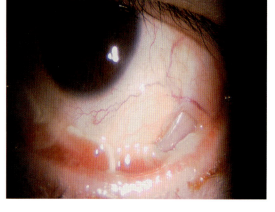

図1 結膜離開によるバックル脱出

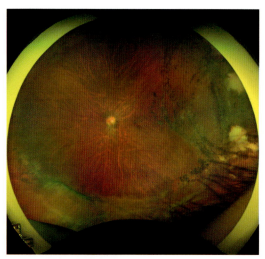

図2 症例の広角眼底写真

はバックル摘出のうえ，結膜縫合による創閉鎖が望ましい．

 基本的にはバックル感染を生じていると判断したら，可及的速やかにバックル摘出を行うべきである．バックルが結膜から露出しているが感染を生じていない場合，感染のリスクは常にあるものの，抗菌薬点眼によってひとまず感染リスクを低下させることができる．しかし，基本的に露出しているバックルは結膜被覆しても再度露出することが多く，可能であれば摘出することを念頭に置く．また，バックルの露出や感染に眼球運動障害が付随していることがあり，

その際は後の項で述べるが，斜視専門医師への紹介も検討する．

術中にできる術後トラブルの回避方法

 バックル感染や脱出の予防として，可能なかぎり初回手術時にそのリスクを軽減するべきである．ここでは筆者が行っている術中の手技について触れたい．バックル感染が成立するのは，術中にバックル周囲に菌が付着している場合もあるが，多くは術後に眼表面からバックルとそ

の周囲の瘢痕組織への感染と考えられるため，それぞれ術中の滅菌維持および術後の感染成立のリスク低減を図る．まず手術開始時点で，未開封のバックル本体が入る袋に抗菌薬溶液（当院はトブラシン®）を18G鋭針で注入し，バックルを抗菌薬に浸すようにしている．バックルを使用するため開封する際には，包装内のトブラシン®溶液を回収しておく．また，結膜，テノン嚢を展開し，バックルをエキソプラントとして通常はマットレス縫合するが，テンションの緩みのないよう3回結紮することからノットが大きくなる．このノットが結紮後バックル直上に位置したまま閉創すると，術後に結膜下で摩擦を起こし結膜菲薄化を生じるリスクとなり，バックル縫合糸感染の可能性が上がることが懸念される．できる範囲でよいが，ノットをバックルの後極側へ隠すように，マットレス縫合の2本の糸をそれぞれ無鈎鑷子で持ち，逆の動きをさせながらノットを奥へ送り込む．その後，展開していたテノン嚢と結膜を角膜輪部まで戻す．ここでテノン嚢をしっかり戻してバックルを覆うことができるかどうかが，術後長期でのバックル露出リスクの低減につながるため，意識的にテノン嚢を戻していく．筆者は開瞼器を少し緩め，綿棒を用いて後極側からテノン嚢を伸ばしながら角膜側へ引っ張り上げている（図3A）．テノン嚢をしっかり戻せば，結膜も自動的に伸展してくる（動画1）．結膜を縫合する前に，10倍希釈したポビドンヨードでテノン嚢下とバックルを洗浄する（図3B）．結膜縫合が終了したら，最後に先ほど回収したトブラシン®溶液を，25G鋭針などでバックルを縫合したテノン嚢やその周辺組織に注射浸透させて終了する（図3C）．この際に抗菌薬だけでなく一般的にリンデロン®などのステロイド溶液も混注することで，感染に加えて術後の炎症遷延と過

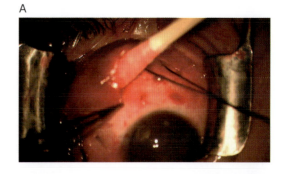

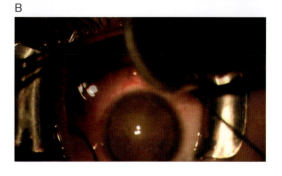

図3 術中に行うバックル感染や脱出の予防
A：開瞼器を少し緩め，綿棒を用いて後極側からテノン嚢を伸ばしながら角膜側へ引っ張り上げる．
B：結膜を縫合する前に10倍希釈したポビドンヨードでテノン嚢下とバックルを洗浄する．
C：結膜縫合が終了したら，最後に先ほど回収したトブラシン溶液を，25G鋭針などでバックルを縫合したテノン嚢やその周辺組織に注射浸透させて終了する．

度な周囲癒着の予防も行うようにする．これらの手法を意識して行うようにしてから，数年スパンではあるが，筆者はバックル感染や脱出の自験例は幸いない．しかし，バックル露出やそれに伴う感染は数十年後に発症するケースも多々あり，術中いかに注意して行っても長期では防げない可能性がある．

文献

1) Kazi, MS. et al. Indications and outcomes of scleral buckle removal in a tertiary eye care center in South India. Oman J Ophthalmol. 8 (3), 2015, 171-4.

2) Rubsamen, P. et al. Clinical Features and Surgical Outcomes in Extruding Myragel Scleral Buckles. Invest Ophthalmol Vis Sci. 46 (13), 2005. 5515.

3) Richards, AL. et al. Late complications of hydrogel scleral buckle implants and a technique for effective removal. Ophthalmic Plast Reconstr Surg. 28 (6), 2012, 455-8.

4) Tabandeh, H. et al. Scleral rupture during retinal detachment surgery: risk factors, management options, and outcomes. Ophthalmology. 107 (5), 2000, 848-52.

02

眼球運動障害

國見洋光 Hiromitsu Kunimi
慶應義塾大学医学部眼科学教室 助教

WEB▶動画
動画1

術後のトラブル内容と原因

　裂孔原性網膜剝離（rhegmatogenous retinal detachment；RRD）術後の合併症として眼球運動障害を生じる場合，たいていは強膜バックリング手術，もしくは硝子体手術併用のバックリング手術であるといえる．内眼手術ではなく，外眼，特に直筋を直接触れ，かつバックル素材をその周辺や下部に留置してくるバックル手術は，術後に眼球運動に影響を来しやすいことは言うまでもない．しかし少数ではあるが，硝子体手術後に特に垂直方向の眼球運動の一過性の抑制を生じる可能性があることは忘れてはいけない[1]．

バックリング手術後の眼球運動障害

　ここからはバックリング手術に限定して述べることにする．バックリング手術後の眼球運動障害は50年ほど前から多くの報告がある．例えば，RRD患者68人70眼について，強膜バックリング手術後の眼球運動とその重症度を平均22カ月追って調べたものがある．65％の眼に眼球運動の制限がみられ，72％の患者に複視がみられた．バックルがより多くの眼外筋の下に置かれるほど，より多く運動制限された．84％でその制限方向はバックルの位置と関連しており，87％の患者において複視もバックル位置と関連していた．バックリングの再手術は運動制限をひき起こしやすく，複視をひき起こしやすかった[2]．この報告では実に半数以上の患者において程度の差はあれ，術後の眼球運動に影響を来していることがわかる．この数字は大きすぎると感じるが，近年の報告も紹介する．RRDに対する強膜バックリング手術後の眼球運動障害を前向きに206眼，36カ月まで追跡している．そのうち44.7％の患者でシリコーンバンドとタイヤが使用され，55.3％の患者ではスポンジが使用された．全患者中，7例（3.39％）に眼球運動障害がみられた．バックルの種類およびバックルの位置と眼球運動障害との間に有意な関係はみられなかったとしている[3]．前述の既報と障害発生率もバックル位置との関連の有無も大きく異なるが，これはこの数十年でのバックル素材，縫合糸，冷凍凝固の手法やデバイスの進化，術後感染や炎症のコントロールの最適化など，考慮すべき点はいくつもあるが，術後数パーセントというのが妥当と感じている．注目すべきは，多くの眼球運動障害例は手術直後から生じているとされることである[4]．術後早期からの複視や疼痛持続の訴えがある場合は要注意症例といえる．一方で3～50％の症例では，この術後一時的な障害は半年ほどで治まることもいわれている[5]．

症例提示

筆者自身はバックリング手術を施行した患者の短期での眼球運動障害を生じた例は幸い経験がない．しかし以前にバックリング手術を他施設で施行され，その後に複視を自覚して受診された症例は複数経験がある．「第5章の01バックル感染・脱出」で述べたマイラゲル®強膜スポンジは特に重度な眼球運動障害を来していたが，現在主に使用されているシリコーンスポンジの例でも珍しくはない．そのような症例を診察した場合，筆者は必ず斜視手術専門の医師へ紹介するようにしている．これはバックル留置による物理的な障害だけが眼球運動に影響しているわけではないからである．もしバックルそのものが直筋の下を通っていることが筋肉の収縮に影響するなら，術後早期からほぼ100％運動が障害されることになる．術後数パーセントの眼球運動障害の症例の多くは，バックル周囲の組織間癒着や線維性増殖によって生じているといわれている．加えて長期のバックル留置が外眼筋の菲薄化や拘縮をひき起こしていることもある．障害の程度が強い症例であれば，ただ単にバックルそのものを摘出するだけでなく，同時に外眼筋の移動も行う必要がある．この術中の決定や移動の幅などは経験によるところが大きく，普段より斜視手術に精通した医師が行うほうが合理的であると考える．

前述のように，バックリング手術後の眼球運動障害に対して筆者自身で直接手術を行った経験はなく，すべて斜視手術専門医師に紹介することにしている．そこで自験例ではないが，斜視を専門とする後関利明先生（国際医療福祉大学熱海病院）から貴重な症例を提供いただいたので紹介する．70歳代の男性で，4年前に右眼のRRDに対して硝子体手術とバックリング併用（8～10時に#506を留置）で手術を施行された．術後1カ月ほどから複視の自覚はあったが，徐々に症状が悪化していた．初診時，外斜視で右眼の内転外転制限があった．交代プリズム遮閉試験（alternate prism cover test；APCT）では，遠方70⊿，近方90⊿の外斜視であり，矯正視力は（0.5）／（1.2）だがHess赤緑試験は右眼抑制のため不可であった．9方向眼位で右眼の強い内転障害と外転障害も認めた（図1）．前眼部写真ではバックルの明らかな露出はなかった（図2）．

本症例はバックル摘出の予定ではなかったが，縫合が緩んでおり，外直筋切腱後にバックル摘出を行い（図3），右眼の外直筋後転（図4）と内直筋plication（図5）も行われた（動画1）．術後は複視の自覚も改善し，右眼の抑制も消失した．眼球運動においても内転，外転障害が改善した（図6）．

眼球運動障害をあらかじめ回避することは難しいと考えるが，できるだけバックルと周囲組織の余計な癒着は作らないこと，直筋操作で乱暴な取り扱いはしないことなどを意識している．前項でも述べた方法で愛護的にテノン嚢をできるだけ元の位置に戻すことや，手術の最後に結膜下にステロイド注射を投与しておくことは，術後の癒着軽減に役立つと考えられる．極めて初歩的なことであるが当たり前のこととして，すべての直筋の下にバックルが通っていることを閉創前に確認する癖をつけることも大事なことである．

バックル留置の方法

バックルの留置の方法についても考察してみたい．筆者自身は全例エキソプラント（強膜外にバックルを縫合）で対応している．一方でイ

第5章 術後のトラブル（合併症）と対応

02 眼球運動障害

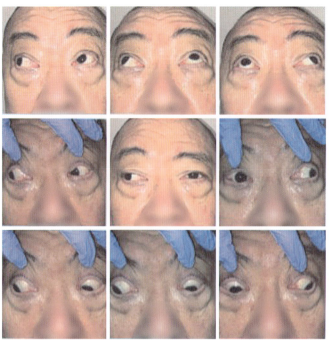

図1 術前の9方向眼位検査
（写真提供：後関利明先生〔国際医療福祉大学熱海病院〕）

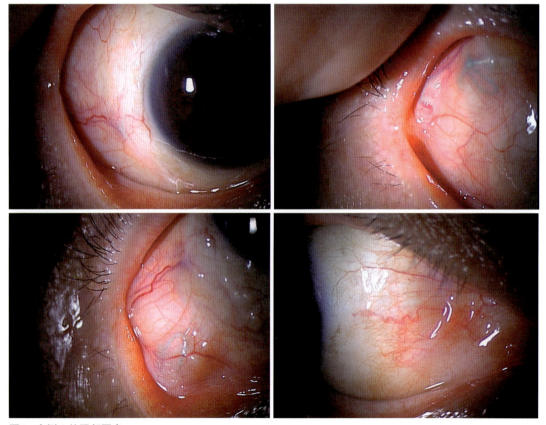

図2 症例の前眼部写真
（写真提供：後関利明先生〔国際医療福祉大学熱海病院〕）

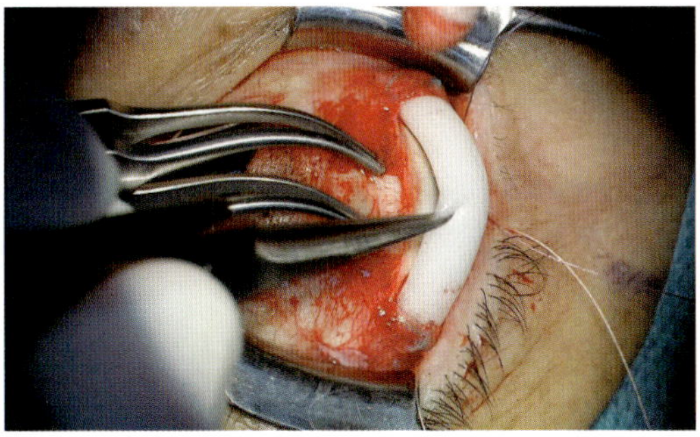

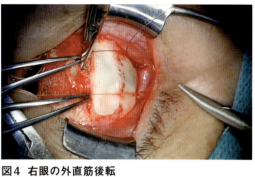

図3 外直筋切腱後のバックル摘出
（写真提供：後関利明先生〔国際医療福祉大学熱海病院〕）

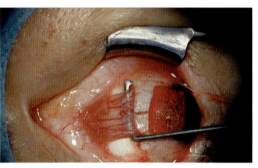

図4 右眼の外直筋後転
（写真提供：後関利明先生〔国際医療福祉大学熱海病院〕）

図5 内直筋plication
（写真提供：後関利明先生〔国際医療福祉大学熱海病院〕）

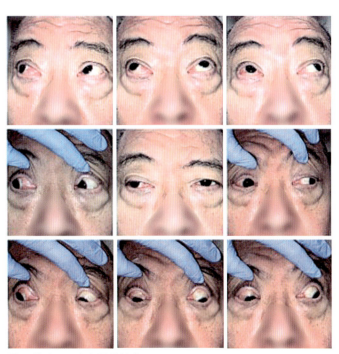

図6 術後の9方向眼位検査
（写真提供：後関利明先生〔国際医療福祉大学熱海病院〕）

ンプラント（強膜を半層切開してトンネル内に
バックル素材または薬剤を留置）の方法を好む
術者も少数ながらいる．一般的な発想ではイン
プラントのほうが眼球運動障害は少ないと考え
るが，そうではないようである．強膜バックリ
ング手術による裂孔原性網膜剝離の治療を受け
た344例360眼を対象にレトロスペクティブ解
析を行った報告では，術後6週間の時点で斜視
が検出されたのは344例中48例（13.95％）で
あった．斜視は，インプラント手術を受けた患

者の18.5％に認められたのに対し，エキソプラ
ント手術を受けた患者では11.3％であった（P
＝0.02）．斜視手術は2例（4.1％）に行われた[6]．
この結果は非常に興味深い．RRDの術中に術
後の眼球運動障害を予防する明確な手法はない
が，どのような方法であれ余計な侵襲がない短
時間手術を心がけるとともに，バックル留置後
は可能なかぎり組織を元の位置に戻すことを意
識したい．術後早期の複視の訴えや眼球運動障
害の出現，疼痛の持続はその後も要注意である．

文献

1) Wright, LA. et al. Motility and binocularity outcomes in vitrectomy versus scleral buckling in retinal detachment surgery. Graefes Arch Clin Exp Ophthalmol. 237 (12), 1999, 1028-32.

2) Spencer, AF. et al. Incidence of ocular motility problems following scleral buckling surgery. Eye. 7 (Pt 6), 1993, 751-6.

3) Akbari, MR. et al. Ocular movement disorders following scleral buckling surgery: A case series study. J Curr Ophthalmol. 31 (2), 2019, 195-200.

4) Sauer, A. et al. Diplopie dans les suites du traitement chirurgical de décollement de rétine par cryo-indentation. J Fr Ophtalmol. 30 (8), 2007, 785-9.

5) Wu, TEJ. et al. Severe strabismus after scleral buckling: multiple mechanisms revealed by high-resolution magnetic resonance imaging. Ophthalmology. 112 (2), 2005, 327-36.

6) Ganekal, S. et al. Strabismus Following Scleral Buckling Surgery. Strabismus. 24 (1), 2016, 16-20.

03 再剝離

國見洋光 Hiromitsu Kunimi
慶應義塾大学医学部眼科学教室 助教

WEB ▶動画

動画1

はじめに

裂孔原性網膜剝離（rhegmatogenous retinal detachment；RRD）術後に術者として最も気にかけることはもちろん再剝離の有無である。術後の経過を診ていくなかで再剝離がわかった時点で早期の再手術を要することが多く、いくら難症例であったとしても術者として患者に再剝離の事実を説明することはできるだけ避けたい。

RRDの手術成績と再剝離のリスク要因

RRDの手術成績についてはいくつも報告があるが、おおむね80〜95％程度になっている。ある報告では特に下方裂孔の症例をまとめており、それによると全体では成功率が91.7％で、手技別では強膜バックリングのみで88.9％、硝子体手術単独で86.7％、併用で100％となっている。1回での成功率を年齢別でみても、24歳までの若年のグループが一番低く50％となっていた[1]。再剝離のリスク要因を研究した報告も多数ある。術前、術中、術後の因子で分けて考えると、術前からわかっている因子として増殖硝子体網膜症、黄斑オフの網膜剝離、下方裂孔、長眼軸、男性、中年、術前の視力が低いという点が挙げられる。術中の因子では、タンポナーデ物質としてシリコーンオイルを初回選択した場合や網膜切除を余儀なくされた場合が挙げられる。ほかにも眼内レンズ挿入眼や無水晶体眼で終わった症例、多数の裂孔、より広範囲な網膜剝離、などが再剝離リスクの高い症例として報告されている[2〜5]。これらの列挙されたリスク因子のなかには難症例であることの結果であったという因子もある。例えば、シリコーンオイルを初回に選択するということは、ガスでは不十分なRRDがあることを示していると考えられる。下方の剝離や多発裂孔、増殖変化のあった網膜剝離では初回にオイルを選択せざるを得ない可能性もあり、それぞれの因子は独立していないといえる。

術者としては、上記のような因子を複数有する症例では、あらかじめ術前に初回復位率が一般的な数字より下がることを患者に説明しておくことも重要である。硝子体出血などで術前評価が不十分で、術中に初めて高リスク症例であることがわかる場合もあるが、その際は術後にそのリスクを補足説明することも患者との信頼関係を築くうえで大切である。

RRD術後の再剝離までの期間

RRD術後の再剝離までの期間については一般的に3カ月以内が多いが[1, 5]、新裂孔形成や緩徐な増殖変化を来した症例などはさらに長期

で再剥離を生じることもある．自経験でも再剥離までの期間はさまざまで，下方の網膜剥離で術後2日の時点でガスが減少してきて液層部の網膜が剥離していた症例もあれば，6カ月以上経過して増殖膜の牽引が生じて再剥離を生じたものまである．どんな症例であれ再剥離を確認した瞬間は落胆するが，再剥離の原因についてしっかり診察し，再手術の必要性について患者には初回手術以上に丁寧に説明することを心がけている．RRDの症状を一度経験している患者の多くは，再剥離時にも初回同様の視野欠損を自覚しており，患者本人もおそらく再剥離していることを自覚して受診している．再剥離のすべてが術者の落ち度ではないと思われるが，患者に誠意をみせる意味でも再剥離症例は可能なかぎり当日に再手術を行うようにしている．硝子体切除後で無硝子体眼であれば再剥離時の剥離進行速度は急速で，1，2日で全剥離に進展することも多々ある．その点においても再手術は可能なかぎり早急に施行するべきである．

☑POINT

再剥離症例は基本的に剥離進行が急激であり，できるだけ早急な再手術を試みるべきである．これは眼のことを考えてのことだけでなく，患者にこちらの誠意（もちろん医師の責任とはいえない部分でもあるが）をみせるためでもあると心得ている．

症例提示

再剥離の症例のパターンはさまざまで，症例によっては複数の原因によって再剥離していることもある．重要なことは，術前にしっかり再剥離の原因を考察し，術中はその原因をしっかり取り除くようにすることである．

ここで自験例（症例）を挙げる．30歳代の男性の右眼耳側の巨大裂孔網膜剥離に対して初回手術を施行した．裂孔は耳側下方を中心に140°ほどであり（図1），黄斑はオフであった（図2）．年齢を考慮して水晶体温存の硝子体手術を選択した（動画1）．バックリングも適応と考えたが，硝子体の液化が進行していたため硝子体手術とした．初回は20％SF_6（六フッ化硫黄）ガス全置換で終了し，術後2週間の時点で下方網膜は復位していた（図3, 4）．しかし，ガスが消失したタイミングで再剥離を生じた（図5）．裂孔は中央部分から周辺にかけて裂孔後極側がほぼ浮いている状態であった．硝子体牽引は解除されており，裂孔のレーザー瘢痕の癒着が不十分であったことが予想された．再手術は同じく水晶体温存で再度復位させ，レーザー光凝固を裂孔後極側に3列追加し，シリコーンオイルタンポナーデで終了した．レーザー瘢痕を前回手術より強めに出力するよう意識しつつ，過凝固にならないように努めた．再手術後，オイル下で復位を確認し（図6），白内障進行を懸念して1カ月後にオイル抜去を行った．オイル抜去後，網膜復位は良好である（図7）．この症例の反省点は，ガス白内障の進行を懸念して初回手術で20％SF_6を選択したものの，想定以上に早くガスが消失してしまったことである．このような下方にかかる巨大裂孔の場合は，C_3F_8（八フッ化プロパン）ガスを選択することも考えないといけない．また，患者のキャラクターや認知機能によって体位制限をどれだけ守れそうかといったこともタンポナーデ物質の選択に重要な要素である．

再剥離を完全に回避する方法は存在しないといえるが，できるかぎり再剥離のリスクを低減するために行うべき手法について検討する．強膜バックリング手術であれば術中に裂孔閉鎖を

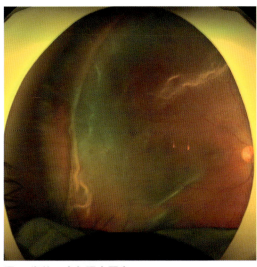

図1　術前の広角眼底写真

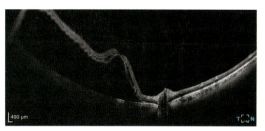

図2　術前のOCT画像

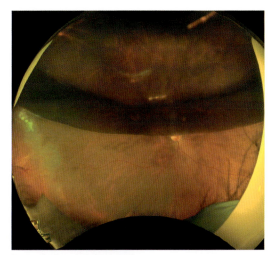

図3　術後の広角眼底写真

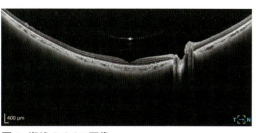

図4　術後のOCT画像

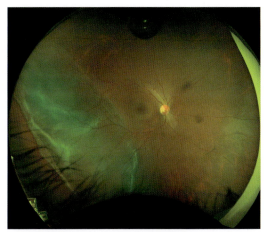

図5　再剝離がみられる広角眼底写真

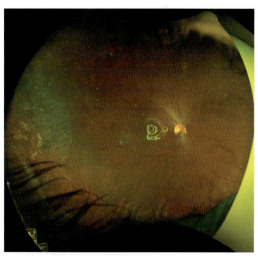

図6　再手術後の広角眼底写真

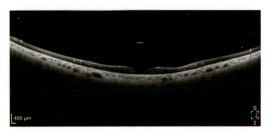
図7　オイル抜去後のOCT画像

確認できるが，バックルの位置が不適切で裂孔がしっかりバックル上に載っていないとわかったら，躊躇せずにバックルを置き直すべきである．また，バックル縫合後に網膜下液がバックル隆起によって移動し，術前よりも術中のバックル留置後に剝離丈が高くなることがある．それによって裂孔閉鎖が不十分と感じられた場合は，バックル留置後でも排液を検討する．このように，バックル手術は術中に裂孔閉鎖をしっかり確認できるまで手間を惜しまないようにするべきである．

硝子体手術における注意点

硝子体手術に関しても注意を払う点はいくつもあるが，手技については基本的なことが多い．さまざまな理由で再剝離を生じるが，術者の要因をできるだけ減らすことを心がける．裂孔の両端から前方にかけての硝子体処理を怠らない，レーザー凝固斑は白色になるギリギリの出力でウォータータイトに3列打ち過凝固を避ける，下方の裂孔で迷ったらバックル併用する，など一般的にいわれていることを正確に行う．水晶体温存で施行する予定であったが，裂孔が周辺で硝子体処理が疎かになるくらいなら，白内障手術も同時に行うようプランを変更することもある．手術が長時間になったりレーザー数が多くなった症例，増殖変化を生じていた症例は，術後の増殖性変化を抑制するために術最後にテノン囊下にステロイド注射をしたり，術後のプレドニゾロン内服をさせることもある．また，術後の患者要因も忘れてはならない．医師が指定した体位制限が厳密に行われていない可能性があれば，患者にその必要性を再度説明する．逆に言えば，認知症や脊椎の疾患などで体位制限が難しいと術前に感じる場合は，シリコーンオイルを初回選択することもある．

おわりに

どんなに丁寧に手術を行った自負があっても再剝離は一定数で生じてしまう．症例数が増えるほどその可能性も上がる．術者として大切なことは，各々の症例で再剝離が生じた原因について深く考察し，次回の手術でそれを可能なかぎり生じさせないための方法を検討することにある．なぜ再剝離してしまったのか，再剝離させないためにはどうするべきだったのか．その思考の積み重ねが再剝離のリスク低減に寄与するため，再剝離症例では深く反省すると同時に気持ちを切り替えて再手術に挑むようにしている．

文献

1) Heng, LW. et al. Characteristics, success rates and complication rates of inferior primary rhegmatogenous retinal detachments-a retrospective case series. Invest Ophthalmol Vis Sci. 52 (14), 2011, 6159.

2) Pole, C. et al. Macular edema after rhegmatogenous retinal detachment repair: risk factors, OCT analysis, and treatment responses. Int J Retina Vitreous. 7 (1), 2021, 9.

3) Guber, J. et al. Predictive risk factors for retinal redetachment following uncomplicated pars plana vitrectomy for primary rhegmatogenous retinal detachment. J Clin Med. 9 (12), 2020, 1-8.

4) Park, H. et al. Risk factors of recurrent retinal detachment after primary vitrectomy for rhegmatogenous retinal detachment. Invest Ophthalmol Vis Sci. 56 (7), 2015, 5093.

5) Jia, LY. et al. Risk factors of recurrent retinal detachment following surgical treatment for rhegmatogenous retinal detachment: a retrospective study. Risk Manag Healthc Policy. 13, 2020, 3165-71.

04 黄斑パッカー

國見洋光 Hiromitsu Kunimi
慶應義塾大学医学部眼科学教室 助教

WEB▶動画
動画1

術後のトラブル内容と原因

　裂孔原性網膜剥離（rhegmatogenous retinal detachment；RRD）に対する硝子体手術後に黄斑パッカーが発生する危険因子は複数の研究報告がある．古いものでは1978年のもので，網膜剥離手術を受けた857例中63例の黄斑パッカー症例を調べたところ，統計的に有意な危険因子が同定された．術前の矯正視力が0.4未満，裂孔のエッジがロールしていること，増殖変化による星状皺襞が存在すること，再手術の症例，脈絡膜出血，30歳以上の症例がリスク増加因子とされた．網膜剥離術後の黄斑パッカー形成は，ほかの一般的な網膜周辺部増殖の原因となる膜と類似した病理形態であることも示唆された[1]．このように，現在の硝子体手術システムが完成する前，すなわちバックルによる網膜復位術によってほぼ全例行われていた時代から，黄斑パッカー形成は一定の症例で問題となっていた．硝子体手術が確立された後の報告がより重要であることはいうまでもない．

　2009年から2年間で硝子体手術によるRRD手術を受けた患者284人をレトロスペクティブに検討した報告では，術後明らかな黄斑パッカーを生じた眼は16眼（6.1％）であった．これらのうち，10眼が追跡期間中に黄斑パッカー除去のために膜剥離を伴う硝子体手術を再施行された．網膜剥離に対する1次硝子体手術から黄斑パッカーに対する2次手術までの平均期間は7.9カ月であった．膜剥離術後の視力の平均改善度はlogMAR視力で0.37（小数視力でだいたい0.2～0.4の改善）であった．パッカー形成リスク因子としては，網膜裂孔の数や大きさ，硝子体出血が有意な危険因子であることがわかった[2]．

　本邦の報告もあるため参考にしたい．RRD手術後の黄斑パッカーの危険因子を評価するために，1次手術後12カ月以上（23.2±6.4カ月）経過観察された226例をレトロスペクティブに解析したものである．これらの症例のうち，黄斑パッカーが発症したのは26例であった．22の臨床的特徴の多重ロジスティック回帰モデルを用いた解析では，術後黄斑パッカーのリスク因子は術前の硝子体出血（オッズ比（OR）4.71），多発網膜裂孔（OR 8.07），再剥離（OR 19.66），網膜剥離面積（OR 12.91）が有意に関連していた．黄斑パッカーは手術手法とは関連していなかった[3]．これらの結果からいえることは，初回手術における多発裂孔の広範な網膜剥離症例や，単一裂孔としても硝子体出血が併存する症例は，術後の黄斑パッカーによる再手術リスクが高く，また，その再手術までの期間も1年以内であることである．

　自験例でもおおむねこれらのリスク要因に当てはまるものが多く，そのような高リスク患者全例にパッカーによる再手術リスクを初回術前

に説明できていたかと問われると反省する点もある．また，個人的な見解になるが，強度近視の場合，後部硝子体剝離を生じているように術中見えても，ごく薄い硝子体皮質が後極に残存していることがある．典型的な馬蹄形裂孔であるから硝子体剝離は生じていると思って可視化剤を用いずに手術を終了し，その後に残存硝子体皮質が肥厚，パッカーとなって黄斑部全体を巻き込んだ増殖性変化を来してしまった症例も経験した．それ以降，かならず可視化剤を用いて丹念に観察するようにしている．

症例提示（動画1）

ここで実際の自験例を紹介する．1例目（症例1）は50歳代の男性で，左眼の上方の格子状変性辺縁の裂孔を原因とする黄斑がオンの上方剝離を生じたほうに，白内障手術併用の硝子体手術を施行した．術後網膜復位は良好であり（図1，2），紹介元に戻されたが，術後4カ月で黄斑パッカーを生じ，再度紹介いただいた．初回手術時は存在しなかったが，術後数カ月で中心窩上に強い収縮による牽引を伴うパッカーがあり（図3），再手術でパッカーを剝離した．再手術前は矯正視力0.6であったが，術後は1.2で変視症状も改善した（図4）．

2例目（症例2）は30歳代の女性で，外傷による鋸状縁断裂とその後極側に裂けるような裂孔があり，初回手術は部分バックリング手術を施行したが，後極の裂孔の閉鎖不全で再剝離し，そのまま再手術となった．さらにその後の外傷で別裂孔による再剝離を生じた．3回目の術前にはすでにパッカーによる網膜の皺を認めており（図5，6），術中にパーフルオロカーボンを用いて網膜復位させた状態でパッカーを剝離した．術後経過は良好である（図7，8）．どちら

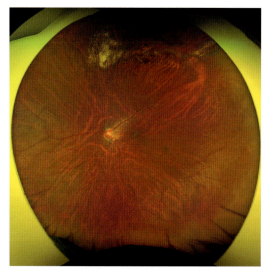

図1 症例1の術後の広角眼底写真

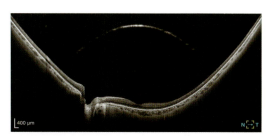

図2 症例1の術後のOCT画像

もパッカーの癒着が強く，内境界膜（ILM）は同時に剝離された．

> **POINT**
>
> 初回手術時に薄い硝子体膜を残してしまうと黄斑パッカーの発生率は上がる．初回手術時に可視化して確認する．黄斑パッカーはたいていILMと強い癒着を生じている．ILMごと剝離することになることも多い．剝離時は慎重にゆっくりと鑷子を動かすようにする．

黄斑パッカーの予防策としてはILM剝離が最も効果的であることは知られている．明らかな増殖変化のない網膜剝離手術におけるILM剝離の有益性を調査することを目的とした報告を紹介する．こちらは12件の観察研究（3,420眼）

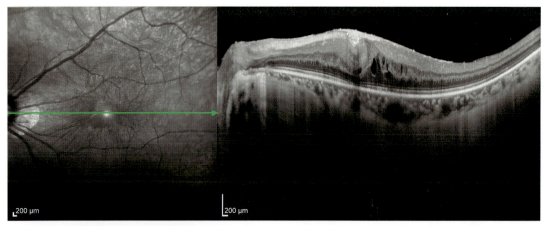

図3 症例1の術後数カ月のOCT画像

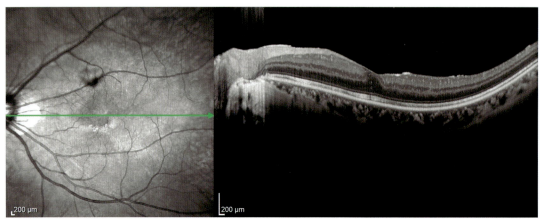

図4 症例1の再手術後のOCT画像

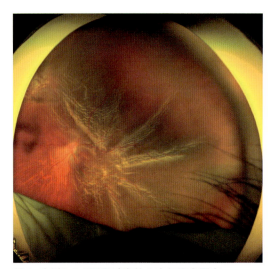

図5 症例2の3回目手術前の広角眼底写真

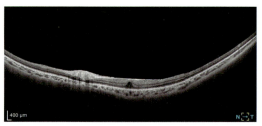

図6 症例2の3回目手術前のOCT画像

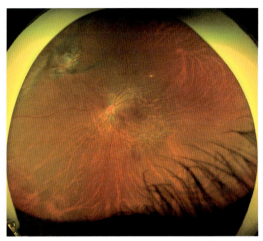

図7 症例2の3回目手術後の広角眼底写真

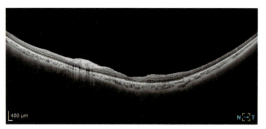

図8 症例2の3回目手術後のOCT画像

の結果をまとめたもので，ILM剝離は術後のパッカー形成リスクを有意に減少させた（RR = 0.12）．また，最終視力では両群に差はなかった．網膜再剝離リスク（RR = 0.51）および二期的なパッカー剝離手術の必要性（RR = 0.05）も，非ILM剝離群で高かった．この結果だけみると，初回手術でも全例ILM剝離を行ったほうが良い風潮に感じられる[4]．本邦の報告では，ILM剝離がRRD術後の術後6カ月の視力に及ぼす影響をレトロスペクティブに調べている．887症例の解析によると，基本的には黄斑がオンの場合，ILM剝離の有無がRRDの硝子体手術後の視力予後に影響しない一方で，黄斑がオフの剝離の場合は，むしろILM剝離が術後視力を悪化させることがわかった[5]．また，別の本邦からの報告で，先ほど言及した後部硝子体皮質の剝離について触れたものがある．これによれば，術中に中心窩上に残存硝子体皮質を見つけ次第，可能なかぎり除去（ILMは温存）するほうが，術後のパッカー形成の減少に有効であった[6]．そもそも，本邦でもILM剝離という行為自体には視力以外にも視野を含めた予後への影響を懸念すべきであることは近年いわれていた．特発性の網膜前膜に対してILM剝離を行った場合，57％の症例で術後の視野欠損を生じるという報告もある[7]．こういった見解から，近年は初回手術の際にILM剝離を行う術者は減っているように思われる．筆者を含め当施設の術者は，初回手術におけるILM剝離は可能なかぎり行わずに終了している．一定数の術後パッカーを経験することになるが，その際にはじめて膜剝離を行うようにし，初回手術はミニマムで終わるようにしている．そのうえで，明らかに術後高リスクな場合，再手術などの場合は状況に応じてILM剝離を行う．また，手術における過剰な炎症惹起を抑制するため，過度な冷凍凝固やレーザー光凝固，必要以上の周辺圧迫操作はしないように心がけている．

文献

1) Lobes, LA. et al. The incidence of macular pucker after retinal detachment surgery. Am J Ophthalmol. 85 (1), 1978, 72-7.
2) Heo, MS. et al. The clinical features of macular pucker formation after pars plana vitrectomy for primary rhegmatogenous retinal detachment repair. Korean J Ophthalmol. 26 (5), 2012, 355-61.
3) Hirakata, T. et al. Risk factors for macular pucker after rhegmatogenous retinal detachment surgery. Sci Rep. 11 (1), 2021, 18276.
4) Lamas-Francis, D. et al. Primary ILM peeling during retinal detachment repair: a systematic review and meta-analysis. Sci Rep. 13 (1), 2023, 3586.
5) Obata, S. et al. Effect of internal limiting membrane peeling on postoperative visual acuity in macula-off rhegmatogenous retinal detachment. PLoS One. 16 (8), 2021, e0255827.
6) Kato, Y. et al. Effect of foveal vitreous cortex removal to prevent epiretinal membrane after vitrectomy for rhegmatogenous retinal detachment. Ophthalmol Retina. 5 (5), 2021, 420-8.
7) Uemura, A. et al. Visual field defects after uneventful vitrectomy for epiretinal membrane with indocyanine green-assisted internal limiting membrane peeling. Am J Ophthalmol. 136 (2), 2003, 252-7.

鳥飼智彦 Tomohiko Torikai
杏林アイセンター 助教

前部増殖硝子体網膜症，増殖硝子体網膜症

術後のトラブルの内容

　増殖硝子体網膜症（proliferative vitreoretinopathy；PVR）は裂孔原性網膜剥離の5.1〜11.7％に続発して生じ[1]，網膜硝子体手術後の最も重篤な合併症の1つとされる．裂孔非閉鎖の状態が持続すると，網膜表面あるいは裏面に増殖膜が形成され収縮し，難治の網膜剥離を生じる**（図1）**．

　特に，硝子体基底部に増殖膜を形成し，収縮することで網膜が前方に牽引されると前部増殖硝子体網膜症（anterior PVR）が生じる．さらに増殖組織が硝子体基底部より前方の毛様体に至ると，毛様体機能が低下し低眼圧を来す場合もある．また，網膜剥離が長期に及ぶと網膜下にも網膜下索状物を生じる．PVRへの進行の危険因子として，高齢患者，喫煙歴，術前のPVRの存在，硝子体出血，無水晶体眼あるいは偽水晶体眼，黄斑まで及んだ網膜剥離，広範囲に及んだ網膜剥離，遷延性の網膜剥離が挙げられる[2]．PVRのgradeは1991年に改定された重症度分類を用いて表すことが多い**（表1，2）**[3]．

トラブルが起こる原因

　非閉鎖の裂孔より網膜色素上皮（retinal pigment epithelium；RPE）細胞が硝子体や網膜に散布されることによりひき起こされる．散

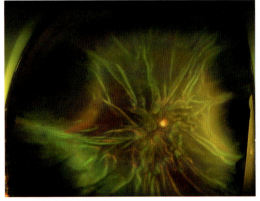

図1　増殖硝子体網膜症
網膜全体に子午線方向の皺襞の形成および脈絡膜剥離を認める．

布されたRPE細胞は後部硝子体皮質や網膜表面および裏面に付着後，増殖する．RPE細胞以外にも網膜から遊走したグリア細胞やマクロファージ，RPE細胞から形質転換した筋線維芽細胞，炎症性サイトカインなどが相互に作用しあって，残存した硝子体や硝子体皮質，基底膜である内境界膜を足場として増殖膜を形成する．

　増殖膜は網膜全体に生じる可能性があるが，硝子体手術後に生じた再増殖では重力の影響で散布された細胞が眼球下方に蓄積しやすく，後極部や眼球下方に黄斑パッカーや増殖膜を形成しやすい[4]．形成した増殖膜は収縮を来して網膜を牽引し，牽引性網膜剥離や新規裂孔の形成を伴う裂孔原性網膜剥離を生じる．

表1 増殖硝子体網膜症の新分類

Grade	特徴
A	硝子体混濁，硝子体中の色素塊，下方網膜の色素塊
B	網膜内層の皺襞形成，網膜の硬化，静脈蛇行，翻転して不整な網膜裂孔縁，硝子体の可動性低下
CP1-12※	赤道部より後方の局所，もしくはびまん性，もしくは円周状の全層網膜皺襞，網膜下索状物
CA1-12※	赤道部より前方の局所，もしくはびまん性，もしくは円周状の全層網膜皺襞，網膜下索状物，基底部の前方偏位，網膜下索状物を伴う濃縮した硝子体

※1-12は時刻により病変部位を表す.

表2 増殖硝子体網膜症 Grade C における収縮のタイプ

タイプ	部位	特徴
focal	後方	硝子体基底部より後方の星状皺襞
diffuse	後方	癒合した硝子体基底部より後方の星状皺襞，視神経乳頭は透見できないこともある.
subretinal	後方／前方	網膜下増殖：視神経乳頭周辺の環状索状物，線状索状物，虫食い様のシート状状物
circumferential	前方	網膜中心方向への偏位を伴う硝子体基底部後縁に沿った収縮： 周辺部網膜は牽引され，後極部には子午線方向の皺襞形成あり.
anterior displacement	前方	増殖組織による前方方向への硝子体基底部の牽引， 周辺部網膜のくぼみ： 毛様突起は牽引され，増殖膜で被覆されていることがある. 隅角は後退していることがある.

トラブルが起こった場合の対応

増殖性変化が軽度な症例では，強膜バックリング手術で網膜復位が得られる場合もある．しかしながら，増殖性変化の強い症例に関しては硝子体手術を行い，増殖膜およびその足場となっている後部硝子体皮質や残存した硝子体をできるかぎり除去する必要がある．水晶体を温存するか否かは特に若年者で発症したPVRの場合は悩ましいところであるが，水晶体を温存した場合，周辺部の十分な硝子体郭清が困難であるため，水晶体摘出が必要な場合が多い．特にanterior PVRの場合は眼内レンズであっても摘出したほうが，周辺部の処理を十分に行うことができ，周辺部増殖組織による房水産生低下を抑制できる可能性がある[5].

後部硝子体皮質や残存硝子体を確認するため

に，トリアムシノロンアセトニド（マキュエイド®もしくはケナコルト-A®）を用いる．周辺部の硝子体はシャンデリア照明を用い，強膜を圧迫しながら可能なかぎりシェービングを行うが，完全な硝子体切除は不可能である．そのため症例に応じて，周辺部の残存硝子体や増殖膜による円周状の牽引を除去するために輪状締結術を併施する必要がある．筆者は，計画的に輪状締結術を行う場合は手術の最初に行う．結膜全周切開後，4象限に5-0ダクロン糸で通糸し，角膜輪部より10～13 mmの位置でシリコーンスポンジを輪状締結することが多いが，シリコーンバンドを用いてもよい．特に硝子体切除を行っている眼に対して輪状締結を行う際，強膜内陥が強くなりすぎないように注意が必要である．いったん仮結紮で締結しておき，手術終了時に本結紮で締結して調整する．増殖膜の処理

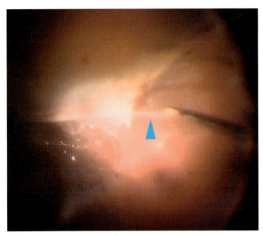

図2 網膜下索状物抜去
意図的裂孔より網膜下索状物（青矢頭）を抜去している．

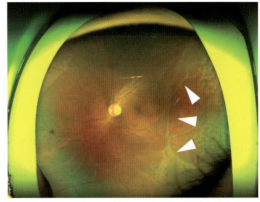

図3 網膜下索状物を抜去せずとも網膜が復位した症例
強膜バックリングで網膜復位が得られた．網膜下索状物（白矢頭）を認める．

に際してはまず増殖膜の場所の同定が重要であり，固定皺襞のように網膜が折れ曲がっている部分に増殖膜が存在する可能性が高い．増殖膜は面状に網膜に癒着しており，網膜剥離を伴っていることが多く，完全な剥離除去は難易度が高い．鑷子の先端などで膜を引っかけてきっかけを作製し，鑷子でしっかり把持して医原性裂孔を作らないようにできるかぎり除去を行う．鑷子での把持が困難な膜の場合はdiamond dusted membrane scraper（DDMS™）やFlex Loopなどを用いて除去を行うこともある．内境界膜剥離を併用できれば，剥離した部分の増殖膜は完全に除去が可能である．網膜下索状物が網膜復位の妨げになる場合は意図的裂孔を作製し，鑷子を用いて意図的裂孔より網膜下索状物を把持し，ゆっくり牽引しながら摘出する**（図2）**必要はあるが，摘出せずとも網膜復位が得られる症例も多い**（図3）**．外傷後や遷延した網膜剥離を認める症例では網膜下索状物が視神経乳頭近傍を取り巻くように存在し，いわゆるナプキンリングを形成する場合がある．その場合，網膜が漏斗状になり，ナプキンリングが網膜復位の妨げとなるため，網膜下索状物をできるかぎり除去する必要がある**（図4）**．網

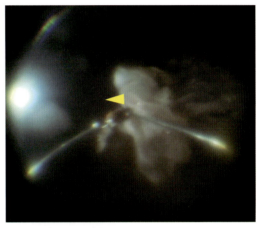

図4 網膜裏面の索状物
眼外傷後12日目に硝子体手術を施行した症例．網膜が360°断裂しており，ナプキンリングを形成し，復位の妨げとなっていた．双手法を用いて網膜下索状物（黄矢頭）を除去している．

膜剥離の範囲が広範であり，網膜の可動性が大きい場合，後極に液体パーフルオロカーボンを注入しておくと，網膜の可動性が抑えられ，周辺部の膜処理や硝子体切除が若干容易となる．液体パーフルオロカーボン注入の際には網膜下の迷入を防ぐべく，一塊となるように針先を液体パーフルオロカーボン内に入れながらゆっくりと注入する**（図5）**．

　Anterior PVRを発症している場合は，鑷子を用いて網膜が前方に牽引されている部分に存

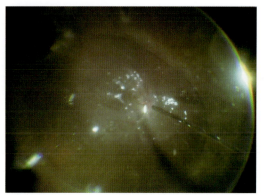

図5 液体パーフルオロカーボン注入
一塊としてfish eggにならないようゆっくり注入する．

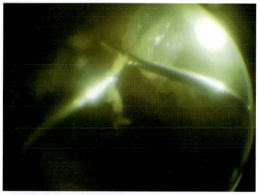

図6 周辺部の増殖膜処理
周辺部の増殖膜をシャンデリア照明下で双手法を用い，処理している．

在する残存硝子体や周辺部増殖膜をできるかぎり剝離除去し，剝離除去が困難であれば円周状に引き裂きながら，牽引を解除する必要がある．最周辺部の膜処理はシャンデリア照明下で双手法を用いたほうが安全（**図6**）であり，必要があれば助手に強膜を圧迫してもらう．増殖膜が網膜と強固に癒着している症例や網膜が器質化し短縮しているような症例では，網膜減張切開を加える．液空気置換を行い網膜が復位していることが確認できれば，すべての裂孔に網膜光凝固を行い，長期滞留ガス（六フッ化硫黄；SF_6，八フッ化プロパン；C_3F_8）ないしはシリコーンオイルタンポナーデを施行する．持続したタンポナーデ効果を期待できることから，PVRの症例にはシリコーンオイルタンポナーデを選択する場合が多いが，シリコーンオイル注入後の合併症には十分注意し，術後1〜3カ月程度での抜去を試みる．ただし，毛様体機能低下による眼球癆が危惧される症例ではシリコーンオイルの長期留置を検討する．

術前，術中にできる術後トラブルの回避方法

手術を施行されていない網膜剝離であっても長期放置例などでPVRを来すこともあるが，多くの場合，強膜バックリング手術後や硝子体手術後に続発して生じるため，初回手術時に適切な治療を行うことが重要である．強膜バックリング手術時には術前に裂孔の見落としがないよう倒像鏡による仰臥位での詳細な眼底検査を行い，適切な位置，適切な高さでのバックリング設置，過不足ない冷凍凝固を心がける．硝子体手術施行時には，再増殖の足場をなくすためにも徹底的に硝子体を郭清し，裂孔からのRPE細胞の持続的な散布を抑制するために確実な裂孔閉鎖を行い，術後の強い炎症が惹起しないように網膜過凝固などは避け，低侵襲手術を心がける．

なかでも術中の不十分な硝子体郭清からPVRに至る症例が多いと考えられるが，後部硝子体剝離が生じていない症例に関しては確実に人工的後部硝子体剝離を作製し，特に網膜格子状変性の周辺側など硝子体の癒着が強固な部分はできるかぎりシェービングして，それでも硝子体牽引の解除に十分でないと考えられる場

合は迷わず強膜バックリング手術を併用する. また, 特に強度近視眼などではトリアムシノロンアセトニドを網膜に塗布すると広範囲に後部硝子体皮質が残存している場合があり, これを取り残すと増殖の足場となり再剥離の原因となることがあるため, DDMS™やFlex Loopを用いてできるかぎり剥離除去しておくとよい.

文献

1) Kwon, OW. et al. Retinal Detachment and Proliferative Vitreoretinopathy. Dev Ophthalmol. 55, 2016, 154-62.
2) Xiang, J. et al. Risk factors for proliferative vitreoretinopathy after retinal detachment surgery: A systematic review and meta-analysis. PLoS One. 18 (10), 2023, e0292698.
3) Machemer, R. et al. An updated classification of retinal detachment with proliferative vitreoretinopathy. Am J Ophthalmol. 112 (2), 1991, 159-65.
4) 久冨智朗. 網膜剥離, 増殖硝子体網膜症の病理. OCULISTA. 114, 2022, 63-71.
5) Tseng, JJ. et al. Influence of postoperative lens status on intraocular pressure in proliferative vitreoretinopathy. Am J Ophthalmol. 147 (5), 2009, 875-85.
6) Pastor, JC. Proliferative vitreoretinopathy: an overview. Surv Ophthalmol. 43 (1), 1998, 3-18.

鳥飼智彦 Tomohiko Torikai
杏林アイセンター 助教

循環障害

術後のトラブルの内容

　硝子体手術や強膜バックリング手術（以下，強膜バックリング）の施行によって網脈絡膜の循環動態に影響を及ぼすことが知られている．網脈絡膜循環の評価方法については蛍光眼底造影検査を用いて網膜循環時間を測定する方法やカラードップラー法，レーザードップラー法ないしはレーザースペックル法を用いて網膜血流変化を評価する方法や，近年では光干渉断層血管撮影（OCT angiography；OCTA）を用いて層別に網膜毛細血管密度を解析する方法などさまざまである．以降，硝子体手術と強膜バックリングに分けてトラブルが生じる原因や対処法に関して記載する．

トラブルが起こる原因

1）硝子体手術後

　硝子体手術が網脈絡膜循環に与える影響については諸説ある．糖尿病黄斑部浮腫に対する硝子体手術では硝子体牽引の解除や増殖因子の除去，酸素分圧の上昇など複合的な効果により硝子体手術後に網膜血流速度が増加し，網膜血流の増加度と視力改善に有意な相関を認めたとする報告もあり，硝子体手術による眼内環境の改善がむしろ循環動態に良い影響を及ぼす可能性が示唆されている[1]．

　しかしその一方，稀ではあるが硝子体手術後の網膜動脈閉塞症の報告もあり，Fischerらはリスク因子として，麻酔，術中の眼圧上昇，強膜バックリングの追加，汎網膜光凝固，心血管系疾患の既往を挙げ，特に心血管系疾患を有する患者に対し，網脈絡膜血流の低下をひき起こすような術中操作や術中眼圧の変動が加わることが術後網膜動脈閉塞につながる可能性が高いと結論付けている[2]（図1，2）．

　網脈絡膜循環に悪影響を及ぼす硝子体手術中の因子としては眼圧変動や網膜光凝固の有無，眼内タンポナーデ物質の種類が主に考えられる．以下，それぞれの因子について詳述する．

①眼圧変動

　硝子体手術中は生理的範囲を超える眼圧上昇が生じ，網膜毛細血管の灌流障害につながる可能性がある．豚眼に対して硝子体手術を施行し，術中眼圧を15 mmHgから105 mmHgまで変化させ，OCTAを用いて放射状乳頭周囲毛細血管（radial peripapillary capillaries；RPCs），表層毛細血管網（superficial capillary plexus；SCP），中層毛細血管網（intermediate capillary plexus；ICP），深層毛細血管網（deep capillary plexus；DCP）の毛細血管密度を評価した報告では，30 mmHg以上から各層で毛細血管密度の減少がみられた[3]．

②汎網膜光凝固

　網膜新生血管のない重度非増殖糖尿病網膜症に対して汎網膜光凝固を施行した群と汎網膜光凝固を施行していない群とでレーザースペックルフローグラフィを用いて視神経乳頭および脈

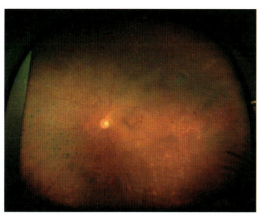

図1 増殖糖尿病網膜症・血管新生緑内障に対する硝子体手術前
血管新生緑内障で眼圧47 mmHgと高値であった．ガスタンポナーデを行って終了した．

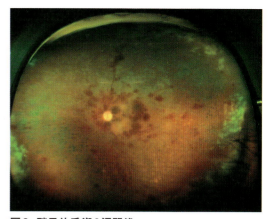

図2 硝子体手術2週間後
ガス消失後の眼底所見である．網膜静脈および動脈閉塞を認める．

絡膜の血流を比較検討した報告では，汎網膜光凝固を施行した群で血流速度の指標であるmean blur rate（MBR）が有意に低下しており，眼血流量の有意な低下が視力の長期的な低下と相関している可能性があると結論付けている[4]．また，汎網膜光凝固後の毛様体および脈絡膜剥離の出現が報告されており[5]，その機序として光凝固による炎症や脈絡膜の循環障害の可能性が考えられている．

③眼内タンポナーデ物質

針谷らは液空気置換中および直後に軟性白斑が生じた3症例を報告し，その機序として網膜動脈血管の攣縮に伴う一過性の網膜虚血性変化を考察した[6]．

黄斑剝離を伴う網膜剝離に対して空気タンポナーデとシリコーンオイルタンポナーデを行った両群を1カ月，3カ月時点でOCTAを用いて比較した報告[7]では，シリコーンオイルタンポナーデ群では網膜浅層の網膜灌流と全網膜厚が有意に低下しており，シリコーンオイルによる網膜内層への圧迫が網膜浅層の網膜灌流の低下につながり，ひいては全網膜厚が菲薄化する機序を考察している．また，黄斑剝離を伴う網膜剝離に対してシリコーンオイル注入を行った症例のSCP，DCP，脈絡毛細血管板網（choriocapillaris plexus；CCP）の毛細血管密度を術後4カ月時点まで経時的に確認した報告[8]では，術後3カ月までは時間経過とともに毛細血管密度は有意に増加するものの，術後4カ月時点では減少し，長期間のシリコーンオイル留置は毛細血管密度を減少させる可能性が示唆された．

2）強膜バックリング

強膜バックリング後に網脈絡膜循環動態の変化を生じることが知られている．Yoshidaら[9]はレーザードップラー法による強膜バックリング後の網膜血流の減少を報告し，Diddieら[10]は家兎眼に輪状締結術を施行後，microsphere法で脈絡膜血流が低下することを報告している．

①前眼部虚血

前眼部虚血が生じると高度な前房炎症を生じ，可逆性角膜浮腫，一過性浅前房による隅角閉塞と眼圧上昇，遷延性炎症，虹彩萎縮と癒着，白内障の進行がみられる．佐野らは裂孔原性網膜剝離に対して強膜バックリングを施行した

1,101眼のうち11眼に前眼部虚血が発生したと報告した[11]. 前眼部虚血の原因となり得る手術操作としては, 2本以上の直筋の一時切腱による前毛様動脈の血流障害, 長後毛様動脈に対する冷凍凝固やジアテルミーによる損傷, 輪状締結術, 渦静脈圧迫による灌流障害が挙げられる[12].

②脈絡膜剥離

脈絡膜剥離は強膜バックリング後約2週間以内に生じるとされ, 術後72時間まで増大し, 術後12～16日で急速に消退することが多いとされる[13].

強膜バックリング後の脈絡膜剥離の発生機序としては, 深い位置でのバックルによる渦静脈の圧迫による脈絡膜血管のうっ滞, 渦静脈損傷, 輪状締結による過度な締め付けが考えられ, 岸本らは裂孔原性網膜剥離への強膜内陥術後に脈絡膜剥離が7.5％に生じたと報告した[14].

脈絡膜剥離は後極に拡大せず, しばしば毛様体剥離を併発し, 毛様体脈絡膜の浮腫, 剥離による毛様突起の前方回旋や水晶体の前方移動に伴う浅前房化が生じる場合がある[15].

③網膜動脈閉塞症

強膜バックリング後の網膜動脈閉塞症についても, 稀ではあるが報告がある[16]. その原因として, 術中および術直後の一過性の眼圧上昇やバックリング設置に伴う網膜循環障害の影響が考えられている.

トラブルが起こった場合の対応

硝子体手術や強膜バックリングの施行後に網脈絡膜の循環不全が生じて, 対応を求められるケースとしては網膜動脈閉塞, 前眼部虚血, 脈絡膜剥離を生じた場合が考えられる.

網膜動脈閉塞が生じた場合, 特に網膜中心動脈閉塞が生じた場合は迅速な対応が求められるが, 明確な治療指針はない. 眼圧下降, 血管拡張による血流改善に期待して眼球マッサージ, 前房穿刺, 炭酸脱水素酵素阻害薬の全身投与などを考慮する. 一般的に網膜中心動脈閉塞の視力予後は不良であるが, 症例によっては良好な視力改善を得たとする報告もある[16]. また, 過度の輪状締結による網膜循環動態の変化が原因と考えられる場合は, 輪状締結の切離も考慮する.

前眼部虚血を生じた場合, 消炎目的にステロイドの局所ないしは全身投与を考慮する. ステロイドの全身投与により術後視力が有意に改善するという報告[17]もあるが, 視力予後は一般的に非常に不良である.

強膜内陥術後に脈絡膜剥離が生じた場合に問題となるのは, 浅前房となり隅角閉塞からの眼圧上昇を来す場合である. 脈絡膜剥離の消退とともに改善する場合が多いとされるが, 眼圧上昇が持続する場合は眼圧下降目的に緑内障点眼追加や高張浸透圧薬, 炭酸脱水素酵素阻害薬の全身投与を行う. また, 毛様体弛緩目的にアトロピン点眼追加も考慮する.

汎網膜光凝固術後の脈絡膜剥離は通常1週間程度で自然退縮するため, ひとまず経過観察する[18].

前述のように硝子体術後の長期間のシリコーンオイル留置により術後4カ月以降で毛細血管密度が低下するという報告[8]もあるため, シリコーンオイルの抜去が困難な症例を除いては, なるべくシリコーンオイル留置が長期にならないように心がける.

術前，術中にできる術後トラブルの回避方法

1) 硝子体手術

術中は眼圧変動や汎網膜光凝固における光凝固の発数に留意する必要がある．

①眼圧変動

術中の高灌流圧による操作はできるかぎり避け，適切に眼圧をコントロールする必要がある．

②汎網膜光凝固

分割照射でも高度の脈絡膜剥離が生じた症例報告はあるものの[19]，通常は無治療の増殖糖尿病網膜症に対して汎網膜光凝固術を早期に完成させるため，1回に多数の光凝固を施行した場合に脈絡膜剥離の発症頻度が増えるものと考えられる．網膜光凝固の発数が多くなることが予想される症例では，術中の網膜光凝固は外来での網膜光凝固では照射しにくい最周辺部から赤道部程度に留め，硝子体手術前もしくは手術後に外来で網膜光凝固を追加するのも1つである．

2) 強膜バックリング

深部裂孔や多発裂孔に対して強膜バックリングを施行すると脈絡膜剥離の発生率が高いという報告がある[14]．バックルを深部に設置することに伴う渦静脈への圧迫や多発裂孔により広範囲にバックルを設置することで循環障害が生じる可能性があり，ケースバイケースではあるが，そのような症例に対しては硝子体手術を検討してもよい．また，冷凍凝固やジアテルミーを使用の際には過凝固にならないように気をつける．バックルを締結した直後やガスを眼内に注入した後に眼圧上昇を来し，網膜中心動脈閉塞を生じることがある．術終了時に網膜動脈の拍動が認められ，循環障害の存在が考えられる場合は，輪状締結を緩めたり，前房穿刺により眼圧を下げる．

文献

1) 鈴間潔. 網膜疾患と眼循環 糖尿病網膜症. OCULISTA. 32, 2015, 63-9.
2) Fischer, C. et al. Vascular occlusions following ocular surgical procedures: a clinical observation of vascular complications after ocular surgery. J Ophthalmol. 2017, 2017, 9120892.
3) Choi, M. et al. Relationship between retinal capillary vessel density of OCT angiography and intraocular pressure in pig. Sci Rep. 11 (1), 2021, 8555.
4) Iwase, T. et al. Effects of photocoagulation on ocular blood flow in patients with severe non-proliferative diabetic retinopathy. PLoS One. 12 (3), 2017, e0174427.
5) Yuki, T. et al. Ciliary body and choroidal detachment after laser photocoagulation for diabetic retinopathy. A high-frequency ultrasound study. Ophthalmology. 104 (8), 1997, 1259-64.
6) 針谷紀ほか. 硝子体手術中に網膜動脈に循環障害を生じた3症例. 臨床眼科. 51 (4), 1997, 589-92.
7) Fang, W. et al. A decrease in macular microvascular perfusion after retinal detachment repair with silicone oil. Int J Ophthalmol. 14 (6), 2021, 875-80.
8) Jiang, J. et al. Evaluation of macular vessel density changes after vitrectomy with silicone oil tamponade in patients with rhegmatogenous retinal detachment. Int J Ophthalmol. 14 (6), 2021, 881-6.
9) Yoshida, A. et al. Retinal circulatory changes after scleral buckling procedures. Am J Ophthalmol. 95 (2), 1983, 182-8.
10) Diddie, KR. et al. Uveal blood flow after 360 degrees constriction in the rabbit. Arch Ophthalmol. 98 (4), 1980, 729-30.
11) 佐野英子ほか. 強膜バックル手術後の前眼部虚血. 臨床眼科. 50 (4), 1996, 644-9.
12) マイケルス網膜剥離. 松井瑞夫監訳ほか. 東京, 文光堂, 1995, 921.
13) マイケルス網膜剥離. 松井瑞夫監訳ほか. 東京, 文光堂, 1995, 927.
14) 岸本直子ほか. 裂孔原性網膜剥離に対する強膜内陥術後に発生した脈絡膜剥離. 臨床眼科. 50 (7), 1996, 1429-33.
15) 河原澄枝ほか. 網膜剥離の強膜内陥術後に生じた毛様体脈絡膜剥離. 日本眼科学会雑誌. 104 (5), 2000, 344-8.
16) 岡和田英昭ほか. 強膜輪状締結術後の網膜中心動脈閉塞症に対し輪状締結切離することなく視力回復をした1例. 眼科臨床紀要. 3 (3), 2010, 240-3.
17) Valone, J. Jr. et al. Management of rhegmatogenous retinal detachment with maculae detached. Steroids,

choroidal detachment, and acuity. Ophthalmology. 93 (11), 1986, 1413-7.

18) 池田恒彦. 眼内汎網膜光凝固術後の脈絡膜剥離（初級編）. あたらしい眼科. 39 (10), 2022, 1371.

19) 平澤知之ほか. 糖尿病網膜症に対する汎網膜光凝固術にて高度な脈絡膜剥離を生じた1例. 眼科臨床医報. 101 (10), 2007, 1045-8.

07

シリコーンオイルに伴う合併症

鳥飼智彦 Tomohiko Torikai
杏林アイセンター 助教

術後のトラブルの内容

シリコーンオイル（silicone oil；SO）は眼内で吸収されず安定したタンポナーデ効果が期待できるため，長期の硝子体充填物質として，1980年代より網膜硝子体手術において広く用いられている．本邦では2008年にSILIKON™1000ポリジメチルシロキサン（日本アルコン株式会社）が認可され，使用されている．SO注入の適応基準としては，増殖硝子体網膜症，増殖糖尿病網膜症，黄斑円孔網膜剝離などの難治症例や認知症，高齢者，精神発達遅滞症例，乳幼児，呼吸障害や脊椎障害のある症例など精神疾患，身体的理由により体位制限が不良な症例，硝子体手術後に網膜は復位しているが，房水産生が低下しており，眼球癆に移行する可能性が高い低眼圧症例，他眼が視力不良で早期の術眼の視力回復が望ましい症例が挙げられる．

SOは添付文書上では1年以内の適切な時期に抜去すると記載されているが，『シリコーンオイル使用ガイドライン』では6カ月以内での抜去が望ましいと記載がある[1]．しかしながら，眼圧5 mmHg以下の低眼圧の症例，復位不可能と考えられる網膜剝離の症例，身体的要因などによる再手術不能な症例では，SOが抜去できない場合もある．SOを注入することに伴う合併症はさまざまである．『眼科領域におけるシリコーンオイル使用状況全国調査結果』によるとSO使用に関連する主な合併症は眼圧上昇が18.4％，緑内障が5.6％，角膜混濁が4.7％で

あった[2]．また，SO抜去後の合併症に関しても報告されており，IssaらはSO抜去後の合併症として網膜再剝離が6.9％，低眼圧症が7.9％，高眼圧症が12.9％，角膜障害が9.9％，囊胞性黄斑部浮腫が2％，白内障の進行が68％で確認されたと報告した[3]．

トラブルが起こる原因

1）眼圧上昇，緑内障

無水晶体眼の場合，硝子体腔に注入されたSOが瞳孔領をブロックし，いわゆる瞳孔ブロックが生じる．瞳孔ブロックを来すと後房水が硝子体腔に留まり，SOが前房に押し出され前房内がすべてSOに置換されることにより，高度の眼圧上昇を来す．前房内がSOにすべて置換されると，前房は深く，眼圧は高値だが角膜浮腫はなく，前房内細胞は認めず，虹彩前面に鏡面様反射を認める**（図1）**．また，SOは眼内長期留置により眼内の血漿蛋白などに接触し，界面張力が減少することで無数の小粒子となる乳化が生じる**（図2）**．乳化したSO粒子が前房に流出し，隅角に沈着すると線維柱帯が閉塞し眼圧上昇を来す．

2）角膜障害

無水晶体眼やチン小帯脆弱例では前房内にSOが脱出し，SOが角膜内皮細胞に接触することにより角膜内皮障害が生じるリスクがある．

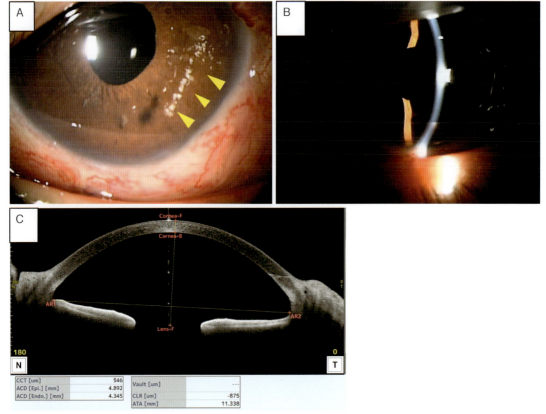

図1　前房内SO
A：虹彩前面に鏡面様反射（黄矢頭）を認める．
B：眼圧は52 mmHgと高値だが，角膜浮腫はほぼなく，前房も深化している．前房内細胞は認めない．
C：前眼部OCTでも前房の深化および虹彩の後弯を認める．

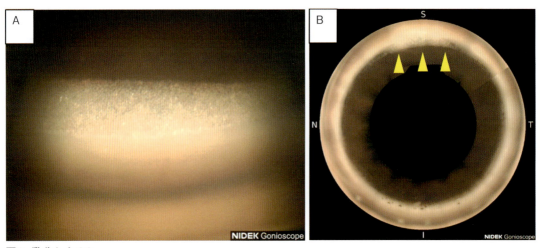

図2　乳化したSO
A：隅角鏡による隅角写真．乳化したSO粒子をよく観察できる．
B：ゴニオスコープGS-1（株式会社ニデック）による隅角写真である．上方の隅角にSO粒子の集簇を認める（黄矢頭）．俯瞰的な隅角の観察が可能である．

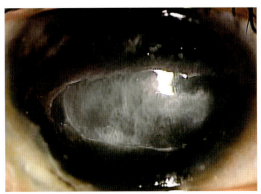

図3 SO長期留置眼に生じた帯状角膜変性
角膜中央部に角膜上皮びらんを伴った帯状角膜変性を認める.

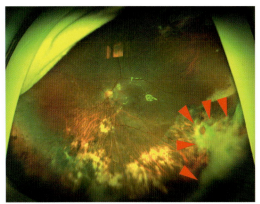

図4 SO長期留置眼における増殖性変化
増殖硝子体網膜症の術後. 網膜は復位しているが, 耳下側にSO下での分厚い増殖膜形成を認める (赤矢頭).

その機序としては, SOが前房水からの角膜内皮細胞への栄養補給を阻害する可能性や角膜内皮細胞に対するSOの細胞毒性の可能性が示唆されている[4]. また, SO抜去により角膜浮腫が進行したとする報告があり, SOが前房を満たしている間はSOが前房水の角膜への進入を防ぐバリアとして機能しているが, SOを抜去するとそのバリアが消失し, SOの接触によりポンプ機能の低下した角膜内皮細胞もあいまって角膜浮腫が進行する機序が推察されている[3]. 前房内がSOですべて置換されている症例では数カ月から1年の経過で, 帯状角膜変性症を生じる (図3).

3) 白内障

水晶体を温存し, SOを注入した場合はほぼ必発である.

4) 網膜再増殖

眼内の増殖性変化が高度な症例にSOを注入している場合, SO下増殖を形成しやすい (図4).

5) 網膜下迷入

不十分な硝子体切除の状態でSOを長期留置し, 前部増殖硝子体網膜症へと進行した場合, 網膜短縮化に伴う既存の網膜裂孔の開存や新規網膜裂孔の形成を来し, 網膜裂孔を通じて網膜下にSOが迷入する. SOを注入する際には, 徹底的な周辺硝子体切除および十分な増殖膜処理を行い, 長期留置にならないよう心がける必要がある[5].

6) SOに関連した視力低下

SO留置中, または抜去後に中心視力低下を生じることが報告されている[6, 7]. 光干渉断層計 (optical coherence tomography; OCT) で傍中心窩神経線維層 (retinal nerve fiber layer; RNFL), 神経節細胞層 (ganglion cell layer; GCL), 内網状層 (inner plexiform layer; IPL) といった網膜内層の菲薄化が報告されている[6]. その原因として, SOそのものによる網膜毒性[8]や水より屈折率の高いSOにより, 術中に黄斑部への光曝露が増加し, 光毒性による網膜障害が生じる可能性[9]や, SOと網膜の間の液性成分に存在する濃縮された炎症性サイトカインによる網膜障害の可能性[8]が示唆されている.

7) Sticky SO

SO抜去時に生じる稀な合併症でSOが後極付近の網膜に付着して，除去が困難になる状態である（図5）．液体パーフルオロカーボンの使用が発生に関与しているといわれており[10]，網膜面に薄く広がった液体パーフルオロカーボンにSOが付着することで生じる．

8) 脳室内迷入

SO長期留置患者でSOがくも膜下腔，さらには脳室内へ迷入するという報告がある[11]．単純CTやMRIで迷入したSOは描出可能である．

トラブルが起こった場合の対応

1) 眼圧上昇，緑内障

無水晶体眼にSOを注入する場合は瞳孔ブロックによる眼圧上昇を回避するため，下方周辺6時方向に硝子体カッターで予防的に周辺虹彩切除を行う．術後に前房内がSOで置換されすでに眼圧上昇を来している場合は，レーザーおよびYAGレーザーを下方周辺6時方向に照射し，虹彩切除を作製後，うつむき姿勢をとり，脱出した前房内SOを硝子体腔に戻すことを試みる．また，無水晶体眼でないSO注入眼で高眼圧を来した場合，乳化したSOによる線維柱帯の閉塞を疑い，詳細な隅角検査を行う．とはいえ隅角鏡を用いた詳細な隅角検査を行うには一定の習熟が必要であり，非緑内障専門医にはややハードルが高いと考えられる．近年，隅角を360°撮影可能なゴニオスコープGS-1（株式会社ニデック）が登場し，図2Bのごとく，簡便でかつ鮮明な隅角写真の撮像が可能となった．

ただし，高眼圧のために角膜浮腫を伴う症例

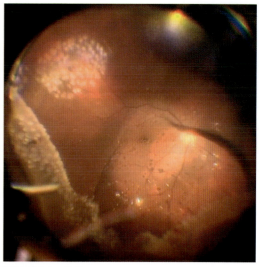

図5 Sticky SO
巨大網膜裂孔に伴う網膜剥離に対して液体パーフルオロカーボン-SO直接置換時に発生したSticky SO．液体パーフルオロカーボンであれば網膜面上にバブルを形成するが，Sticky SOは網膜面上に張りついたようないびつな形状をしている．

などでは画像が不鮮明となるため注意が必要である．乳化したSOによる高眼圧が疑われる場合は前房洗浄，および可能であれば硝子体腔のSO抜去を試みる．ただし，長期間のSO留置により線維柱帯に2次的な解剖学的変化が生じている症例では前房洗浄やSO抜去を行っても眼圧下降が期待できない．また，SO抜去によって網膜再剥離など眼底の状態悪化が予想される症例ではSOの継続留置もやむをえず，前房洗浄やSO抜去を行うことが困難である．

SO注入眼の高眼圧症では緑内障点眼による眼圧下降が乏しいため[12]，そうした症例では緑内障手術を試みるが，SO注入眼での線維柱帯切除術は術後成績不良とされており，チューブシャント手術などが選択されることもある．

2) 角膜障害

前房内へSOが脱出している場合は今後の角膜障害の発生を考え，SO抜去を早期に検討すべきであるが，眼底の状態や身体的理由からSO抜去が困難な症例も存在し，判断が難しい

場合もある．角膜内皮障害が進行し，水疱性角膜症に至った場合は角膜移植を検討する．帯状角膜変性が生じた場合は，治療的角膜表層切除術や0.4～1％エチレンジアミン四酢酸（EDTA）の病巣塗布などを検討する．なお，帯状角膜変性に対するEDTAの病巣塗布は適応外使用であり，使用の際は病院倫理委員会の承認を得る必要がある．

3）白内障

有水晶体眼にSOを注入する場合は白内障が進行する前に術後1～2カ月での抜去を行う[13]．SO留置下で白内障が進行してきた場合はSO抜去時に白内障手術を行う．SO抜去後は無硝子体眼であるため，前房が安定しにくく，通常の白内障手術手技よりも難度が高い．

4）網膜再増殖

SO下での増殖膜は網膜との癒着が強固で広く面状に癒着しているため，膜処理時に医原性裂孔を生じやすい．特に癒着が強固な部分に関しては，筆者は増殖組織を硝子体鑷子で引っ張りすぎないように把持しながら，双手法で水平剪刀を用いながら鈍的に剝離を試みる．

5）網膜下迷入

バックフラッシュニードルなどを用いて網膜下に迷入したSOを抜去する必要があるが，SOは粘性が高いためバックフラッシュニードルの長い管腔を通過するには抵抗が大きく，完全な吸引除去は困難である．網膜下のSO抜去後，短縮した網膜を伸展すべく，周辺部の増殖組織を徹底的に除去し，網膜の伸展が得られなければ網膜減張切開あるいは切除を併用する[5]．

6）Sticky SO

バックフラッシュニードルや硝子体カッターを用いて能動吸引による除去を試みるが，非常に困難である．Sticky SOと網膜面の間に残存した液体パーフルオロカーボンを選択的に吸引することで，浮力を得て分離したSOを除去できたとする報告がある[10]．

文献

1) 三宅養三ほか．シリコーンオイル使用ガイドライン．日本眼科学会雑誌．104（12），2000，989-92．
2) 坂本泰二ほか．眼科領域におけるシリコーンオイル使用状況全国調査結果．日本眼科学会雑誌．112（9），2008，790-800．
3) Issa, R. et al. Silicone oil removal: post-operative complications. Eye（Lond）. 34（3），2020，537-43.
4) Ferrara, M. et al. Retinal and corneal changes associated with intraocular silicone oil tamponade. J Clin Med. 11（17），2022，5234.
5) 池田恒彦．前部増殖硝子体網膜症と網膜下シリコーンオイル迷入（上級編）．あたらしい眼科．23（5），2006，637.
6) Tode, J. et al. Vision loss under silicone oil tamponade. Graefes Arch Clin Exp Ophthalmol. 254（8），2016，1465-71.
7) Shalchi, Z. et al. Spectral domain optical coherence tomography findings in long-term silicon oil-related visual loss. Retina. 35（3），2015，555-63.
8) Pichi, F. et al. Inner retinal toxicity due to silicone oil : a case series and review of the literature. Int Ophthalmol. 40（9），2020，2413-22.
9) Yamada, K. et al. Silicone oil-associated retinal light exposure under a surgical microscope. Acta Ophthalmol. 97（5），2019，e742-6.
10) 高階博嗣．パーフルオロカーボンによるstickyシリコーンオイル発生時の対処法．眼科手術．36（1），2023，123-7.
11) Eller, AW. et al. Migration of silicone oil into the brain: a complication of intraocular silicone oil for retinal tamponade. Am J Ophthalmol. 129（5），2000，685-8.
12) Nguyen, QH. et al. Incidence and management of glaucoma after intravitreal silicone oil injection for complicated retinal detachments. Ophthalmology. 99（10），1992，1520-6.
13) 井上真．硝子体充塡物質（シリコーンオイル，ヘビーシリコーンオイル，パーフルオロカーボン，SF_6，C_3F_8）．眼科．52（8），2010，1025-31.

鳥飼智彦 Tomohiko Torikai
杏林アイセンター　助教

脈絡膜剥離

術後のトラブルの内容

脈絡膜剥離（choroidal detachment：CD）は毛様体から上脈絡膜腔に液体が滲出して網膜，脈絡膜が膨隆を来した状態である．CDの成因は低眼圧，脈絡膜循環障害，脈絡膜炎症，強膜肥厚などが考えられる．正常であれば眼灌流圧は上強膜静脈圧を上回っているが，低眼圧が持続すると，脈絡膜血管より水分が漏出し血管外に貯留する．

上脈絡膜と強膜の結合は前方ほど緩く，後方ほど強いためCDが赤道部から後極に至ることは稀であるが，毛様体剥離をしばしば併発する．毛様体剥離を併発すると，房水産生がより低下してしまい，低眼圧が悪化する悪循環に陥る．また，脈絡膜循環障害では強膜バックリング手術（以下，強膜バックリング）による渦静脈の圧迫などが原因で脈絡膜血管の内圧が上昇し，脈絡膜血管からの漏出が増加する．

手術侵襲などで炎症が惹起され脈絡膜血管の透過性が亢進すると，血液の液性成分が血管外に漏出する．短眼軸眼では強膜が肥厚しており，渦静脈の圧が高くなりひいては脈絡膜血管の内圧が上昇する．

トラブルが起こる原因

硝子体手術と強膜バックリングに分けて記載する．

1）硝子体手術

近年，硝子体カッターのスモールゲージ化に伴い，硝子体手術終了時にポート刺入部を無縫合で終了することが多い．しかしながら，創口閉鎖不全に伴い人工房水が漏出し低眼圧を来すことがある（図1～3）．特に複数回手術を行う際に同一強膜創を使用した場合や強度近視のように強膜が薄い症例では創口不全を生じやすい．

近年，血管新生緑内障をはじめとした難治緑内障に対し，アーメド緑内障バルブ（ジャパンフォーカス株式会社）やバルベルト™緑内障インプラント（エイエムオー・ジャパン株式会社）といったロングチューブを硝子体腔に挿入のうえ，硝子体手術を同時に行うケースがあり，低眼圧に伴う術後のCDの出現も報告されている[1]．手術侵襲が原因の毛様体機能低下による低眼圧や過剰な網膜光凝固によってもCDが出現する場合がある[2]．また，術中にCDを呈した症例も報告されており[3]，灌流カニューラの先端が毛様体を完全に穿破していないことによる灌流液の誤灌流や灌流カニューラが抜けかけることによる低眼圧が原因と考えられている．

2）強膜バックリング

強膜バックリング後にCDが生じることがあり，その発生機序としては，深い位置でのバックルによる渦静脈の圧迫による脈絡膜血管のうっ滞，術中の渦静脈損傷，輪状締結による過度

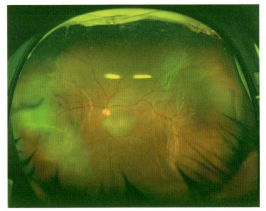

図1　術直後の前眼部所見
緑内障発作後の水晶体脱臼に対し25G硝子体手術および眼内レンズ強膜内固定を施行した．強膜創は無縫合で終了しているが，上方結膜に結膜浮腫を認める．

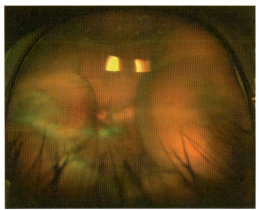

図2　術後2日目の眼底所見
眼圧は4mmHg．全周に著明なCDを認める．

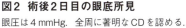

図3　術後9日目の眼底所見
眼圧は25mmHg．鼻側，耳側にCDの残存を認めるが，改善傾向．この後2週間程度で完全にCDは消失した．

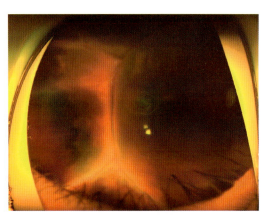

図4　Kissing choroidal detachment
対側の網膜同士の癒着を伴い，視神経も確認できない．

な締め付けが考えられている．岸本らは裂孔原性網膜剝離への強膜内陥術後に脈絡膜剝離が7.5％に生じたと報告した[4]．また，術中に網膜下液の排液を併用した場合，低眼圧に伴うCDが生じる場合がある．

トラブルが起こった場合の対応

術後に生じたCDに関しては後極に拡大することがほとんどないため，術後視機能に影響を与えず，1〜2週間で軽快することがほとんどであり，基本的に積極的治療を必要としない．しかしながら，対側の網膜同士の癒着を伴うい

わゆるkissing choroidal detachment（**図4**）を生じている場合や毛様体剝離を併発し，極端な浅前房からの高眼圧や水晶体，眼内レンズの内皮への接触を来している場合は対処が必要である．このような場合は上脈絡膜液の排液を考慮する．上脈絡膜液の排液はCDの丈が高い象限で輪部の後方3〜4mmの位置で強膜切開を行う（**図5**）．排液が成功すれば黄色い液が排出される（**図6**）．眼圧を高めて排液を促進すべく，眼内灌流を併用することが多い．

眼内灌流は無水晶体眼であれば前房メインテナーを用いて前房から灌流するか，有水晶体眼であればCDのない象限で毛様体扁平部より鋭

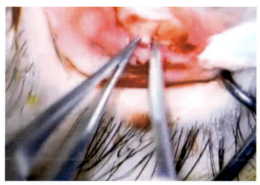

図5 強膜開窓
ゴルフ刀を用いて強膜切開している.

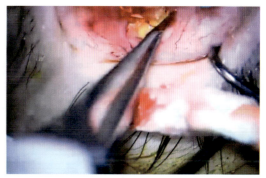

図6 排液
黄色の上脈絡膜液が排出されている.

針を刺入し眼灌流液を直接注入，もしくは灌流カニューラより灌流する．その際，鋭針の先端や灌流カニューラの先端が水晶体に接触しないように気をつける．排液時はCDの丈が高い象限のみならず，他の象限からも残存した上脈絡膜液を排液部に移動させるようなイメージで綿棒などを用いて強膜を圧迫する．それでも上脈絡膜液が多量に残存する場合は，複数箇所に強膜切開を加える．

薬物療法として，アセタゾラミド内服や副腎皮質ステロイドの局所，または全身投与が検討される場合もある．CDの原因が低眼圧によるものと考えられる場合は，Valsalva負荷を加えると上脈絡膜出血を来す可能性があるのでValsalva負荷がかからないように指導する．CDの原因が強膜バックリングによる渦静脈の灌流障害によると考えられる場合は，渦静脈の圧迫を解除するためにバックルの摘出や変更を検討する．

術前，術中にできる術後トラブルの回避方法

硝子体手術と強膜バックリングに分けて解説する．

1) 硝子体手術

創口閉鎖不全を回避するためには強膜縫合が有効である．前述したように特に複数回手術を行った症例や強度近視眼などの創口閉鎖不全のリスクが高い症例では無縫合硝子体手術にこだわらず，強膜縫合を追加する．ポート抜去時に強膜創からの房水漏出を多量に認めると，経結膜的に強膜創を確認することが困難になるため，筆者は各々のポートを抜去するときに一時的に灌流ラインをクランプすることで，房水漏出を抑制し強膜創を確認しやすい状態にしている．結膜下に房水が漏出し強膜創の確認が難しい場合は，結膜切開を加え，強膜創を露出したうえで確実に強膜創を縫合する．

過剰な光凝固によるCDのリスクを抑制するために増殖糖尿病網膜症など網膜光凝固の発数が多くなることが予想される症例では，術中の網膜光凝固は外来では照射が困難である最周辺部から赤道部程度に留め，硝子体手術前もしくは手術後に外来で赤道部から後極側に網膜光凝固を追加するのもよい．

Zhangらは硝子体手術を施行した1,026例中6例に術中CDを来した症例を認めたと報告し[5]，リスク因子として灌流カニューラが抜けかけることによる急激な眼圧低下や液空気置換時，シ

リコーンオイル充塡時の圧変動を挙げている．灌流カニューラは術中，簡単に抜けないようにカニューラの先端が強膜に対して90°方向になるようにラインをステリテープなどで固定する．deep setや結膜囊が浅い症例では強膜圧迫がしにくいため，特に灌流カニューラ周辺の強膜圧迫時に強膜圧迫子や斜視鈎で引っ掛けて脱落しないよう注意が必要である．また，液空気置換やシリコーンオイル充塡の直前には灌流カニューラが抜けかけていないか目視で確認しておく．

CDを合併した網膜剝離に対して硝子体手術を行う際は，誤灌流によるCDの拡大を避けるべく，特に灌流カニューラを挿入するポートの先端が完全に硝子体腔に突き抜けていることを確認する必要がある．丈の高い脈絡膜剝離を認める場合はトロカール刺入前に脈絡膜剝離の丈の高い部位から強膜切開を行い，上脈絡膜液の排液を試みる．トロカールを刺入する際にはポート先端の上脈絡膜腔への迷入を防ぐべく，垂直刺入が望ましい．それでも完全にポートの先端が硝子体腔に突き抜けていない場合 **（図5）** は，硝子体腔に確実に突き抜けていることが確認できたほかのポートからライトパイプや硝子体鑷子を挿入し，ポート先端を被覆している脈絡膜組織を軽く圧迫するなどしてポート先端が硝子体腔に完全に突き抜けるようアシストする．

2) 強膜バックリング

渦静脈への圧迫や損傷を避けるべく，術中の術野を確保し渦静脈の位置を把握しておく必要がある．術野を確実に展開するためにも術者はしっかり結膜，テノン囊を剝離する．また，手術助手に確実に術野を展開してもらう必要がある．深い位置にバックルを設置する場合はバックル材で渦静脈を直接圧迫しないように留意する必要があり，特に輪状締結を行う際は過度な締め付けにならないよう適切な高さになることを心がける．

ほとんどの網膜裂孔は強膜外に確認できる渦静脈よりも前方に存在するので，渦静脈を損傷するならば，後方の裂孔のマーキングや強膜通糸，もしくは冷凍凝固の際である．マーキングや冷凍凝固を施行の際には渦静脈の位置を目視できないため，施行前に付近の渦静脈の位置を把握したうえで器具が後方に滑らないように注意する．マットレス縫合時は渦静脈の位置を避けるように後方の強膜通糸位置をデザインする．

手術侵襲をなるべく抑えるためにも強膜バックリングの範囲は必要最小限を心がけ，強膜バックリングを設置することによってCDなど術後合併症の出現の可能性が高いと考えられる症例は硝子体手術への術式変更を考慮する．例えば，原因裂孔が深部にあり多発裂孔を生じていて広範囲にバックルを設置する必要があり，複数の渦静脈への圧迫が避けられないことが術前に予想される症例では硝子体手術を検討してもよい．

文献

1) Chang, EK. et al. Combined pars plana glaucoma drainage device placement and vitrectomy using a vitrectomy sclerotomy site for tube placement: a case series. BMC Ophthalmol. 21 (1), 2021, 106.
2) 池田恒彦. 眼内汎網膜光凝固術後の脈絡膜剝離（初級編）. あたらしい眼科. 39 (10), 2022, 1371.
3) 相澤奈帆子ほか. 25G硝子体手術中の脈絡膜剝離. 眼科臨床紀要. 5 (8), 2012, 792-6.

4) 岸本直子ほか. 裂孔原性網膜剝離に対する強膜内陥術後に発生した脈絡膜剝離. 臨床眼科. 50 (7). 1996, 1429-33.
5) Zhang, T. et al. Intraoperative choroidal detachment during small-gauge vitrectomy: analysis of causes, anatomic, and visual outcomes. Eye (Lond). 36 (6), 2022, 1294-1301.

09 眼圧上昇

石田友香 Tomoka Ishida
杏林大学医学部付属杉並病院眼科 准教授

術後のトラブル内容とメカニズム

48時間以内の術後眼圧上昇（30 mmHg以上）は約35％でみられると報告されている[1]．眼圧が上昇しすぎると，眼痛，頭痛，吐き気を催す．若年者で血圧の低い患者の場合，稀に立ち上がった際などのブラックアウトを訴えることもある．

また，眼圧が上昇すると角膜浮腫の所見を呈することがある．アイケア手持ち眼圧計（株式会社エムイーテクニカ）やノンコンタクトトノメーターでの測定では低く出ても，角膜浮腫がある場合には，アプラネーショントノメーターで測り直すと高い場合があるため，注意が必要である．逆に角膜浮腫が残っていても，すでに眼圧が下がっていることもあり，アプラネーショントノメーターで正確に測定する必要がある．

眼圧上昇が続くと視野欠損が起こるため，眼圧は速やかに下げる必要がある．眼圧上昇のメカニズムとして以下のものが挙げられる[1,2]．

急性期
1) 残存粘弾性物質，前房出血（**図1**），前房炎症によるもの
2) 硝子体腔の圧力上昇：ガスの膨張やシリコーンオイルの注入量が多すぎる
3) 隅角閉塞によるもの：脈絡膜剥離，毛様体浮腫による虹彩の前方移動によるもの，シリコーンオイルによる瞳孔ブロックによるもの

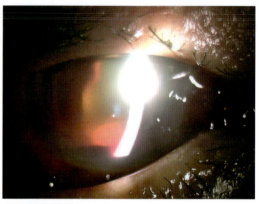

図1 前房出血
70歳代の女性で，増殖硝子体網膜症に対してシリコーンオイルで終了した眼である．網膜切開術を行い，術後出血により大量の前房出血を認める．眼圧は45 mmHgまで上昇した．

亜急性期
1) ステロイドレスポンダー
2) 虹彩後癒着による完全瞳孔ブロック

慢性期（術後数カ月）
1) ステロイドレスポンダー
2) 開放隅角緑内障の発症
3) 瞳孔癒着による虹彩膨隆
4) 硝子体出血，ゴーストセル緑内障
5) 新生血管緑内障
6) 乳化シリコーンオイルによる線維柱帯の目詰まり

急性期におけるメカニズムと対応

1）粘弾性物質，前房出血，前房炎症による眼圧上昇

白内障同時手術の場合，粘弾性物質が前房に残存することにより眼圧上昇が起こることがあ

る．特に強度近視眼の場合，粘弾性物質が残りやすく，眼圧が上がりやすい．所見としては，前房の細胞の温流が減っている．チン小帯断裂例などで，ガス置換した際に，前房にガスが回ってきてしまう場合があり，そのような場合に粘弾性物質（オペガン®）を使用して前房を安定させる場合がある．オペガン®は眼圧が上昇しにくいが，注入しすぎると眼圧が上昇するので注意が必要である．粘弾性物質による眼圧上昇のピークは1日〜数日なので，ダイアモックス®内服などでしのぐ．

前房に大量に出血があると眼圧上昇する場合もある．手術の最後に，ガスを追加した場合などに，毛様体から出た出血が前房に回ることがあるが，その程度ではあまり眼圧には影響しない．駆逐性出血など，硝子体腔にも出血し，さらに前房にも大量に出てくるような場合には眼圧が上昇してくることが多い．その場合には洗浄を検討する．

前房出血が多い場合，体位制限がなければ，座位またはヘッドアップでの就寝とし，出血を下方に溜めることで，上の隅角を開けて流れをよくするようにして待つと薬物治療のみで下がっていくこともある．

フィブリン析出の際に眼圧が上昇することもあるが，軽度の眼圧上昇のことが多い．ステロイドの点眼の強化（0.1％リンデロン®を4回から6回へ増量しない）や，降圧薬の点眼や内服追加で対応できる範囲のことがほとんどである．

2) ガスの膨張，シリコーンオイルの注入量が多すぎる

ガスの濃度を誤ってしまった場合やシリコーンオイルを注入しすぎてしまった場合に眼圧が上昇する．眼底検査で，ガスの縁やシリコーンオイルの縁が見えれば，それが原因ではない．薄めていない膨張性ガスを間違って置換してし

まい，眼圧が上昇しすぎて失明してしまった事例の報告もあり，ガスの希釈は慎重に行うべきものである．シリコーンオイルが多すぎて眼圧が上昇した場合，術翌日から眼圧が高い．逆に，術翌日は正常であったのに，その後上昇してくる場合にはシリコーンオイルの量以外の原因を考える．筆者は，シリコーンオイルが多すぎることによる眼圧上昇を防ぐために，手術終了時に，ガスで終了するときよりも少し軟らかいと感じる程度で終了するようにしている．そうするとシリコーンオイルが90％くらいとなり，下方に液面が見えるくらいになる．いずれにしても，シリコーンオイルで下方の網膜をしっかり押さえるのは難しいため，増殖硝子体網膜症などで下方の孔がある場合にシリコーンオイルを使用するときには，バックルをおいて補助するようにしている．シリコーンオイルやガスが多くて眼圧が上昇している場合には，抜くしかない．**図2**に症例を提示する．

3) 隅角閉塞によるもの：脈絡膜剝離，毛様体浮腫による虹彩の前方移動によるもの，シリコーンオイルによる瞳孔ブロックによるもの

高度な脈絡膜剝離や毛様体浮腫による虹彩の前方移動による隅角閉塞は報告されている[2]．筆者も炎症の強い腫瘍をベースにした増殖硝子体網膜症を合併した網膜剝離の術後に，おそらく毛様体浮腫によると思われる浅前房を伴う高眼圧を経験したことがある．ステロイドの内服と頻回点眼による消炎で解決した．めったにないことではあるが，知識として知っておいたほうがよい合併症である．術中の侵襲はなるべく小さく留める必要がある．無水晶体眼におけるシリコーンオイルによる瞳孔ブロックは昔から知られており，Japanese iridectomy（Ando iridectomy）という6時方向に開ける虹彩切開

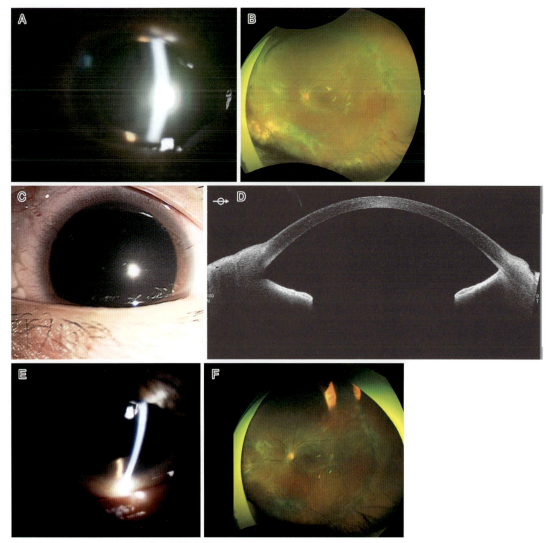

図2 シリコーンオイル注入後の眼圧上昇
20歳代の男性で，眼球打撲後の水晶体亜脱臼に伴う増殖硝子体網膜症となり，裂孔原性網膜剥離が認められる．水晶体切除，硝子体手術，輪状締結を行い，シリコーンオイルで終了した．
A：術後1週間の前眼部写真．無水晶体眼であるが，前房は深くシリコーンオイルの液面が見える．Japanese iridectomy は写真では見えないが，下方に開けてある．
B：Aの際の広角眼底写真．網膜はシリコーンオイル下に復位している．
C：術後1カ月後に，激しい眼痛で予約外受診したときの前眼部写真．極度に散瞳し，虹彩が後ろへ偏位して Japanese iridectomy は確認できない．シリコーンオイルが前房を満たしている．眼圧は 50 mmHg であった．
D：Cの際のOCT画像．虹彩が後ろに偏位しているのがわかる．緊急手術でシリコーンオイルの抜去を行ったが，iridectomy は閉じていた．
E：再手術翌日の前眼部写真．虹彩の位置は正常に戻った．
F：眼底も再剥離はしていない．その後5カ月，網膜は復位を保ち，眼圧も正常である．

で予防する[3]．しかし，炎症が強く，フィブリンで虹彩切開が閉じてしまうことで，急速な眼圧上昇を来すことがある．伏臥位をしっかりしてもらうことで瞳孔ブロックを予防できるが，困難な場合もあり，Japanese iridectomyはなるべく大きく開けておく必要がある．

亜急性期におけるメカニズムと対応

1）ステロイドレスポンダー

0.1％リンデロン®を使用する場合，術後1週間目くらいに眼圧が上昇してくることがある．だいたい30 mmHgくらいまでの上昇であることが多い．その場合は，フルメトロン®点眼液0.1％に変更すると2日くらいで回復することが多い．その間，降圧薬の内服で時間稼ぎを行う．

2）虹彩後癒着による完全瞳孔ブロック

裂孔原性網膜剥離などの手術の場合，レーザー数が多かったり，古い剥離であったりすると，フィブリンが出るような強い炎症を呈することが多いが，術後数日がピークである．しかし，増殖硝子体網膜症や腫瘍などがあるような炎症が起こりやすい症例では，術後炎症が遷延しやすい．さらに八フッ化プロパン（C_3F_8）のような長期間型のガスを使用すると，さらに虹彩後癒着しやすい．

増殖糖尿病網膜症に対する硝子体手術後の炎症は，術後徐々に悪化することがあり，1週間目くらいがピークになることがある．フィブリンが析出し，ガスやシリコーンオイルが入っていると，眼内レンズが押され，虹彩後癒着を起こしてくることが多い．

術後のステロイド点眼による消炎と，ミドリン®P点眼液による瞳孔管理は重要である．術後にアトロピン点眼を使用することがあるが，毛様体安静の目的では有効であるが，フィブリンが出やすい症例でアトロピン点眼を使用すると瞳孔を動かせないために虹彩後癒着を起こしやすくなるため，適応は考える必要がある．

後癒着が全周性に完成してしまい，完全瞳孔ブロックとなり，膨隆虹彩（iris bombe）となると，眼圧が急に40～50 mmHgと上昇することがある．その場合には眼圧をD-マンニトールなどで下げて角膜浮腫を取り，レーザー虹彩切開術（laser iridotomy；LI）で一番膨らんでいる部分に開けるとすぐに改善する．

しかし，そのような炎症の強い症例（**図3**）では，LI部分にまたフィブリンがはってきて，幾度となく眼圧上昇を繰り返す症例があり，この場合のLIはなるべく大きく開ける必要があり，術後もステロイド点眼でしっかりと消炎することが重要である．

増殖糖尿病網膜症の場合には，ガスやシリコーンオイルを注入せずに終了できると，かなり大量にレーザーを打っても，ほとんどフィブリンは出ない．すでに裂孔原性網膜剥離になってしまっていたら仕方がないが，まだ牽引性網膜剥離だけで済んでいるなら，極力裂孔を開けずにガスやシリコーンオイルを注入せず終了することが大事である．また，レーザーもショートパルス（50 ms）で行うと，フィブリンが出にくい．炎症が強く出そうな場合にはトリアムシノロンアセトニドテノン囊下投与（STTA）を行う．術後間もないフィブリン析出の予防には，術終了時のデカドロン®やリノロサール®の結膜下注射が有効で，2 mgくらい入れておくとよい．

増殖硝子体網膜症の場合には，術後のステロ

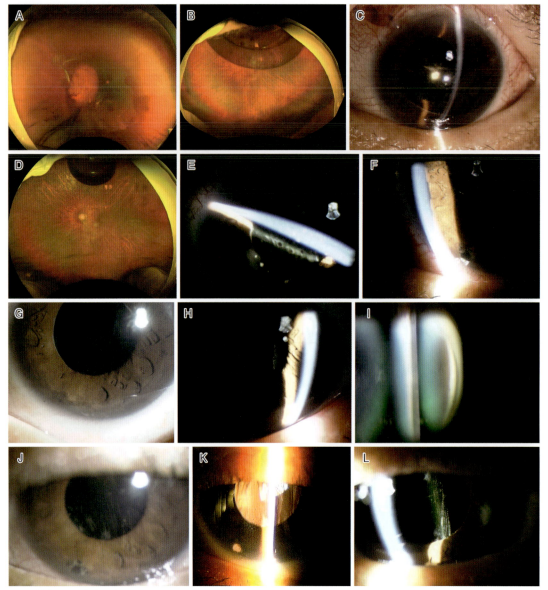

図3 糖尿病網膜症の術後 iris bombe 像

40歳代の男性で，増殖糖尿病網膜症に対して硝子体手術＋白内障手術を施行した．牽引性網膜剥離であったが，術中医原性裂孔のため SF₆ 20％で終了した．

A：術前の広角合成カラー眼底写真．
B：術後1週間目の退院時の広角眼底写真．ガスが半分くらいになっている．
C：Bと同日の前眼部写真．前房は深く，炎症も軽度．しかし，振り返ってみてみると上方の虹彩がやや膨らんでいる．眼圧は 18 mmHg であった．
D：術後2週間後の外来受診時の広角眼底写真．レーザーもドライになり，ガスも少量．
E：Dの際の細隙灯顕微鏡所見．眼圧は 48 mmHg であった．前房は浅くなり，レンズ表面にはフィブリンが沈着している．これに対してレーザー虹彩切開術を施行した．
F：レーザー虹彩切開術後．下方にその孔が開いているのが見える．
G：レーザー虹彩切開術後3カ月目．一時期眼圧は正常範囲であったが，再び眼圧が 45 mmHg へ上昇した．その際の細隙灯顕微鏡所見である．7時方向にFで開いていた虹彩切開の痕が埋まっている．
H：Iris bombe 所見．
I：隅角所見．隅角は閉塞している．
J，K：再び7時にレーザー虹彩切開を行った．
L：それにより前房が深くなった．その後は2年間再発ない．

イドの内服も検討する．術後の炎症が強い場合には，点眼を2時間おきに強化するだけでなく，プレドニゾロン30 mg程度の内服を数日行うとフィブリンの引きが早く，癒着の予防になる．当院では行っていないが，組織プラスミノーゲンアクチベーター（t-PA）の前房投与も有効であると報告されている[4]．

慢性期（術後数カ月）におけるメカニズムと対応

1) ステロイドレスポンダー

術後2カ月くらいしてから，眼圧が上昇してくることがある．その際は30 mmHg程度のことが多いが，フルメトロン®を投与すると速やかに下がることが多い．そのようなレスポンダーもあるので注意を要する．

2) 開放隅角緑内障の発症

硝子体手術後の開放隅角緑内障の発症は11％と報告されている[5]．特に白内障との同時手術がそのリスクを上昇させるといわれている[5]．酸化ストレスの上昇による線維柱帯抵抗性の上昇ともいわれているが，詳細は不明である．いずれにしても，日本では多くの場合が白内障同時手術であるため，我々は術後の緑内障発症に特に注意して経過観察をしなくてはならない．

3) 瞳孔癒着による虹彩膨隆

増殖疾患の場合，術後数カ月以上しても，まだLIを行った部分が閉じて急に眼圧が上昇するケースがある．特に増殖糖尿病網膜症の場合，若い人はふさがりやすい．ステロイドの点眼をどの時点で切るか慎重に決める必要がある．筆者の経験でも術後3カ月でステロイド点眼を切った後にLIを行った部分がふさがり，眼圧が上昇した事例がある．

4) 硝子体出血，ゴーストセル緑内障

増殖糖尿病網膜症で，硝子体再出血を起こす場合がある．眼底がうっすら見える程度の出血であっても，前房に細胞が溜まってしまい，30 mmHgくらいまで眼圧が上昇することがある．

その場合は点眼や内服で下げられることが多く，出血がおさまってくると下がっていくことが多い．ゴーストセル緑内障は，赤血球が古くなってその分解成分がゴーストセルと呼ばれるものになる．3～10日でこの変化は起こる．サイズは4～7μmと小さく，線維柱帯に目詰まりを起こし，眼圧上昇を来す[6]．危険因子は，加齢，虹彩損傷，水晶体損傷，隅角後退などが指摘されている．硝子体出血が起こって1～3カ月後に起こることもある．糖尿病網膜症などの術後硝子体出血が引くのを待っていて，突然高眼圧を示すこともあり，注意が必要である．通常は薬物治療，抵抗性の場合には前房や硝子体の洗浄，しかし，慢性化して不可逆的な場合には緑内障手術を行う．

5) 新生血管緑内障

増殖糖尿病網膜症術後の新生血管緑内障は何カ月もたってから，場合により半年もたってから起こることがある．虹彩表面にはまったく新生血管がないにもかかわらず，隅角に蔦がはうように新生血管がはっていることもあるため，必ず隅角は隅角鏡で確認する．

当院のデータでは，硝子体出血のみでの手術適応となった増殖糖尿病網膜症症例の術後新生血管緑内障は数パーセントであるが，牽引性または裂孔原性網膜剝離を伴う重症例での発症は

10％程度と多い．このような症例では，術前に十分に説明し，レーザーを密に照射する必要がある．ただし，視野狭窄や夜盲について，しっかり説明しておかないと後でトラブルになりやすい．新生血管緑内障を早期に発見でき，隅角の癒着が広く形成される前であれば，アフリベルセプトを硝子体内注射し，レーザー照射を追加するだけでも，コントロールが付くこともある．アフリベルセプトが著効すると，翌日には眼圧は下がってくる．しかし，下がらなければ緑内障手術を検討するべきである．近年，アーメド緑内障バルブを用いた緑内障手術の有効性が報告されている[7]．

6) 乳化シリコーンオイルによる線維柱帯の目詰まり

乳化シリコーンオイルが線維柱帯に目詰まり

して眼圧が上昇してくることはよくある[8]．必要なければ，シリコーンオイルは乳化前に抜くほうがよい．乳化シリコーンオイルによる眼圧上昇がみられる場合には，シリコーンオイル抜去を行う．シリコーンオイルを抜くと網膜が再剝離してしまう場合にはシリコーンオイルの入れ替えだけになってしまうこともやむを得ない．

☑POINT

術後眼圧上昇は，頻度の高い合併症であるが，原因は多岐にわたる．時期，所見，患者背景をよく考え，原因を突き止め，それに応じた対応をする必要がある．

文献

1) Han, DP. et al. Mechanisms of intraocular pressure elevation after pars plana vitrectomy. Ophthalmology. 96 (9), 1989, 1357-62.
2) Rossi, T. et al. Pars Plana Vitrectomy and the Risk of Ocular Hypertension and Glaucoma: Where Are We? J Clin Med. 9 (12), 2020, 3994.
3) Beekhuis, WH. et al. Basal iridectomy at 6 o'clock in the aphakic eye treated with silicone oil: prevention of keratopathy and secondary glaucoma. Br J Ophthalmol. 71 (3), 1987, 197-200.
4) Williams, GA. et al. Treatment of postvitrectomy fibrin formation with intraocular tissue plasminogen activator. Arch Ophthalmol. 106 (8), 1988, 1055-8.
5) Koreen, L. et al. Incidence of, risk factors for, and combined mechanism of late-onset open-angle glaucoma after vitrectomy. Retina. 32 (1), 2012, 160-7.
6) Shaikh, N. et al. Vitreous hemorrhage - Causes, diagnosis, and management. Indian J Ophthalmol. 71 (1), 2023, 28-38.
7) Choy, BNK. et al. Randomized comparative trial of diode laser transscleral cyclophotocoagulation versus Ahmed glaucoma valve for neovascular glaucoma in Chinese - a pilot study. Clin Ophthalmol. 12, 2018, 2545-52.
8) Honavar, SG. et al. Glaucoma after pars plana vitrectomy and silicone oil injection for complicated retinal detachments. Ophthalmology. 106 (1), 1999, 169-76.

10

石田友香 Tomoka Ishida
杏林大学医学部付属杉並病院眼科 准教授

硝子体出血

術後のトラブル内容と対応

　術後早期の硝子体出血は，ときどき遭遇する合併症であり，慌てて対応する必要がないことが多い．ガス下の場合には，液相に出血が溜まり，眼底の診察が不能となる．液で終わっている場合には全体が見えにくく，レンズ裏に赤血球が溜まっているのが細隙灯顕微鏡検査で観察できる．たいていは，ガスが消失する2週間くらいで出血は改善することが多く，出血が多めでも1カ月くらいで引いてくることがほとんどであり，再手術の必要はほとんどない．

　液で終了している場合には，超音波検査で剝離などがないか確認する．しかし，ガスが大量に入っていると，ガスのハレーションにより超音波検査がうまくできないことから眼底の管理が難しい．その場合には，仰臥位の姿勢での眼底検査を行うと，下方の液相の様子を観察することができ，安心につながる．逆にガスが50％を切ってくると，液相の超音波検査が有効になってくる．

1) 術翌日に硝子体出血が見られやすいケース

　術翌日に硝子体出血が見られやすいのは，増殖糖尿病網膜症の術後（**図1**），眼内レンズの強膜内固定の術後，裂孔原性網膜剝離術後である．特に強膜内固定の場合，当院のデータでは約10％に何らかの程度の硝子体出血が見られる．そのため，患者が不安にならないように術前に説明しておくようにする．具体的には，「10％

くらいの患者で術後に出血が認められるが，1～4週間くらいで自然に引くことが多い」と説明しておくと，余計な不安を与えずに済む．また，裂孔原性網膜剝離についてはブリッジングベッセルをしっかりジアテルミーで焼いて，カッターで切っておかないと再出血することがある．ただし，たいていは待っていれば数週間で液相の出血はきれいになっていく．

　一方で，黄斑円孔のような出血を起こす理由がなさそうな疾患でも，ガス注入時に毛様体からの出血などがあったために，硝子体に薄く出血を起こしてくることもある．慌てずに待つことで解決することが多い．

2) 術中にできる硝子体出血の予防

　前述の疾患のなかで，術中の工夫で硝子体出血を予防できるのは糖尿病網膜症であると思われる．

　糖尿病網膜症の手術において，当たり前のことではあるが，術中になるべく出血させない，出血した際にはきちんと止血するというのが重要である．術中出血は，27Gで手術したほうが少ないという報告があるが[1]，実際に使用してみると，27Gシステムのカッターは，先端からカッターの吸引口までの距離が短く，先端が斜めになっているので，高速回転で使用すると，網膜を吸い付けるリスクが低いまま，網膜に近いところで細かい動きができ，網膜を傷つけることなく増殖膜処理ができる．増殖がするりと取れるため，術中出血も少なく，裂孔も生

第5章 術後のトラブル（合併症）と対応 10 硝子体出血

眼科グラフィック 2024年増刊　159

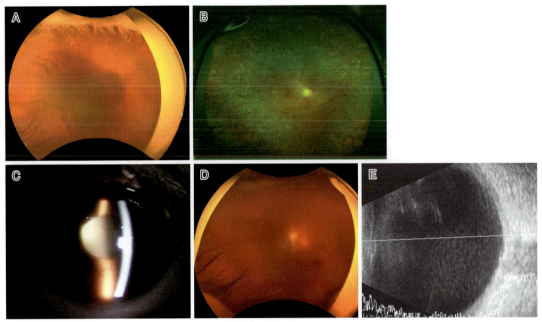

図1 増殖糖尿病網膜症の術後に硝子体出血を認めた症例
40歳代の女性で，出血を繰り返し，眼圧上昇する増殖糖尿病網膜症の術後を示す．
A：術前の広角合成カラー写真．硝子体出血が見られる．
B：術後の広角合成カラー写真．レーザーはかなり密に打たれている．
C：術後3カ月後の前眼部写真．硝子体出血から回り込んだ前房出血で眼圧は35 mmHgと上昇している．
D：硝子体出血している．視神経乳頭がうっすらと見えている．2週間後に出血は引いて，視力は（1.2）に回復した．
E：Bモードエコーでも無硝子体であるが，出血で濁っているのがわかる．

じにくい印象がある．

また，出血した場合には，ジアテルミーでしっかりと止血をしておく必要がある．そのことは，研究結果からも，術中ジアテルミー止血は術後の硝子体出血に有意差をもって影響していると報告されている[2]．

さらに，日本では保険適用はないが，術前または術中の抗VEGF薬の投与は，早期の術後硝子体出血の発生率を低下させると報告されており，そのエビデンスレベルは高い[3,4]．実際に，術前に抗VEGF薬を投与すると数日で新生血管は縮んで血管線維増殖膜の充血も取れ，術中に増殖膜を処理しても出血しないで取れることが多くなり，出血しても少量の出血で済むため，ジアテルミー凝固が最小限で済む．また，術中に出血しないことで，視認性が上昇することから，術中の裂孔形成が少なくなることも報告されている[3]．実際に使用してみると，確かに術中の出血は驚くほど少なくなり，手術の安全性が高まる（**図2**）．ただし，術前に抗VEGF薬を投与すると，数日でみるみるうちに新生血管が縮小する分，増殖膜による牽引が強くなり，網膜剝離を悪化させることがある．そのため，抗VEGF薬の硝子体内注射を増殖糖尿病網膜症の患者に投与し，数日以内に予定どおりに手術ができないとかえって網膜剝離を悪化させ，場合によっては裂孔原性網膜剝離をひき起こすことを念頭に置いて，患者が風邪気味ではないか，体調不良はないかなど，よく確認してから術前注射は施行するべきであり，その旨をきちんと患者に理解させておく必要がある．また，注射を打った後に，硝子体出血が出てきたり，牽引性網膜剝離が悪化してしまうことはあり，患者には一時的に見え方が悪化することを事前

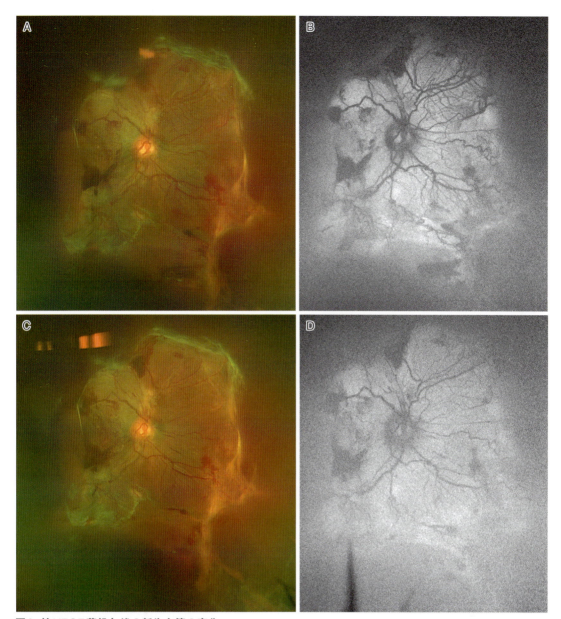

図2 抗VEGF薬投与後の新生血管の変化
40歳代の男性で，未治療糖尿病による増殖糖尿病網膜症の抗VEGF薬投与前後の眼底写真である．
A：合成カラー眼底写真．網膜血管のほかに増殖膜上を走る新生血管が多数みられる．
B：眼底自発蛍光写真．血管が黒く写っており，新生血管が認められる．
C：抗VEGF薬投与後2日目．手術当日の合成カラー眼底写真．Aと比較すると網膜血管はそのままで，その周囲にあった新生血管は減少している．
D：Cと同じ日の眼底自発蛍光写真．Bと比較して新生血管が減少しているのがわかりやすい．

にきちんと説明しておく必要がある．手術の前に，患者に不必要に不安な気持ちを抱かせないように気を遣うことは大切なことである．

3）慢性期の硝子体再出血

糖尿病網膜症の場合，術翌日の出血はよほど大量でないかぎりでは待っていれば引くが，問題になるのは，その後，慢性期に再出血を起こ

すことである．普通に暮らしていて，特にラストアイの人が突然出血してしまうと，硝子体があるときには部分的な出血から始まるのに対し，無硝子体眼では急に全体が見えなくなるため，身動きが取れなくなってしまうこともある．しかも，何度も出血を繰り返す人は，次にいつまた出血するのかと不安な気持ちを抱えることになってしまう．

長期にみると術後硝子体再出血は20％程度と報告され，その80％が一年以内の出現である[5,6]．

そのリスクファクターについては，現代の小切開硝子体手術時代にも多くの研究がなされている．高血圧やHbA1cレベル，年齢（若年のほうが悪い），腎機能，貧血，抗血小板薬・抗凝固薬，心疾患などが術後硝子体出血に影響すると報告されている[2,5~7]．冠動脈疾患の有無，抗血小板薬，凝固剤の使用，糖尿病の罹病期間については賛否両論がある[6,7]．また，白内障温存手術との比較では，白内障同時手術のほうが術後再出血は少ないと報告されている[8]．

硝子体手術の手技

手術の手技としては，どの施設でも増殖糖尿病網膜症に対してはレーザーを施行すると思うが，全周性にしっかりレーザーを打つことは術後の再出血を予防することにもつながる．強膜圧迫をしない範囲でのレーザーと，強膜圧迫をして鋸状縁までレーザーを施行した群の比較の研究では，術後再出血の率が，33.3％ vs. 6.7％と有意に，周辺までしっかりとレーザーをしたほうが低く，我々の日常臨床で感じる「レーザーはしっかりと」という感覚を裏打ちしてくれている[9]．ちなみに，血管新生緑内障の発症率も26.7％ vs. 6.7％と有意にレーザーをしっか

り打ったほうが低かった[9]．レーザー治療については，術後の夜盲，視野狭窄など，見え方についてのデメリットが大きい．しかし，必要であるということを術前に時間をかけて患者に説明し，納得してもらい，しっかりとレーザーを打ったほうが予後はよい．デスクワークがメインの仕事であるのか，車の運転がどの程度必要であるのかなど，生活スタイルまでよく聞いたうえで，術前説明はするべきである．また，レーザーが密な患者は術後に羞明の訴えが出やすい．適度な遮光眼鏡を処方することにより，見えやすさが向上することも多く，きめ細かいロービジョンケアが必要だと思われる．

筆者は，後部硝子体皮質膜の残存は再出血の原因になるだろうと，トリアムシノロンアセトニドを必ずまいて，皮質膜を見つけて全周に剥離を完成させるようにしている．糖尿病網膜症の場合，80％以上で後部硝子体皮質膜が残存しているといわれているが，筆者の経験ではほぼ100％近くになんらかの後部硝子体皮質膜が残存している．よほど緑内障がある場合や虚血で網膜が薄くなりすぎている場合を除き，しっかりとブリリアントブルーGで染色し，内境界膜を剥離し，その周辺側に後部硝子体皮質膜がないか探ることにしている．データでみても後部硝子体皮質膜の残存は多変量解析の結果，術後の再出血に影響していると報告されている[2]．ただし，裂孔を開けてしまうと術後の増殖硝子体網膜症のリスクを上げてしまうため，裂孔を開けるくらいなら後部硝子体皮質膜を部分的に残し，その分レーザーをきっちりと打つという方針でもよいと考えている．

術後に硝子体出血を繰り返すケース

糖尿病網膜症の場合には，術後に硝子体出血を繰り返す症例がある．かなりレーザーが入っており，フルオレセイン蛍光眼底造影（fluorescein angiography；FA）などで明らかな新生血管が見られなくても出てくることもある．このような症例は，おそらくポート周囲の新生血管からの出血と思われる．当院のデータでは，約4％の症例で硝子体再出血に対して再手術が行われていた．この確率は，初回手術の原因が硝子体出血のみでも牽引性網膜剝離または，それが進展し裂孔原性網膜剝離を合併した重症の増殖糖尿病網膜症も変わらなかった．また，出血を繰り返す場合には，抗VEGF療法がそれを予防する可能性もあるが，保険適用はない．筆者の印象では後部硝子体皮質膜が取り切れず，その旨を手術記録に残している患者のほうが，術後硝子体出血を繰り返す印象がある．

経験上，視神経乳頭がうっすら見えていると，2週間くらい待つと眼底が見えてくる．

ただし，硝子体出血が前房に回ってきて，血球による線維柱帯の目詰まりが起こると眼圧上昇が起こってくる．また，ゴーストセル緑内障をひき起こしてくることもあり得る．いずれ改善することが多いが，点眼や内服による降圧薬を使用しても眼圧が高い場合には洗浄を検討する．眼圧上昇については，後から上昇してくることもあるため，外来経過観察は細かく行うほうがよい．

術後硝子体出血は，通常は術翌日からの一過性のもので，あまり重大なことにはなりにくいが，糖尿病網膜症の場合は，後期の合併症として起こってくることがあり，その予防に努めるように手術を行わなければならない．突然に生じ，生活に害をなす合併症であるため，待っていれば引く場合にも，よく説明をして，安心させることが重要であり，より患者に向き合う必要がある疾患であると思われる．

☑POINT

どの硝子体手術でも，術後間もなくの硝子体出血はよく見られる合併症である．待てば引くことが多く，眼圧に注意して経過観察する．糖尿病網膜症は長期的に硝子体出血が起こることがあるので，注意が必要である．

文献

1) Liu, J. et al. Comparison of 27-gauge beveled-tip and 25-gauge flat-tip microincision vitrectomy surgery in the treatment of proliferative diabetic retinopathy: a randomized controlled trial. BMC Ophthalmol. 23 (1), 2023, 504.

2) Baget-Bernaldiz, M. et al. Risk Factors for Recurrent Vitreous Hemorrhage in Type 2 Diabetes Mellitus Patients after Posterior Vitrectomy. J Clin Med. 12 (8), 2023, 2989.

3) Dervenis, P. et al. Anti-vascular endothelial growth factors in combination with vitrectomy for complications of proliferative diabetic retinopathy. Cochrane Database Syst Rev. 5 (5), 2023, CD008214.

4) Su, T. et al. COMPARISON OF THE EFFICACY AND SAFETY OF RANIBIZUMAB 0.5 MG VERSUS 1.0 MG WITH PARS PLANA VITRECTOMY FOR THE TREATMENT OF PROLIFERATIVE DIABETIC RETINOPATHY: A Randomized Controlled Trial. Retina. 44 (4), 2024, 680-8.

5) Ding, Y. et al. Multiple factors in the prediction of risk of recurrent vitreous haemorrhage after sutureless vitrectomy for non-clearing vitreous haemorrhage in patients with diabetic retinopathy. BMC Ophthalmol. 20 (1), 2020, 292.

6) Yilmaz, U. et al. Investigation of the recurrent vitreous hemorrhage risk factors after early 25G vitrectomy in diabetic vitreous hemorrhage. Medicine (Baltimore). 103 (3), 2024, e36963.

7) Zhao, M. et al. Factors related to postoperative vitreous hemorrhage after small-gauge vitrectomy in proliferative diabetic retinopathy patients. BMC Ophthalmol. 23 (1), 2023, 215.

8) García-Luna, S. et al. Vitreous rebleeding rate after vitrectomy or phacovitrectomy in patients with proliferative diabetic retinopathy: A retrospective study. Arch Soc Esp Oftalmol (Engl Ed). 99 (2), 2024, 62-6.

9) Yoon, CY. et al. Photocoagulation Up to Ora Serrata in Diabetic Vitrectomy to Prevent Recurrent Vitreous Hemorrhage. Korean J Ophthalmol. 37 (6), 2023, 477-84.

11 前房出血

石田友香 Tomoka Ishida
杏林大学医学部付属杉並病院眼科 准教授

術後のトラブル内容

前房出血は，硝子体手術の術後にときどき見られる合併症である．しかし，致命的な量が出ていることはごく稀であり，ほとんどの場合は待っていれば自然に引くことが多い（**図1**）．問題になるのは，出血による眼圧上昇がある場合と，大量すぎて角膜が血染してしまう場合の2点である．

出血源は，①毛様体からの出血，②網膜血管からの出血，③網膜新生血管からの出血，または脈絡膜新生血管からの出血，④隅角新生血管からの4通りが考えられる．

1）毛様体からの出血

トロッカーからの出血または硝子体手術をガスで終えた場合に，最後に低眼圧に対し，30Gでガスを追加することがあるが，その穿刺部位からの出血があり得る．トロッカーは斜めに刺すことで自己閉鎖を狙うが，角膜輪部と平行になるように斜めに刺さなければならない．斜めに刺すうちに後極側に寄っていき，不運に遠視眼であったりするとそのまま網膜に刺さってしまったりすることが稀な合併症で起こりえる．しかし，そのような事態を恐れすぎて毛様体突起部方向に向かっていくと，出血を起こしやすい．また，テノン囊下麻酔で手術を施行する場合に，結膜下に麻酔が回ってきてしまい，結膜浮腫があるとトロッカーを刺す位置が正確でなかったりすることもあるが，そのような場合も

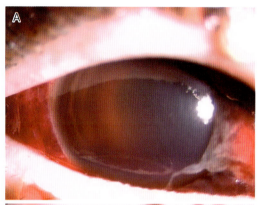
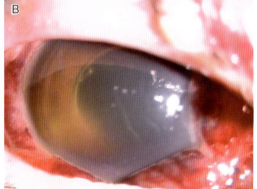
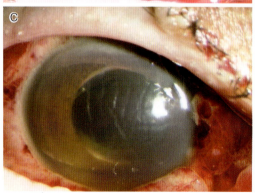

図1 40歳代の男性の裂孔原性網膜剝離の術後の増殖硝子体網膜症に対する再手術後
A：術後1日目．前房出血で眼圧が上昇している．角膜浮腫がある．
B：術後3日目．前房出血は減少して，眼圧も降圧薬で正常範囲となっている．デスメ膜皺が寄っている．角膜浮腫も軽度に残存している．
C：術後5日目．前房出血は引いている．眼圧低下によるデスメ膜皺が残っている．角膜浮腫は改善した．

毛様体突起部にトロッカーがあたり出血することがある．また，3時と9時の方向には長後毛様体動脈が走っており，その辺りにトロッカーを刺してしまうと，出血を起こしやすい．通常は2時，10時方向くらいに刺す術者が多いと思うが，球後麻酔をするとわずかに眼が回旋しており，3時，9時方向に近づいてしまうことがある．さらに瞼裂が狭い例やdeep setな顔立ちの患者の場合，ワーキングスペースが少なくなり，より3時と9時方向にトロッカーの挿入部がずれ込む場合がある．そのような症例では特に気を付ける必要がある．

実際には，術中に確認すると出血がトロッカー付近に付着している程度であることがほとんどであるが，トロッカーを抜くと再出血することがある．トロッカーを抜いた際の，トロッカーからの出血は，顕微鏡下で見ていると，レンズ裏に黒っぽいもやもやした影が一方向からすっと流れていくので，レンズ裏の徹照を見ながら行うとすぐにわかる．結膜上だけでなく，視野は広くもち，レンズ方向も視界の片隅に置いておくとよい．出血を認めたら，インフュージョンが立っていれば，眼圧を上げると止まるので，その後に低眼圧にならないように気を付けながら終了すればよい．そのまま出血し続けているのに気が付かないで終了してしまうと，ガス下でうつぶせなどをした際に前房に出血が回ってくることがある．

また，網膜剝離などでガスで終了する場合，ワンショットでガスを入れる場合，またはインフュージョンを抜いた後に眼圧調整のために薄めたガスを注入する場合にも出血を来しやすい．低眼圧の眼に対する硝子体注射は30G針では案外難しい．眼が凹むため，鋭的にすっと入らない場合があり，そのような場合に低眼圧と相まって毛様体から出血を起こしやすい印象にあ

る．毛様体からの出血はそのまま眼底に流れ込むこともあるが，なぜか，そのまま前房に出てくることは割とよくある．また，ガスの圧を加減するために30Gを刺したまま，少しガスを抜いたりする場合もあるが，その際に低くしすぎると隅角から出血が出てきてしまう場合もある．筆者は右利きなので，右手ポートは縫合しておき，鑷子でその糸を引っ張りながらその近くに針を刺すようにしている．その際に，10時にポートがあり，左手で糸を持つと，右手の刺し位置が9時方向に近づいてしまうので，網膜剝離や黄斑円孔でガスを使用する手術の執刀の際には，ガスを最後に注入する部位が9時方向に近づかないように右手のポートをやや11時方向寄りに作製するようにしている．

それでも出血してしまうときには，眼圧を上げて止血する．前房に多く回ってきてしまった場合には，オペガン®をそっと注入し，血液を角膜から遠ざけるようにしておき，角膜血染を防ぐようにしている．オペガン®を注入しすぎると術後眼圧が上昇することがあるので，注意が必要である．また，術中の血圧コントロールは，出血の予防に有効である．

前房出血は通常，前房が埋まりつくすほど大量に出ることはなく，術後1週間くらいで消失していく．

2) 網膜血管からの出血

主に起こるのは裂孔原性網膜剝離の術後である．ブリッジングベッセルはきちんとジアテルミーで凝固してからカッターで切っておく必要があるが，裂孔にバックフラッシュを近づけ，液空気置換をする際に，液が空気に置き換わる途中でほとんど見えなくなる瞬間がある．また，空気に変わった後は液下に比較すると，遠近感が捉えにくくなるし，さらには後囊が結露して

くると全体がぼやけて見えにくくなる．そのようなときに網膜断端をバックフラッシュで吸ってしまい，血管が傷つき出血してくることがある．待っても止まらないなら，ジアテルミーで弱くそっと焼くこともあるが，たいていはすぐに止まる．しかし，術翌日に液相に硝子体出血を認める場合がある．ガスを入れて伏臥位になってもらうと，硝子体出血が前房に回ってくることがある．特に白内障手術併用眼では前に回ってくる．

液空気置換の際には，置換前に自分が決めた位置でバックフラッシュを「押さない＆引かない」で，じっと我慢して吸っていく．空気下では視認性が落ちるため慎重に，場合により少し拡大してよく見ながら網膜下液を吸い取る．筆者は止血目的だけでなく，空気下で視認性が落ちても裂孔がよくわかるように，全周ジアテルミーでマーキングしている．

また，空気下で作業する場合に，眼内レンズの裏が結露してきたら，ビーエスエスプラス™500眼灌流液0.0184％を少量そっとかけるか，オペガン®を少量塗りつけると視認性が上がる．視認性を確保し，安全に手術をすることは重要なことである．

3）網膜新生血管からの出血

糖尿病網膜症の術後や加齢黄斑変性の網膜下出血の術後の場合に見られ，硝子体出血が前房に回ってくるパターンである．糖尿病網膜症において，術中の止血はとても大切で，ジアテルミーで止血をする必要がある．術後1週間以上してから急に再出血することもあるが，翌日にすでに硝子体出血することもある．糖尿病の場合，全身的な問題から抗血小板薬や抗凝固薬を内服していることが多い．しかし，そもそも新生血管がある病態なので，出血しやすい病態で

あることから，内科医に休薬可能かどうか確認のうえ，なるべく休薬したほうがよい．もし休薬が無理な場合には，出血が多くなることが予測される症例ではヘパリン置換を行って，手術当日だけヘパリン置換を止めてから手術を行うほうがよい．

増殖糖尿病網膜症の術後出血の予防のために，抗VEGF薬の術前投与や術後投与は，術後硝子体出血を短期的には予防することに有意な差が示されたという報告が相次いでいる[1,2]．（しかし，日本においては保険適用がなく，苦渋するところである．）

4）脈絡膜新生血管からの出血

脈絡膜新生血管による網膜下出血に対しては，後極の出血を移動させるために組織プラスミノーゲン活性化因子（t-PA）の注入を行い，ガスを入れて，伏臥位の姿勢をとってもらうことで黄斑から網膜下出血が移動する[3]（この場合のt-PA使用は適応外使用になる）．この手術の後も，網膜下出血が大量の場合は硝子体腔に出血が回り，さらに前房に出血が回ってくることがある．大量の網膜下出血の場合には，再手術の可能性を説明のうえ手術を行い，量が多すぎる出血に対しては再手術を行う．

また，術中術後の脈絡膜血管からの駆逐性出血や，眼球破裂に伴う脈絡膜出血が，硝子体や前房に回ってきたことによる硝子体出血や前房出血は大量である場合が多い．術後1週間くらいに脈絡膜出血が溶け出し，前房に貯まってくるパターンもある．

5）隅角新生血管からの出血

隅角に新生血管が生じている眼では，少し眼圧を下げるだけでも前房出血を来す．サイドポートを開けて水を抜くだけでも大出血してくる

こともあり得る．このような場合には，できれば抗VEGF薬で血管新生緑内障をある程度は収めてからの手術のほうが安全だと思う．

少量の前房出血であれば，軽度に眼圧上昇することもあるが，たいていは自然に消退していく．しかし，前房出血により，高度な眼圧上昇が起こることがある．通常は，一過性で降圧薬の点眼や内服でしのいでいれば解決することが多いが，下がらない場合には洗浄する必要がある．下方にサイドポートを作製しておくと，術翌日ならば細隙灯顕微鏡下に，そこから血を出すことができる．そのようなリスクの高い眼では，手術終了時に下方にサイドポートを作製しておくと便利である．

さらには，駆逐性出血関連などの，大量の前房出血により角膜が染色されてしまい，次に再剥離などしてきた際に，内視鏡での手術しか対応できなくなるような場合もあり得る．

角膜血染は，高眼圧の眼に来しやすいといわれている[4,5]．角膜血染は，動物実験（ウサギ）では，眼圧30 mmHg以上に維持された状態での前房の血液があると，3日目に角膜浮腫が明らかとなり，5日目に角膜が赤く染色され，その数日後に茶色に変わったと報告されている[5]．組織病理学的には，浮腫だけのときは顕著な間質浮腫を伴う内皮細胞の腫脹がみられ，その後の赤色染色では内皮細胞外にヘモグロビン粒子が，その後の茶色の時期では内皮細胞内と角膜実質細胞内にもヘモジデリン粒子が観察された[5]．

ただし一方で，眼圧が低い状態でも角膜血染は起き得るので，注意が必要である[4]．そのような状態になると再手術に支障を来し，内視鏡を必要とすることがあるが，内視鏡は普段から使い慣れていないと操作が難しい．角膜血染は毎日観察していても，角膜の後ろ側に血液があるせいで，評価が難しい．自験例でも，外傷後の硝子体出血と脈絡膜出血の症例で，前房出血があるものの少量でいったん退院とし，数日空けただけで溶血して増えてきた出血により，あっという間に角膜血染となった症例の経験がある．動物実験でも示されているように数日で染まっていくため，入院での密な経過観察を，経験のある医師と一緒に行うほうがよい．なお，角膜血染は少しずつ吸収されていく．実質細胞が吸収しているのではないかといわれている．しかし，場合により，1年くらい引くのに時間を要することもあるので，染色してしまう前に洗浄することが大切である（**図2**）．

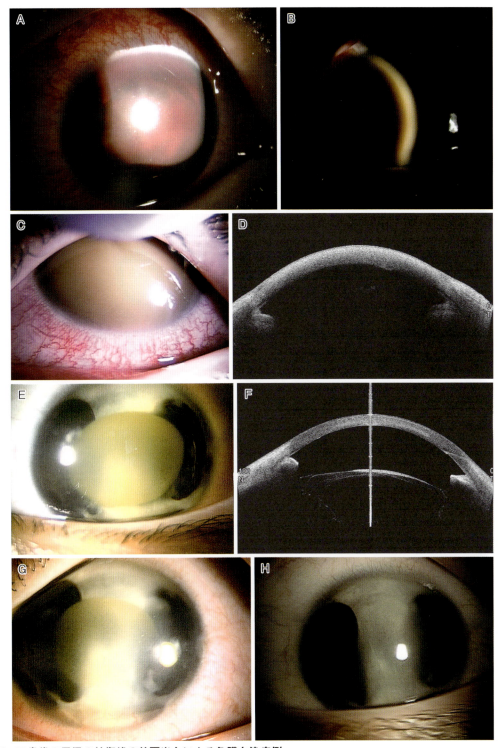

図2 10歳代の男児の外傷後の前房出血による角膜血染症例

A：前房出血が大量にある．
B〜D：高眼圧が継続し，5日目から角膜が染色された．前眼部OCTでも角膜の輝度が上昇しているのがわかる．
E，F：発症6カ月後の前眼部．角膜周辺部から透明感が出てきている．前眼部OCTでも輝度の高い部分が狭くなっている．
G：発症8カ月後，角膜の中央の染色はさらに薄くなっている．
H：発症11カ月後，角膜は透明になった．虹彩は萎縮し，水晶体上に線維組織が張り付いているのが見える．この後，眼圧が上昇したため，増殖膜除去，レンズ除去し，眼内レンズの強膜内固定（硝子体手術併用）を行い，後日アーメド挿入術を施行した．

☑POINT

前房出血は，たいていの場合は自然に引き，問題になることは少ないため，眼圧に注意しながら経過観察を行う．しかし，眼球破裂や大量の網膜下出血の術後などの場合に，大量に前房出血を生じると，角膜血染のリスクがあるため，注意深く観察し，適切なタイミングで洗浄する必要がある．

文献

1) Chen, HJ. et al. Effect of intravitreal ranibizumab pretreatment on vitrectomy in young patients with proliferative diabetic retinopathy. Ann Palliat Med. 9 (1), 2020, 82-9.

2) Chen, GH. et al. Intravitreal conbercept as an adjuvant in vitrectomy for proliferative diabetic retinopathy: a meta-analysis of randomised controlled trials. Eye (Lond). 36 (3), 2022, 619-26.

3) Veritti, D. et al. Submacular hemorrhage during neovascular age-related macular degeneration：a meta-analysis and meta-regression on the use of tPA and anti-VEGFs. Ophthalmologica. 2024. https://karger.com/oph/article-pdf/doi/10.1159/000537939/4222531/000537939.pdf（2024年7月閲覧）

4) Beyer, TL. et al. Corneal blood staining at low pressures. Arch Ophthalmol. 103 (5), 1985, 654-5.

5) Gottsch, JD. et al. Corneal blood staining. An animal model. Ophthalmology. 93 (6), 1986, 797-802.

12

石田友香 Tomoka Ishida
杏林大学医学部付属杉並病院眼科 准教授

フィブリン析出

術後のトラブル内容と対応

フィブリン（**図1，2**）が析出している術後の眼を見た際に，まずすべきことは，「術後眼内炎の発生を疑うこと」である．眼内炎の場合には，フィブリンだけではなく，前房蓄膿，角膜デスメ膜皺襞，眼底には網膜出血や白斑を認めることがあるため，慌てないで，眼底もしっかりと診察する[1]．しかし，これらがすべて揃っていなくても，眼内炎の初期であることは否定しきれない．その場合には3〜4時間後に再度診察し，変化を見る必要がある．術後まもなくに発症した眼内炎であれば，明らかな悪化傾向を示す．前眼部の写真をきれいにとっておき，比較することが大事である．

特に古い裂孔原性網膜剥離，増殖硝子体網膜症，多発裂孔でレーザー数が多くなった裂孔原性網膜剥離，腫瘍などの炎症背景がある裂孔原性網膜剥離，糖尿病網膜症の術後ではフィブリンが析出しやすい（**図3**）[2,3]．

1) 裂孔原性網膜剥離の術後

裂孔原性網膜剥離の場合には，フィブリン析出があれば，ステロイド点眼を頻回（6回から2時間おきなど）に行うことで数日〜1週間で消失していくことが多い．増殖硝子体網膜症や腫瘍を背景とするような炎症の強いタイプでは，ステロイドの点眼強化だけでなく，内服を短期的に行うとフィブリンの消失が早い．また，前房に粘弾性物質が一部残存している場合にうつ

ぶせ寝を行うと，軽度の出血や炎症物質が粘弾性物質に絡まってフィブリン様に見えることもある．この場合は，塊状の濁ったものとして見られるが，フィブリン析出は創に引っかかるようなギザギザの形状や，眼内レンズ表面にまとわりついている様子が見られ，区別がつく．粘弾性物質に出血や炎症物質が絡まったようなものは，点眼により数日できれいになっていく．フィブリンがあまりに多いと，特にガスが入っていて，白内障の同時手術をしたような症例では虹彩後癒着（眼内レンズの前嚢と虹彩の癒着）が見られることがあり，消炎と散瞳薬による瞳孔管理をする必要がある．全周で癒着してしまうと，アイリスボンベになり，眼圧が上昇してしまう．

日本では適応外使用になるが，術後の前房内のフィブリン析出に対し，組織プラスミノーゲン活性化因子（t-PA）を投与することで，注入後2時間から12時間くらいでフィブリン溶解が観察されたという報告がある[4]．

2) 糖尿病網膜症の術後

糖尿病網膜症に対する硝子体手術後のフィブリン析出には神経質になったほうがよい．同じような牽引性網膜剥離で広い範囲の増殖があっても，孔を空けずに増殖を取り切れれば，ビーエスエスプラス™500眼灌流液0.0184％で終わることができる．その場合には，白内障手術を同時に行っていてもほとんどフィブリンは析出しにくい．特にレーザー治療において，裂孔周

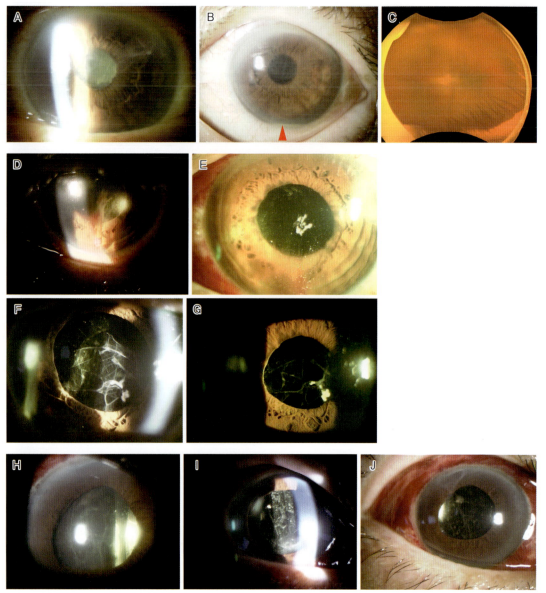

図1 さまざまなフィブリン像①

A〜C：70歳代の女性．白内障手術後3日の眼内炎によるフィブリン所見．
A：細隙灯顕微鏡写真，前房内にフィブリンが見える．
B：赤矢頭で示す部分に前房蓄膿がある．角膜にはデスメ膜皺襞がある．
C：広角眼底写真，眼底は硝子体混濁のため見えない．
D〜G：50歳代の男性．増殖糖尿病網膜症に対し，硝子体手術＋白内障手術，牽引性網膜剝離があり，医原性裂孔のために六フッ化硫黄（SF_6）を注入した．
D：術後1日目．血性角膜後面沈着物あり，眼内にフィブリンはない．
E：術後2日目．トリアムシノロンアセトニドがレンズ裏に付着しているが，眼内炎症は軽度である．
F：術後1週間．レンズの前後にフィブリンが析出してきた．
G：術後2週間．フィブリンは軽減した．
H〜J：40歳代の男性．増殖糖尿病網膜症に対し，硝子体手術＋白内障手術．もともと裂孔を伴っており，SF_6 20％で終了した．
H：術翌日．うっすらとフィブリンが析出している．
I：術後1週間．フィブリンは増加している．1週間目がピークになることが多い．
J：術後2週間．フィブリンは減少傾向にある．

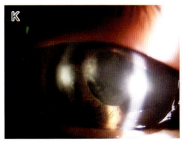 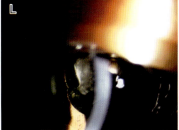 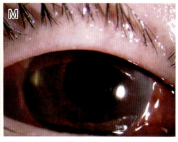

図2 さまざまなフィブリン像②
K〜M：60歳代の女性．裂孔原性網膜剥離に対し，硝子体手術＋白内障手術を施行した．SF$_6$ 20％で終了した．
K：術後1日目．前房に少し残存した粘弾性物質に炎症物質が絡んでいる．一見するとフィブリンのように見える．
L：術後2日目．Kで見られたものは縮小してきている．一見するとフィブリンに見えるが，粘弾性物質がベースなのでこのまま数日で消失する．
M：術後4日目．フィブリン様の粘弾性物質は消失した．

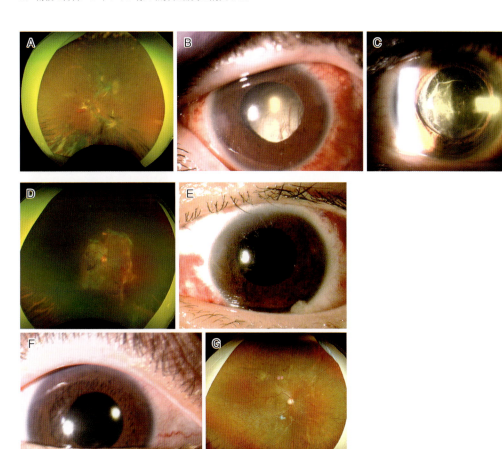

図3 糖尿病網膜症のレーザーの打ち方による術後フィブリン析出の違い
A〜C：40歳代の男性．未治療増殖糖尿病網膜症．術中レーザーは照射時間200 msで行った．液で終了した．
A：術前の広角合成カラー眼底写真．
B：術後1日目の前眼部写真．フィブリンは析出していない．
C：術後1週間目の前眼部写真．フィブリンが析出している．
D〜G：40歳代の男性．未治療増殖糖尿病網膜症．術中レーザーの照射時間は50 msで行った．液で終了した．
D：術前の広角合成カラー眼底写真．
E：術後1日目の前眼部写真．フィブリン析出はない．
F：術後1週目の前眼部写真．フィブリン析出はない．
G：術後の眼底写真．密にレーザーは入っている．約7,000発入れたが，ショートパルスのため，フィブリン析出はなかった．

りなどには通常200 msで行う場合が多いが，50 ms程度のショートパルスで行うと，フィブリンは析出しにくい．ただし，ショートパルスで小さいレーザー瘢痕の場合，レーザー不足による新生血管緑内障のリスクは上がるため，しっかりと密に打つ必要がある．レーザー未治療患者においてショートパルスで7,000発くらい打っても，液で終わると術後フィブリンは見られないことが多い（ただし，強い強膜圧迫を術中に繰り返し行うなどの侵襲を与えると，フィブリンが析出しやすいので注意が必要である）．一方で，ガスやシリコーンオイルを入れてうつぶせを行うと，前房にフィブリンの析出が見られやすい．また，ガスやシリコーンオイルで眼内レンズが前方に押されやすい症例は，虹彩後癒着が起きやすい．裂孔原性網膜剝離の術後炎症は徐々に改善していくことが普通であるが，糖尿病網膜症の場合，1週間かけて炎症が悪化しやすく，じわじわと虹彩後癒着を起こしてくる．ちょうど1週間目に退院するころに瞳孔癒着が完成し，アイリスボンベになり，眼圧が急速に上昇してくることがある．フィブリン析出が悪化してきたら，ステロイドの結膜下注射を行うと効果がある．血糖が上がってしまうこともあるので，注意しながら行う．また，虹彩癒着によるアイリスボンベは数日かけて少しずつ部分的に虹彩が膨隆してくるため，そのような

目で虹彩を観察することが大切である．そのような所見が出てきたら，予防的にレーザー虹彩切開術（LI）を行うか，ステロイド結膜下注射（リノロサール®やデカドロン®）を行う．場合によりミドリン®Pの結膜下注射も有効であるが，適応外使用である．同様のしつこい虹彩後癒着は，増殖硝子体網膜症や腫瘍を背景にした裂孔原性網膜剝離などの症例の術後でもよく見られる．

3) 虹彩後癒着が起こりそうな場合

虹彩後癒着が起こりそうな，つまり強い炎症が出そうな場合には，これを予防するために術中にカッターで周辺虹彩切除をしておくのもよい．糖尿病の場合，虹彩切開創は埋まりやすいので，大きめにあけるのが重要である．

術後に1〜2カ月以上経過してから，虹彩切開創が閉じてきて，ある日突然に眼圧が上昇してしまうケースもある．そのような症例は長めにしっかりとステロイド点眼を継続するほうがよい．

☑POINT

前房のフィブリン析出は，眼内炎との鑑別を要する．虹彩後癒着の可能性があり，消炎をしっかり行い，散瞳薬による癒着予防を行う必要がある．

文献

1) Abrishami, M. et al. Clinical characteristics and management outcome of acute infectious endophthalmitis. Int Ophthalmol. 44 (1), 2024, 308.
2) Limon, U. et al. Efficacy of Intravitreal Dexamethasone After Combined Phacoemulsification and Pars Plana Vitrectomy for Diabetic Tractional Retinal Detachments. J Ocul Pharmacol Ther. 38 (2), 2022, 176-82.
3) Sizmaz, S. et al. Outcome and Complications of Combined Phacoemulsification and 23-Gauge Pars Plana Vitrectomy. J Ophthalmol. 2019, 2019, 7918237.
4) Georgiadis, N. et al. Low-dose tissue plasminogen activator in the management of anterior chamber fibrin formation. J Cataract Refract Surg. 29 (4), 2003, 729-32.

13 黄斑浮腫

杉浦好美 Yoshimi Sugiura
筑波大学医学医療系眼科 講師

術後のトラブル（合併症）の内容

網膜浮腫は網膜の内側・外側血液網膜関門の破綻により，組織間隙に細胞外組織液が貯留した状態である．黄斑部に浮腫が及んだ黄斑浮腫といわれる状態になると，視機能が低下し患者のQOL低下につながるため，臨床上問題になってくる．黄斑浮腫はさまざまな要因で起こり得るが，術後にみられる黄斑浮腫は，手術操作によりプロスタグランジンやアラキドン酸，各種サイトカインやvascular endothelial growth factor（VEGF）などの起炎性物質が放出され，それらが血液網膜関門の破綻を起こして生じるといわれている．術直後から術後4〜12週くらいの期間にみられるのが典型的といわれているが，多くの症例では自然軽快する[1,2]．しかし遷延する場合は視機能に影響を及ぼす可能性が高くなるため，積極的な介入が望まれる．硝子体手術後に生じる黄斑浮腫は，白内障手術後の黄斑浮腫に比べて自然治癒する可能性が低いという報告も出ている[3]．

トラブルが起こる原因

主に炎症が原因で起こるといわれているので，術後の炎症が強い症例，ぶどう膜炎の既往，糖尿病患者眼などではリスクが高い．ラタノプロストなどのプロスタグランジン点眼も発症の要因となる可能性がある．術後炎症の観点から考えると，白内障手術併用硝子体手術に比べ，硝

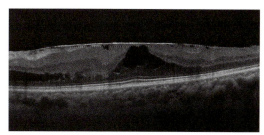

図1 intraretinal cystoid spaces（ICS）
浮腫とは異なり，網膜の牽引に伴う網膜構造の脆弱化に起因する．黄斑耳側には内層に分離様の変化を認める．

子体手術のみを施行した場合のほうが術後黄斑浮腫発生のリスクが低いという報告もある[4]．

網膜前膜や増殖組織の剥離を行った症例に関しては，剥離時の牽引がリスクになることがある．網膜への癒着が強い黄斑硝子体牽引症候群や，網膜前膜と内境界膜との間に間隙が少ない症例では注意を要する[5]．また，光干渉断層計（optical coherence tomography；OCT）のB-scanにてellipsoid zoneと網膜色素上皮間付近にみられる高輝度のびまん性病変はcotton-ball signと呼ばれ，網膜の内方への牽引を示唆する[6]．術前にこの所見を認める症例は術後に黄斑浮腫を生じる可能性が高くなるという報告もある．

黄斑浮腫と似た症状としてintraretinal cystoid spaces（ICS）も術後の視機能に影響を与える因子といわれている[7]（図1）．ICSは炎症性の黄斑浮腫とは機序が異なり，網膜の牽引に伴う網膜構造の脆弱化に起因する．ICSが術前からみられる症例は術後も残存する可能性が高く，後述する治療にも抵抗性を示す症例が多い．

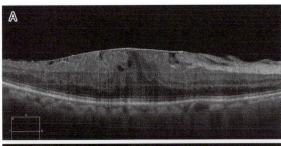
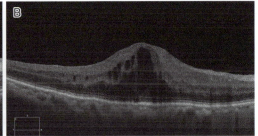
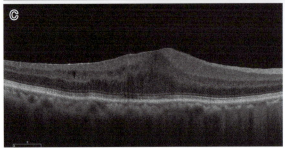

図2 術後に黄斑浮腫を認め，薬剤投与をした一例
A：術前のOCT画像において，ほとんど浮腫は認められない．
B：術後2週間のOCT画像において，黄斑部に著明な浮腫を認める．術後のステロイド点眼とNSAIDs点眼で経過観察とした．
C：術後6週間のOCT画像では点眼治療により浮腫が軽減している．

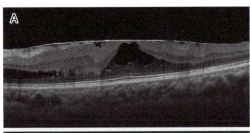
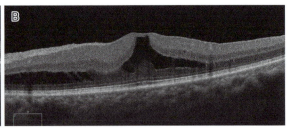
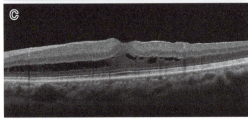

図3 図1と同一のICS症例のOCT画像
A：図1のICSの症例の術前OCT画像である．
B：術後1カ月のOCT画像において，ICSの程度はやや悪化している．術後ステロイド点眼とNSAIDs点眼で経過観察とした．
C：術後2カ月のOCT画像において，中心窩のICSは軽減したが，傍中心窩のICSはまだ残存している．

トラブルが起こった際の対応（リカバリーの実際）

　炎症性の黄斑浮腫に対しては，消炎を図る必要がある．まず選択される治療として非ステロイド性抗炎症薬（NSAIDs）の点眼治療が挙げられる．国内ではブロムフェナクナトリウム点眼液やジクロフェナクナトリウム点眼液などが術後炎症に対してよく使用されている**（図2，3）**．ステロイドなどに比べて副作用が少ないため使用しやすいが，角膜上皮障害には注意が必要である．またステロイド点眼液も炎症を抑えるうえでは有用であるが，効果がない場合はトリアムシノロンアセトニド10～20 mgのテノン囊下注射も効果が期待できる．ステロイドは眼圧上昇や水晶体温存症例では白内障の進行に注意して使用したい．これらの治療で効果がない症例に対し，抗VEGF薬硝子体注射やマイクロパルス閾値下レーザーで加療した報告も散見するが，これらの効果はまだ議論の余地がある．

術前，術中にできる術後トラブルの回避方法

術後黄斑浮腫のリスクが特に高い症例に対しては，極力炎症を抑えるような手術を心がけたい．手術操作に支障が出なければ水晶体を温存するのも一つの案である．また，炎症を惹起するような過度な圧迫処置や光凝固なども控えたい．リスクが高い症例に対しては，術後のトラブル回避のため，追加治療が必要になる可能性が高いことを術前によく説明しておく必要がある．

文献

1) Bunjo, LJ. et al. Current management options for the treatment of refractory postoperative cystoid macular edema: A systematic review. Surv Ophthalmol. 69 (4), 2024, 606-21.

2) Chang, YC. et al. Dexamethasone intravitreal implant （Ozurdex） for long-term macular edema after epiretinal membrane peeling surgery. J Ophthalmol. 2018, 2018, 5832186.

3) Chatziralli, I. et al. Treatment of macular edema after pars plana vitrectomy for idiopathic epiretinal membrane using intravitreal dexamethasone implant: long-term outcomes. Ophthalmologica. 2019, 242 (1), 16-21.

4) Silva, N. et al. Epiretinal membrane vitrectomy: outcomes with or without cataract surgery and a novel prognostic factor for cystoid macular edema. Graefes Arch Clin Exp Ophthalmol. 2021, 259 (7), 1731-40.

5) Duker, JS. et al. The International Vitreomacular Traction Study Group classification of vitreomacular adhesion, traction, and macular hole. Ophthalmology. 2013, 120 (12), 2611-9.

6) Tsunoda, K. et al. Highly reflective foveal region in optical coherence tomography in eyes with vitreomacular traction or epiretinal membrane. Ophthalmology. 2012, 119 (3), 581-7.

7) Coussa, RG. et al. Prognostic factors of postoperative intraretinal cystoid spaces after primary pars plana vitrectomy for vitreomacular traction. J Curr Ophthalmol. 2019, 31 (4), 399-405.

14

杉浦好美 Yoshimi Sugiura
筑波大学医学医療系眼科 講師

再増殖

術後のトラブル（合併症）の内容

　再増殖は主に，網膜色素上皮（retinal pigment epithelial；RPE）細胞が術後に遊走して網膜面に付着し，線維芽細胞から増殖膜が形成されることによって生じる．その際，残存硝子体があると，そこを足場に再増殖が進展し，増殖膜および残存硝子体の収縮によって網膜裂孔が再開孔して，病態が加速していく．この負の流れを断ち切るために，初回手術時にできるかぎり増殖組織を除去して網膜の可動性を回復させ，残存硝子体がない状態にする必要がある．また，術後のRPE細胞の散布を減らすため，不必要な医原性裂孔の形成を避け，原因裂孔の閉鎖を確実に行うことが重要である．

トラブルが起こる原因

　近年の硝子体手術は25 G，27 Gが一般的となり，硝子体カッターの高速化も進んでいる[1, 2]．カッターが高速に動くことで，網膜に対する不要な牽引が減り，医原性裂孔を生じるリスクが軽減された．また，初回硝子体手術では，十分な増殖組織処理が行われ，きちんとした光凝固が行われていれば，通常は再増殖が起こる頻度は低いはずである．しかしながら術後炎症が強い場合や，医原性裂孔が生じた場合は再増殖が起こるリスクが上昇する．

　増殖組織が残ると，術後収縮が起こり，再度牽引の増加・再剥離が生じるので，確実な剥離

除去が不可欠である．硝子体の残存も術後の再増殖の足場となるため，確実な除去が必要である．Shavingでは硝子体を薄くするのみで，硝子体は残存している状態である．周辺部網膜に剥離不能な硝子体が広く残存する場合は，輪状締結の併用を考慮すべきである．特に，強度近視眼や周辺部に格子状変性を広範囲に伴うもの，急性網膜壊死，周辺部の網膜血管形成障害を伴う例では，周辺部の硝子体剥離を完全に行うのが難しいことがある．輪状締結併用により周辺部網膜を凸にすることで，網膜収縮による剥離をある程度予防できる．また，術後の最周辺部網膜の増殖・剥離は，低眼圧や眼球癆の原因にもなり得る．輪状締結の併用は低眼圧の予防にもなるため，習得しておきたい技術の一つである．

　後部硝子体剥離作製後に薄い膜状の硝子体皮質が一枚残ることがあり，これも再増殖の一因となり得る．トリアムシノロンアセトニドなどを用いて可視化し，丁寧に剥離除去し，再増殖を予防したい．

トラブルが起こった際の対応
（リカバリーの実際）

　近年の硝子体手術機器の進化に伴い，カッターの開口部が先端に近くなり，先端の形状も変化したこと，カッター自体が細くなったことにより，カッターのみで増殖膜の処理を行えるようになった（**図1**）．比較的健常な網膜に癒着

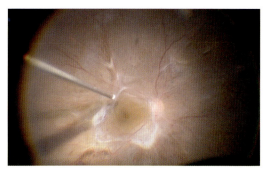

図1 カッターによる増殖膜の処理
硝子体カッターの形状の進化により増殖組織の下に安全に挿入でき，処理できるようになった．

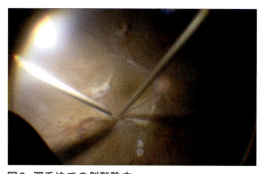

図2 双手法での剥離除去
増殖組織の癒着が強い場合は写真のように双手法で剥離除去する．

する増殖組織は単純な剥離操作で処理可能であるが，「再増殖」になると虚血の進んだ網膜に増殖膜が固着している場合も多い．網膜との癒着が強い場合やすでに網膜裂孔を伴っている場合では，双手法が有用である**（図2）**．

薄い硝子体皮質が残存しているときは，トリアムシノロンアセトニドなどで可視化した後，フレックスループ（FINESSE® flex loop，日本アルコン株式会社）などで擦り取ることができる[3]**（図3）**．

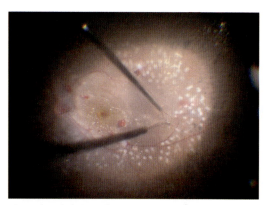

図3 硝子体皮質が残存したときの対応
トリアムシノロンアセトニドなどで可視化された残存硝子膜を，フレックスループで擦り取っている．

再手術などで，増殖組織が強く癒着している場合，網膜の収縮が強く伸展が困難な場合は網膜切開（retinotomy）を行う．Retinotomyは最終手段として位置付けられる手技であり，網膜の伸展が得られるその他の方法がないか，熟考して行うべきである．また，行うときは中途半端な範囲を切開すると復位しないため，必要十分な範囲をしっかり切開し，牽引を解除する．Retinotomyは大量のRPE散布に由来する術後再増殖や，低眼圧のリスクがあることを忘れてはならない．

術前，術中にできる術後トラブルの回避方法

再増殖を予防するためには，初回の手術で増殖組織や硝子体を可能なかぎり処理することが必須である．また，薄い硝子体膜が残存することもあるので，その際は前述したフレックスループなどで処理するとよい．周辺の硝子体の処理が難しいと判断する場合は，初回手術であっても輪状締結の併用を考慮すべきである．

文献

1) Osawa, S. et al. 27-Gauge vitrectomy. Dev Ophthalmol. 54, 2014, 54-62.
2) Oshima, Y. et al. A 27-gauge instrument system for transconjunctival sutureless microincision vitrectomy surgery. Ophthalmology. 117 (1), 2010, 93-102.e2.
3) Uchida, A. et al. Analysis of Retinal Architectural Changes Using Intraoperative OCT Following Surgical Manipulations With Membrane Flex Loop in the DISCOVER Study. Invest Ophthalmol Vis Sci. 58 (9), 2017, 3440-4.

15

黄斑円孔非閉鎖・再開孔

杉浦好美 Yoshimi Sugiura
筑波大学医学医療系眼科 講師

術後のトラブル（合併症）の内容

2000年頃より一般化した内境界膜（internal limiting membrane；ILM）剝離の併用により，黄斑円孔の初回閉鎖率は90％を超えており，術後視機能の向上も望めるようになっている．しかしながら100％には達しておらず，術後非閉鎖，再開孔は依然として起こり得る合併症といえる．また最小円孔径が400μmを超えるような大型黄斑円孔や，陳旧性の黄斑円孔，外傷性黄斑円孔，強度近視に伴うものは閉鎖率が不良となる．ILM剝離施行後の非閉鎖や再開孔では，再手術に難渋することもある．また，黄斑円孔手術後のみでなく，近年注目されている層状黄斑円孔（lamellar macular hole；LMH）の経過中や術後に全層黄斑円孔を生じることもある．

トラブルが起こる原因

ILM剝離を行うことにより，その表面の硝子体成分および網膜前膜などを確実に取り除くことが可能となる．これにより黄斑への牽引が解除され，さらに空気またはガスによるタンポナーデによって円孔部位に液体成分が存在しない状態となり，円孔の閉鎖が促される．閉鎖にはミュラー細胞の遊走や増殖が関与しているといわれている．トラブルが起こる原因として，十分なILM剝離が得られていない（硝子体皮質とILMを誤認，ILM剝離の範囲が不十分な

ど），網膜前膜が円孔周囲に残存していた，などが考えられる．また，患者のうつぶせが不十分で，円孔底のセミドライ化が得られないことも原因として挙げられる．

大型の黄斑円孔や陳旧性黄斑円孔，外傷性や続発性などの難治性黄斑円孔では初回閉鎖率が低いため，近年ではILM翻転法が盛んに行われている．2010年にMichalewskaらによって提唱された方法で，ILMを円孔に被覆ないし埋入することにより，網膜グリア細胞の増殖や遊走を促し，解剖学的閉鎖が得られやすくなると報告されている[1]．ILM翻転法後の非閉鎖に関しては，ILM flapの被覆が完全ではない，または翻転ILM flapの迷走なども非閉鎖の原因の一つである（**図1**）．

LMHは1976年にGassらが提唱した概念で，近年は黄斑のキサントフィル由来のカロテノイドやミュラー細胞を主成分とするepiretinal proliferation（EP）を埋入することで術後の視機能や黄斑形態により改善が得られると報告されている[2~4]．さらにこの報告によると，EPを埋入した症例では術後の黄斑円孔発症がみられなかったとあり，不完全なEP埋入および周囲の網膜前膜やILMの不完全な剝離は術後の全層黄斑円孔発症のリスクとなり得る（**図2**）．

トラブルが起こった際の対応（リカバリーの実際）

初回手術でILM剝離を施行している場合は，

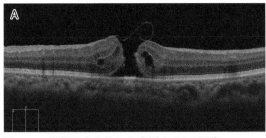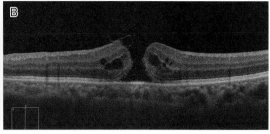

図1 ILM翻転法を実施した症例のOCT画像
A：ILMを翻転，黄斑円孔に被覆し，空気置換術を施行後1週間のOCT画像である．空気が減少し黄斑部が液相になると，被覆したILM flapが浮き始め，黄斑円孔が再度開孔している．
B：Aからさらに4日後のOCT画像である．ILM flapは黄斑円孔を被覆していない状態となり，網膜のfluid cuffが増大している．

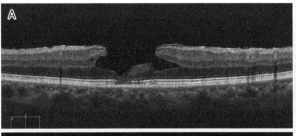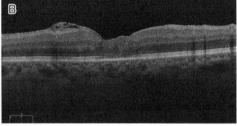
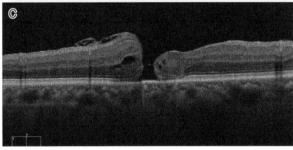

図2 LMH症例のOCT画像
A：LMHの術前OCT画像ではEPを伴っており，黄斑前膜も認める．
B：術後1カ月のOCT画像である．EPを埋入し，LMHの形態は改善したが，黄斑下方（OCT画像上，黄斑左側）に黄斑前膜の残存を認める．
C：術後3カ月のOCT画像である．不完全な膜処理により，術後に黄斑円孔が生じた．

剝離範囲を拡大することで閉鎖が得られたという報告が散見され，以前はよく行われていた．黄斑円孔閉鎖後の網膜の変位を調べた論文によると，黄斑耳側の網膜がより可動性があり，鼻側に比べて変位量が大きいと報告されている[5]．剝離を拡大する際は，耳側のILMを確実に剝離または拡大することが重要である．

しかしながら近年では非閉鎖や再開孔だけでなく，難治例に対しては初回からILM翻転法を併用するほうが高い閉鎖率を得られるとされている．再手術時，円孔周囲にILMが残存している場合はILM翻転法（**図3**）を，初回にILM翻転法を行っている症例ではILM flapのrepositioningをまず試したい．ILMが円孔を完全に被覆できていない場合は，正しい位置に戻し再度ガス（または空気）タンポナーデすることで閉鎖を得られることがある．初回手術時に全周のILM剝離を広範囲で行っている症例では，ILMの自家移植[6]や自家感覚網膜移植[7]で閉鎖が得られると，近年注目されている．ILM自家移植は2014年にMorizaneらによって報告された手法で，初回手術でILMを剝離された部位より外側でILMの遊離片を採取し，それを黄斑部に移植するという方法である．当初は粘弾性物質を用いて移植片を固定していたが，液体パーフルオロカーボン（PFCL）を注入し，PFCL下でILMを移植する手法も提唱されている[8]．さらに難治性の黄斑円孔や黄斑円孔網膜

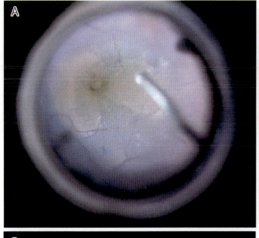
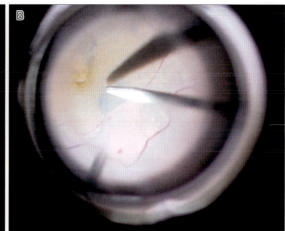
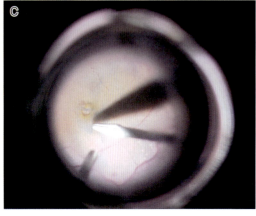

図3 ILM翻転法
A：黄斑円孔非閉鎖の症例である．初回手術で黄斑円孔周囲および耳側（向かって右側）のILMが剥離されている．ブリリアントブルーG染色によって残存ILMが明瞭となった．
B：黄斑上方（手前側）の残存ILMを剥離する．
C：ILM flapを作製し，黄斑円孔に被覆している．

剥離に対して，自家感覚網膜を用いた移植術が近年提唱されている．人工的に網膜剥離を作製して感覚網膜の移植片を採取し，PFCL下で移植する手法であり，難治性である高度近視眼の黄斑円孔や黄斑円孔網膜剥離に対して高い閉鎖率が得られると報告されている．この方法では，移植片の採取場所にも気を付けたい．術後の視野欠損の影響を受けにくい，鼻側下方などから採取するのが望ましいが，手技的に難しい場合は剥離の影響が最小限になるような他部位から採取したい．

術前，術中にできる術後トラブルの回避方法

術中，円孔底に粘稠な下液が貯留している場合は，バックフラッシュニードルであらかじめ吸っておくとILMを翻転したときにflapが安定しやすい．

円孔に被覆したILM flapや自家移植の移植片を静置した際，灌流チューブから水流が直接当たると動いてしまう可能性がある．Flapが安定しない場合は，灌流チューブの向きを調節したり，一時的にチューブをクランプして水流が当たらないようにするとよい．

文献

1) Michalewska, Z. et al. Inverted internal limiting membrane flap technique for large macular holes. Ophthalmology. 117 (10), 2010, 2018-25.

2) Gass, JD. Lamellar macular hole: a complication of cystoid macular edema after cataract extraction. Arch Ophthalmol. 94 (5), 1976, 793-800.

3) Obana, A. et al. Evidence of Carotenoid in Surgically Removed Lamellar Hole-Associated Epiretinal Proliferation. Invest Ophthalmol Vis Sci. 58 (12), 2017, 5157-63.

4) Kanai, M. et al. Embedding Technique versus Conventional Internal Limiting Membrane Peeling for Lamellar Macular Holes with Epiretinal Proliferation. Ophthalmol Retina. 7 (1), 2023, 44-51.

5) Qin, H. et al. The impact of preoperative parameters on postoperative foveal displacement in idiopathic macular hole. Sci Rep. 14 (1), 2024, 3755.

6) Morizane, Y. et al. Autologous transplantation of the internal limiting membrane for refractory macular holes. Am J Ophthalmol. 157 (4), 2014, 861-9.e1.

7) Grewal, DS. et al. Autologous Neurosensory Retinal Free Flap for Closure of Refractory Myopic Macular Holes. JAMA Ophthalmol. 134 (2), 2016, 229-30.

8) Ozdek, S. et al. A Modified Perfluoro-n-octane-Assisted Autologous Internal Limiting Membrane Transplant for Failed Macular Hole Reintervention: A Case Series. Ophthalmic Surg Lasers Imaging Retina. 48 (5), 2017, 416-20.

16

内境界膜剝離に伴う合併症

杉浦好美 Yoshimi Sugiura
筑波大学医学医療系眼科 講師

術後のトラブル（合併症）の内容

内境界膜（internal limiting membrane；ILM）はミュラー細胞の基底膜であり，網膜10層の最内層である．本来網膜組織の一部である膜を人工的に剝離除去するのは，黄斑前膜手術後の再発予防や網膜皺襞の改善，黄斑円孔手術後の円孔閉鎖率向上，増殖硝子体網膜症手術後の再増殖予防など，メリットがあるからである．しかし近年，ILM剝離のデメリットについての報告も多数見られ，その是非について議論が行われている．黄斑円孔患者でILM剝離を行った後に，傍中心暗点が検出される，黄斑周囲の網膜感度が低下する，という報告が以前から出ていた[1,2]．その後Tsuchiyaらによって緑内障眼の黄斑前膜や黄斑円孔に対する硝子体手術においてILM剝離を行うと，中心10°以内の視野感度が低下することが報告された[3,4]．Terashimaらも黄斑前膜においてILM剝離術後の網膜構造と視野感度の変化を検討し，術後に黄斑耳側の網膜神経節細胞複合体（ganglion cell complex；GCC）の菲薄化と黄斑鼻側の視野感度低下，微小暗点の出現を報告している[5,6]．

緑内障も黄斑前膜も，加齢により有病率が上がる疾患である．報告によると緑内障は10％以上の確率で黄斑前膜を合併するともいわれている．高齢化の進行に伴い，今後は両者を合併する患者をみる機会が非常に増えることが予想される．このような患者の手術適応や手術方法の選択は，硝子体術者にとって今後よく考えるべき課題の一つである．

トラブルが起こる原因

ILM剝離併用硝子体手術後に視野感度が低下する原因として，灌流チューブからの水流による障害や眼灌流圧の変化による障害，ILM剝離操作自体による直接的網膜損傷，ILM剝離による網膜神経線維層への間接的障害，染色剤の影響などが考えられる（**図1〜5**）．

灌流チューブからの水流については，常にチューブの方向に気を配ることが重要である．特に空気置換から液置換に戻す際，ジェット水流が生じ，網膜感度低下のみならず，網膜裂孔や黄斑円孔を生じるリスクがあるため注意したい．ILM剝離による網膜損傷では，直接機械的刺激を与えていなくても，剝離自体で網膜神経線維層へ障害を与えるといわれている．特に緑内障合併眼は網膜神経線維層が脆弱であるため，ILM剝離が必要なのか，どの程度の範囲の剝離が必要なのかを十分に検討すべきである．

本邦で現在使用されている染色剤は，トリアムシノロンアセトニド，インドシアニングリーン，ブリリアントブルーGの主に3種類である．トリアムシノロンアセトニドは硝子体の可視化剤としても使用されており，術後の眼圧上昇（5.9％）や眼内炎のリスク（0.026〜0.053％）という報告もあるが，神経障害のリスクは極めて低い[7]．インドシアニングリーンはブリリアント

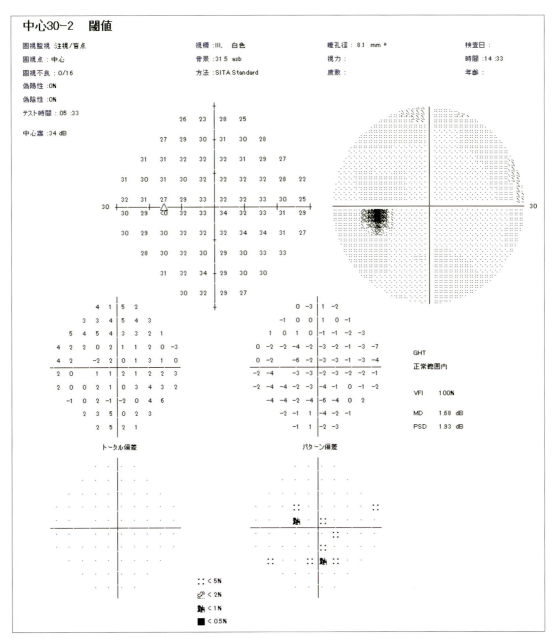

図1 術前のハンフリー視野（中心30-2）
Macular retinoschisisに対して，黄斑の鼻側下方でILMを剝離し，乳頭pitを疑う部位にinvertした症例である．

ブルーGに比べ，染色時のコントラストが良く視認性に優れているが，網膜の神経障害に関しては，ブリリアントブルーGのほうがよりリスクが低いといわれている[8〜11]．施設の事情により選択できる染色剤が異なるであろうが，どの薬剤にしても注入時に中心窩に向けて噴出しない，一点に高圧で噴出しない，といった注意すべき点は共通している．

トラブルが起こった際の対応（リカバリーの実際）

ILM剝離による網膜神経線維層への障害は非可逆的であるため，トラブルが起こる前に回

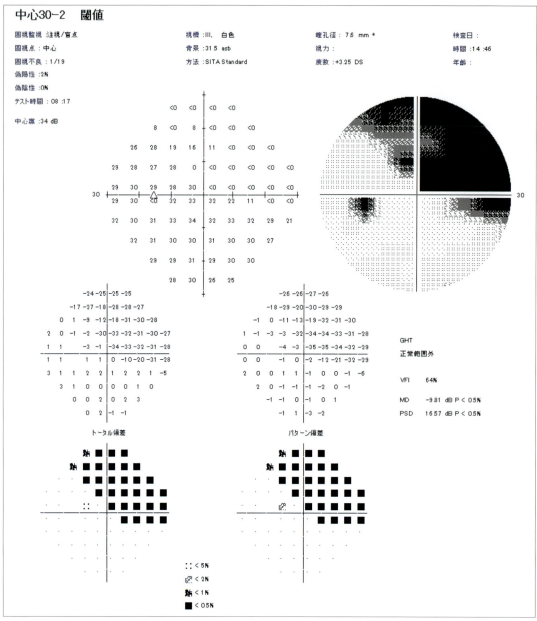

図2 術後のハンフリー視野（中心30-2）
剝離部位の下流域で視野感度低下が生じた．

避する必要がある．

術前，術中にできる術後トラブルの回避方法

　緑内障による視野障害の程度，黄斑疾患による視機能障害の程度を術前に把握し手術方法を決める必要がある．黄斑前膜の場合は再発予防のためのILM剝離が必要か，黄斑円孔の場合はどの程度のILM剝離が必要なのかを十分に考慮する．また，手術による視野感度悪化のリスクを患者に事前に説明することも重要である．

　黄斑円孔手術においては，マイクロペリメトリーの結果に基づいてILM剝離の部位や範囲

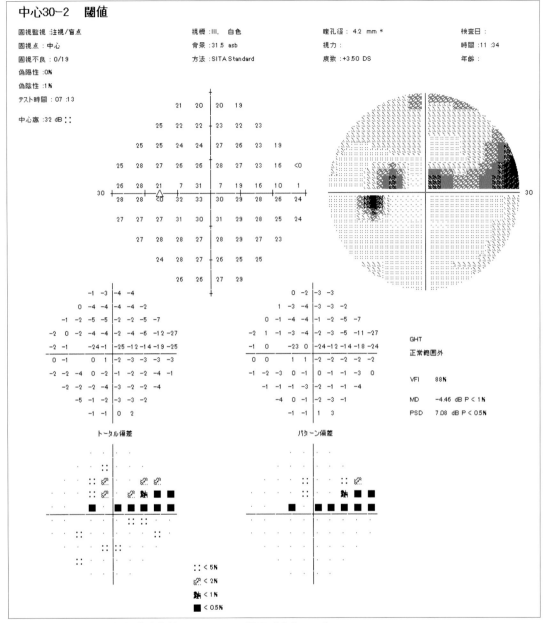

図3 緑内障合併，黄斑前膜手術前のハンフリー視野（中心30-2）

を決定し，術後の網膜神経線維層障害を抑制するという方法が報告されている[12]．非常に有用な方法であるが，マイクロペリメトリーが使用できる施設には限りがある．しかしマイクロペリメトリーだけではなく，一般的な静的視野計でも視野感度や絶対暗点の場所を把握することは可能である．黄斑円孔に限らず，緑内障合併眼の黄斑手術の際はぜひ応用したい技術である．

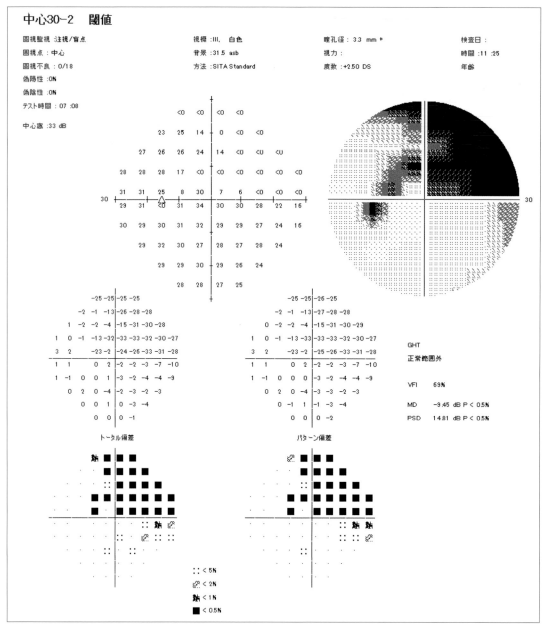

図4 術後4カ月のハンフリー視野（中心30-2）
ILMを温存し，黄斑前膜剝離術を施行した症例の術後4カ月のハンフリー視野（中心30-2）である．鼻側上方の視野感度が低下している．

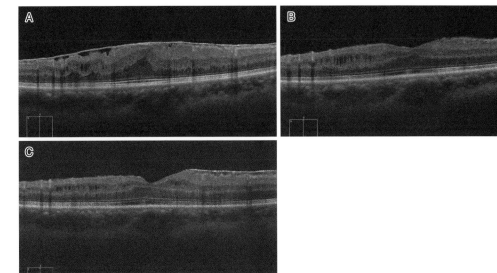

図5 図3～4と同一症例のOCT画像
A：術前のOCT（垂直断）画像である．
B：ILM温存，黄斑前膜手術後1カ月のOCT（垂直断）画像である．
C：術後4カ月のOCT（垂直断）画像において，黄斑下方で網膜内層の菲薄化，黄斑上方で黄斑前膜の再発を認める．

文献

1) Haritoglou, C. et al. Paracentral scotomata: a new finding after vitrectomy for idiopathic macular hole. Br J Ophthalmol. 85 (2), 2001, 231-3.
2) Tadayoni, R. et al. Decreased retinal sensitivity after internal limiting membrane peeling for macular hole surgery. Br J Ophthalmol. 96 (12), 2012, 1513-6.
3) Tsuchiya, S. et al. Visual field changes after vitrectomy with internal limiting membrane peeling for epiretinal membrane or macular hole in glaucomatous eyes. PLoS One. 12 (5), 2017, e0177526.
4) Tsuchiya, S. et al. Glaucoma-related central visual field deterioration after vitrectomy for epiretinal membrane: topographic characteristics and risk factors. Eye (Lond). 35 (3), 2021, 919-28.
5) Terashima, H. et al. Vitrectomy for Epiretinal Membranes: Ganglion Cell Features Correlate with Visual Function Outcomes. Ophthalmol Retina. 2 (11), 2018, 1152-62.
6) Terashima, H. et al. Evaluation of postoperative visual function based on the preoperative inner layer structure in the epiretinal membrane. Graefes Arch Clin Exp Ophthalmol. 259 (11), 2021, 3251-9.
7) Sakamoto, T. et al. Visualizing vitreous in vitrectomy by triamcinolone. Graefes Arch Clin Exp Ophthalmol. 247 (9), 2009, 1153-63.
8) Kadonosono, K. et al. Staining of internal limiting membrane in macular hole surgery. Arch Ophthalmol. 118 (8), 2000, 1116-8.
9) Kadonosono, K. et al. Internal limiting membrane contrast after staining with indocyanine green and brilliant blue G during macular surgery. Retina. 33 (4), 2013, 812-7.
10) Enaida, H. et al. Brilliant blue G selectively stains the internal limiting membrane/brilliant blue G-assisted membrane peeling. Retina. 26 (6), 2006, 631-6.
11) Baba, T. et al. Comparison of vitrectomy with brilliant blue G or indocyanine green on retinal microstructure and function of eyes with macular hole. Ophthalmology. 119 (12), 2012, 2609-15.
12) Matoba, R. et al. Microperimetry-guided inverted internal limiting membrane flap site selection to preserve retinal sensitivity in macular hole with glaucoma. Am J Ophthalmol Case Rep. 33, 2024, 102007.

17 低眼圧, 創閉鎖不全

西塚弘一 Koichi Nishitsuka
埼玉医科大学総合医療センター眼科 教授

WEB▶動画
動画1

術後のトラブル（合併症）の内容

20G時代の硝子体手術は結膜を切開して強膜創を作成し，術後には縫合していた（**図1, 動画1**）．小切開硝子体手術（micro-incision vitrectomy surgery；MIVS）ではトロッカーを用いた経結膜小切開硝子体手術（transconjunctival sutureless vitrectomy；TSV）へと進化し，強膜創を縫合せずに手術を終了することが可能となった（**動画1**）．無縫合により手技が簡略化され手術時間が短くなった反面，黎明期には術後合併症として低眼圧（定義によってさまざまだが，おおむね5～7 mmHg未満）[1～3]が問題となった．低眼圧は強膜創閉鎖不全からの術後眼内炎や低眼圧黄斑症[4]，さらには緑内障手術後低眼圧と同様に上脈絡膜出血の原因[5]ともなり得る病態であり，注意が必要である．

> **✓POINT**
> 低眼圧はさまざまな重篤な病態をひき起こし，低侵襲手術のつもりが重篤な術後経過となる場合がある．

トラブルが起こる原因

Acarらは25G硝子体手術においてトロカー

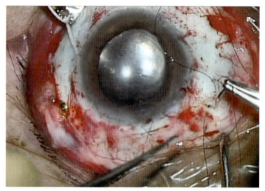

図1 20G硝子体手術における強膜創縫合
一つの強膜創に対して8-0ナイロン糸で3針縫合している．

ルをstraight incisionにて設置した場合の術後1日目の低眼圧の発症率は17.11％であったと報告している[1]．Shimadaらはstraight incisionとトロカールの斜め刺し（angled incision）において，術後1日目の低眼圧はそれぞれ5.9％（32／542眼），0.9％（7／2,801眼）とangled incisionのほうが有意に低かったと報告している[6]．近年ではさらなる低侵襲を目指した27G硝子体手術も盛んに行われており，25Gと27Gの硝子体治療成績を比較したmeta-analysisでは27Gのほうが創口を縫合した症例は少なかった（**図2**）[7]．また同研究では，術後1日の低眼圧の発症率は25Gと27Gで違いがみられなかった（**図3**）[7]．Yomodaらは27Gによる黄斑前膜手術においてstraight incisionとangled incisionとで，術後低眼圧の発症に差がなかったと報告している[8]．無縫合で手術を終

Study or Subgroup	27-gauge Events	27-gauge Total	25-gauge Events	25-gauge Total	Weight	Odds Ratio M-H, Fixed, 95% CI	Year
Rizzo, 2017	2	20	4	20	10.7%	0.44 [0.07, 2.76]	2017
Otsuka, 2018	4	90	9	96	24.8%	0.45 [0.13, 1.52]	2018
Jiang, 2018	6	29	9	31	20.5%	0.64 [0.19, 2.09]	2018
Veritti, 2019	3	37	11	37	30.1%	0.21 [0.05, 0.82]	2019
Chen, 2021	1	21	5	22	13.9%	0.17 [0.02, 1.60]	2021
Total（95% CI）		**197**		**206**	**100.0%**	**0.38 [0.20, 0.71]**	
Total events	16		38				

Heterogeneity：Chi^2=2.06, df=4（P=0.72）；I^2=0%
Test for overall effect：Z=3.03（P=0.002）

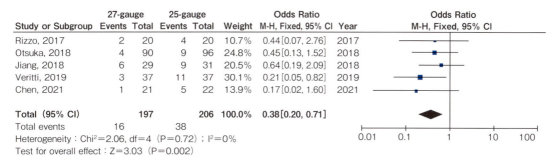

図2 25 G／27 G硝子体手術における強膜創縫合の比較（フォレストプロット）（文献7より）
27 Gでは25 Gより強膜創縫合が少なかった．

Study or Subgroup	27-gauge Mean	27-gauge SD	27-gauge Total	25-gauge Mean	25-gauge SD	25-gauge Total	Weight	Mean Difference IV, Random, 95% CI	Year
Mitsui, 2016	10.1	3.8	32	10.7	6.6	36	10.5%	−0.60 [−3.13, 1.93]	2016
Takashina, 2017	12.54	3.75	58	11.76	4.51	88	12.1%	0.78 [−0.57, 2.13]	2017
Romano, 2017	16.1	2.4	15	16.2	2.5	15	11.6%	−0.10 [−1.85, 1.65]	2017
Naruse, 2017	15	5.8	100	16.4	7.9	100	11.4%	−1.40 [−3.32, 0.52]	2017
Li, 2018	16.9	8.6	34	15.2	6.7	58	9.1%	1.70 [−1.67, 5.07]	2018
Jiang, 2018	12.1	3	29	12.5	2.5	31	12.1%	−0.40 [−1.80, 1.00]	2018
Otsuka, 2018	17.6	8.3	30	17	7.1	32	8.3%	0.60 [−3.26, 4.46]	2018
Sborgia, 2018	14.5	3.7	42	15.5	2.8	46	12.1%	−1.00 [−2.38, 0.38]	2019
Lubiński, 2020	11.1	1.06	30	7.03	1.119	30	12.8%	4.07 [3.52, 4.62]	2020
Total（95% CI）			**370**			**436**	**100.0%**	**0.42 [−1.45, 2.28]**	

Heterogeneity：Tau^2=6.97；Chi^2=107.81, df=8（P<0.00001）：I^2=93%
Test for overall effect：Z=0.44（P=0.66）

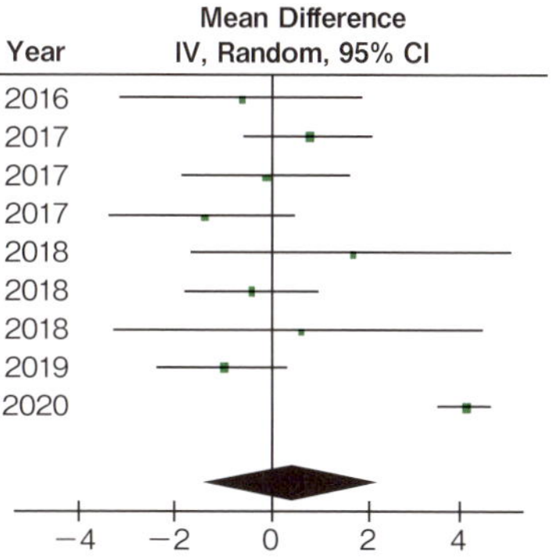

図3 25 G／27 G硝子体手術における術後1日目の低眼圧発症の比較（フォレストプロット）（文献7より）
25 Gと27 Gで術後1日の低眼圧発症には差がなかった．

了することにおいては27 Gのほうが優れているが，どちらにおいても必要に応じて強膜創を縫合することによって術後低眼圧の発症率は同等であり，症例に合わせて25 Gと27 Gを選択してよいと考えられる．

一般的には黄斑円孔や黄斑前膜に比べて，周辺部硝子体郭清を行う裂孔原性網膜剝離や増殖糖尿病網膜症，再手術の症例などの重症例，若年者，強度近視などにおいては無縫合による自己閉鎖が難しいと考えられる．ほかにも強膜創の作成の仕方，手術終了時の縫合の必要性の判断，不適切な縫合など，術者に関連した要因があると考えられる．

トラブルが起こった際の対応（リカバリーの実際）

無縫合にて手術を終了した場合は，強膜創からの漏出により術後低眼圧のリスクがあることを常に意識する．術後低眼圧は経過観察により強膜創の自己閉鎖が得られて眼圧が正常化することが多いが，改善がみられない場合は強膜創の縫合を検討する．ガスタンポナーデが強膜創から抜けてしまった場合は必要に応じてガスの再注入も検討する．術後しばらくしてからの低眼圧の場合は，鑑別として裂孔原性網膜剝離の発症または再発も考慮する．強膜創からの漏出の程度が大きいと急激な低眼圧から駆逐性出血（上脈絡膜出血）を発症することがあり，治療が困難となる．

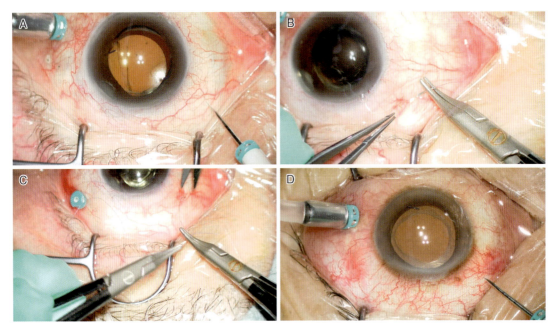

図4 8-0吸収糸による縫合（25G硝子体手術，増殖硝子体網膜症）
A：3 port作成時の前眼部所見
B：8-0吸収糸による縫合
C：結紮時に空気漏れがないことを確認する．
D：再手術時（網膜剥離再発のため）の結膜所見．術後の炎症に加えて初回手術時の強膜創部の充血を認める（初回手術後21日目）．

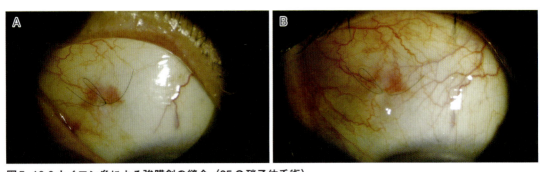

図5 10-0ナイロン糸による強膜創の縫合（25G硝子体手術）
A：術後1日目の細隙灯顕微鏡写真
B：術後3日目の細隙灯顕微鏡写真
診察後に抜糸した．

術前，術中にできる術後トラブルの回避方法

　無縫合による硝子体手術は手術時間の短縮や術後の異物感の軽減など，術者にも患者にもメリットがあるが，術後合併症となると本末転倒である．術中に強膜創からの漏出が疑われた場合には，特に初心者〜中級者の術者であれば迷わず縫合したほうが安全である．若年者，強度近視，再手術症例など無縫合による閉鎖が得られにくいと思われる症例では最初から縫合を予定する．縫合は8-0吸収糸を用いるのが一般的であるが，術後の炎症や異物感が生じることがデメリットでもある**（図4）**．頻繁な診察が可能であれば10-0ナイロン糸による縫合を行い，術後2〜3日で抜糸すると縫合糸による炎症をある程度防ぐことができる**（図5）**．

☑POINT

MIVSにおいてはTSVが理想ではあるが，強膜創からの漏出が懸念される場合には迷わず縫合したほうがよい．

文献

1) Acar, N. et al. Early postoperative hypotony after 25-gauge sutureless vitrectomy with straight incisions. Retina. 28 (4), 2008, 545-52.

2) Kim, SW. et al. Risk factors for the development of transient hypotony after silicone oil removal. Retina. 30 (8), 2010, 1228-36.

3) Woo, SJ. et al. Risk factors associated with sclerotomy leakage and postoperative hypotony after 23-gauge transconjunctival sutureless vitrectomy. Retina. 29 (4), 2009, 456-63.

4) Lee, YJ. et al. Hypotony maculopathy and photoreceptor folds with disruptions after vitrectomy for epiretinal membrane removal: two case reports. J Med Case Rep. 15 (1), 2021, 255.

5) Zhang, B. et al. A System Review and Meta-Analysis of Canaloplasty Outcomes in Glaucoma Treatment in Comparison with Trabeculectomy. J Ophthalmol. 2017, 2017, 2723761.

6) Shimada, H. et al. Incidence of endophthalmitis after 20- and 25-gauge vitrectomy causes and prevention. Ophthalmology. 115 (12), 2008, 2215-20.

7) Li, S. et al. 27-gauge microincision vitrectomy surgery compared with 25-gauge microincision vitrectomy surgery on wound closure and need for wound suture and other postoperative parameters in the treatment of vitreoretinal disease: A meta-analysis. Int Wound J. 20 (3), 2023, 740-50.

8) Yomoda, R. et al. Comparative study of straight vs angled incision in 27-gauge vitrectomy for epiretinal membrane. Clin Ophthalmol. 12, 2018, 2409-14.

18 感染性眼内炎

西塚弘一 Koichi Nishitsuka
埼玉医科大学総合医療センター眼科 教授

WEB ▶ 動画

動画1

術後のトラブル（合併症）の内容

　感染性眼内炎は重篤な手術合併症であり，硝子体手術や白内障手術に限らず各種の内眼手術後に生じ得るものである[1]．自覚症状としては眼痛，充血，霧視，視力低下，結膜・眼瞼浮腫，眼脂があり，眼所見として結膜浮腫・毛様充血，角膜浮腫，角膜混濁，デスメ膜皺襞，前房内炎症（細胞，フレア，湿流停滞，角膜後面沈着物，フィブリン析出，前房蓄膿），硝子体混濁などが挙げられる．軽度のものであれば眼底が透見できるが，重症の場合は眼底が透見できない．術後眼内炎や外傷による感染性眼内炎は外因性眼内炎に分類され，眼球外に病巣があり，血行性に眼内に播種したものは内因性眼内炎に分類される．

トラブルが起こる原因

　白内障手術後の眼内炎では前房から病原体が硝子体へ侵入していくのに対して，硝子体内注射後や硝子体手術後では病原体が直接硝子体へ侵入する．したがって急性術後眼内炎の場合，術後発症日数は白内障手術後（平均6日後）に比べて硝子体内注射後（平均3日後），硝子体手術後（平均2日後）のほうが早い[1]．硝子体手術においては，かつては20Gから低侵襲硝子体手術（minimally invasive vitreous surgery；MIVS）への移行の際に眼内炎の症例が増加した．これは当時トロカールの垂直刺し（straight incision）や無縫合による創口閉鎖不全が原因と考えられている[1,2]．Shimadaらは，straight incisionとトロカールの斜め刺し（angled incision）において眼内炎の発症頻度がそれぞれ0.18％（1／542眼），0％（0／2,801眼）で有意差がなかったものの，術後1日目の低眼圧はそれぞれ5.9％（32／542眼），0.9％（7／2,801眼）とangled incisionのほうが有意に低かったと報告している[3]．創口の閉鎖不全，術後低眼圧は病原体が眼内へ移動するリスクを有していることが考えられる．白内障手術時の後嚢破損に伴う強角膜創への脱出を介して眼内炎が生じる病態をvitreous wick syndromeといい[1,4]，硝子体手術創などの強膜穿孔部からの硝子体脱出を介した眼内炎の病態としてposterior vitreous wick syndromeも提唱されている[1,5]．感染性眼内炎の病原体の多くは細菌であるが，残存した水晶体に起因する眼内炎や，中毒性前眼部症候群（toxic anterior segment syndrome；TASS），真菌性眼内炎との鑑別も必要である．白内障手術後の遅発性眼内炎や緑内障手術後眼内炎などにも注意する．

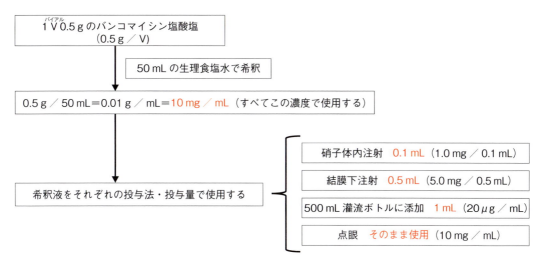

図1 バンコマイシン塩酸塩の調整
1Ｖ0.5ｇ（500 mg）のバンコマイシン塩酸塩の場合，50 mLで希釈することにより濃度が10 mg/mLとなり硝子体内注射，灌流ボトルへの注入，術後点眼，結膜下注射のすべてに使用できる．

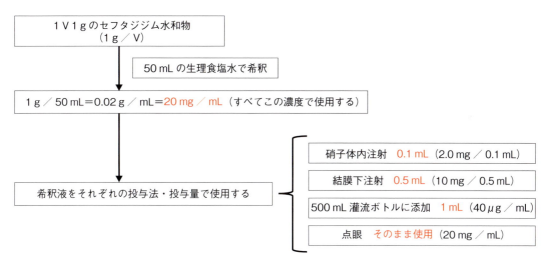

図2 セフタジジム水和物の調整
1Ｖ1ｇ（1,000 mg）のセフタジジム水和物の場合，50 mLで希釈することにより濃度が20 mg/mLとなり硝子体内注射，灌流ボトルへの注入，術後点眼，結膜下注射のすべてに使用できる．

トラブルが起こった際の対応（リカバリーの実際）

少しでも感染性眼内炎を疑った場合は「硝子体手術＋抗菌薬」の硝子体内注射を前提として早期に治療を検討することが基本となる．手術まで時間がかかる場合は初期治療として抗菌薬の硝子体内注射も検討する．眼内炎の原因として大多数を占めるグラム陽性菌群に対してはバンコマイシン塩酸塩を使用し（図1），グラム陰性菌に対してはセフタジジム水和物を使用する（図2）．硝子体内注射はバンコマイシン塩酸塩（塩酸バンコマイシン点滴静注用）1回1.0 mg／0.1 mLとセフタジジム水和物（セフタジジム静注用）1回2.0 mg／0.1 mLの硝子体内注射を投与する．

筆者の場合，初回手術では眼内の確認のための最小限のcore vitrectomyと終了時の硝子体

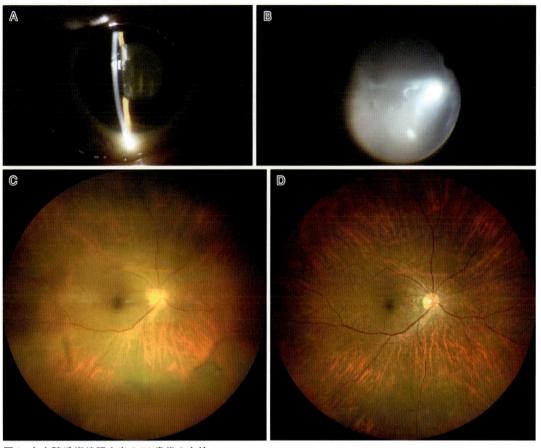

図3 白内障手術後眼内炎の70歳代の女性
術後1カ月で視力低下を来した．硝子体手術と硝子体内注射を行い眼内炎の鎮静化が得られた．
A：術前の前眼部写真．視力は30 cm手動弁．前房にフィブリンを認め，眼底は透見困難であった．
B：術中所見．前房操作は行わずに3 portを作成し，眼内の炎症所見と明らかな網膜剥離がないことを確認しながら，術中合併症を防ぐために最小限のcore vitrectomyを行った．
C：術後2週間の眼底写真．周辺部にやや硝子体混濁の残存を認めるも，眼内炎は鎮静化した．
D：術後2カ月の眼底写真．周辺部の硝子体混濁はほぼ消退した．

内注射を主な目的とし，網膜剥離の合併を防ぐために無理な硝子体郭清はせずに，短時間で手術を終了させている**（図3，動画1）**．また初回手術では眼内レンズの摘出は行わず，術後経過によって摘出する必要があるか検討している．硝子体手術のために最良の術野の視認性を確保することも重要であるが，wide viewing systemを併用して最小限の術野を確保して行うか，内視鏡を用いることによって目的を達するとよいと考えている**（図4）**．網膜剥離を合併すると，良好な術野の確保とシリコーンオイルの併用が必要となり，手術の難易度が上がる．

最終的には術者の技量に合わせた手術方法を選択することになる．術後は頻回点眼や結膜下注射を併用しながら経過観察を行っていく．

> ☑**POINT**
>
> 前房内操作による術野の確保や徹底した硝子体混濁の郭清が理想の治療であるが，難易度が高い手術となり，網膜剥離などの合併症が起こると治療困難となる．術者の技量に合わせた手術と薬物治療が基本となる．

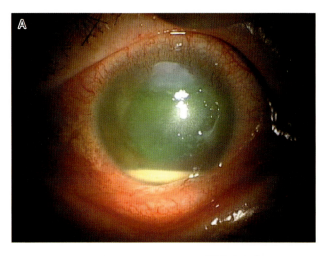
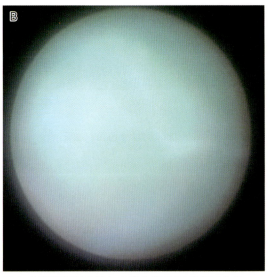
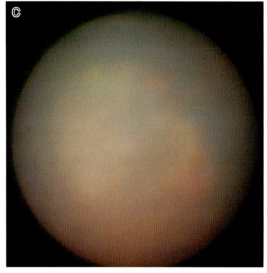

図4 濾過胞炎に合併した眼内炎の80歳代の女性
A：術前の前眼部写真
B：術中内視鏡所見（硝子体切除前）
C：術中内視鏡所見（硝子体切除後）
水疱性角膜症を合併しており，自覚症状に乏しく診断が遅くなった．治療では前房操作を行わずに，内視鏡にて最小限のcore vitrectomyと硝子体内注射にて治療可能であった．

術前，術中にできる術後トラブルの回避方法

　術前の手洗い，術野の消毒，ドレーピングが術後感染の予防に重要であることはいうまでもない．術前の予防的抗菌薬について，わが国の『黄斑疾患に対する硝子体内注射ガイドライン』[6]においては「硝子体内注射薬の薬剤添付文書では，投与3日前から広域抗菌点眼薬を点眼することとされている．患者への抗菌薬の術前点眼の必要性については施設または施術者が個別に判断すべきである」[6]としている．白内障手術後の眼内炎では前房から硝子体へ病原菌が侵入することが考えられ，後嚢破損などの手術トラブルにより眼内炎発症のリスクは上昇すると考えられている．硝子体手術後の眼内炎では病原菌が直接硝子体へ侵入するため，創口閉鎖不全は術後感染のリスクとなると考えられる．

眼内炎を起こさないように合併症を意識した手術手技を日々心がけることが重要である．細心の注意を払っても術後眼内炎の発症リスクをゼロにすることは難しいため，眼内炎の症例が来た場合の治療方針を日頃より準備しておくことが望ましい．

文献

1) 島田宏之ほか. 術後眼内炎パーフェクトマネジメント. 第3版. 東京, 日本医事新報社, 2024.
2) Chen, G. et al. INCIDENCE OF ENDOPHTHALMITIS AFTER VITRECTOMY: A Systematic Review and Meta-analysis. Retina. 39 (5), 2019, 844-52.
3) Shimada, H. et al. Incidence of endophthalmitis after 20- and 25-gauge vitrectomy causes and prevention. Ophthalmology. 115 (12), 2008, 2215-20.
4) Ruiz, RS. et al. The vitreous wick syndrome. A late complication following cataract extraction. Am J Ophthalmol. 70 (4), 1970, 483-90.
5) Venkatesh, P. et al. Posterior vitreous wick syndrome: a potential cause of endophthalmitis following vitreo-retinal surgery. Med Hypotheses. 58 (6), 2002, 513-5.
6) 小椋祐一郎ほか. 黄斑疾患に対する硝子体内注射ガイドライン. 日本眼科学会雑誌. 120 (2), 2016, 87-90.

西塚弘一 Koichi Nishitsuka
埼玉医科大学総合医療センター眼科 教授

ガス白内障

術後のトラブル（合併症）の内容

　ガス白内障は，水晶体温存硝子体手術（lens-sparing vitrectomy）におけるガスタンポナーデによって水晶体とガスとの接触により後囊下に生じる白内障のことである．池田らは，硝子体手術後にガスタンポナーデを施行した有水晶体眼54眼のうち7眼で，術翌日または翌々日に羽毛様の混濁や鱗様空泡の集簇といった特徴的な水晶体混濁を認め，3～11日で消失したと報告している[1]．

✓POINT

ガスタンポナーデを併用するlens-sparing vitrectomyの主な適応疾患は黄斑円孔，裂孔原性網膜剥離などで，水晶体の状態・年齢・健眼の屈折値を踏まえて症例を選択する．

トラブルが起こる原因

　池田らは，水晶体後面の残存硝子体が少ない症例，長期滞留ガスを用いた症例でガス白内障の発症頻度が比較的多くなったと報告している[1]．20G硝子体手術の時代より硝子体手術により核白内障の進行がみられること[2]，50歳以上の症例では核白内障の進行が早いこと[3] が報告されている．Sawaらは，nonvitrectomizing vitreous surgeryでは核白内障がみられなかったことを報告している[4]．核白内障の進行には多くの要因が関与していることが考えられるが[4]，そのなかでも酸化ストレスが白内障に関与している可能性があり[5]，ガス白内障においては前部硝子体切除やガスにより水晶体への酸化ストレスが増加して水晶体混濁が生じることが考えられる．

トラブルが起こった際の対応（リカバリーの実際）

　ガス白内障は混濁が後囊全面に及ぶものや一部に限局するもの，混濁の程度も軽度なものから眼底透見が困難になるものとさまざまであり，ガスの量が減少するにつれて下方から徐々に混濁が消失する[1]．術後にガス白内障が疑われた際は，経過観察により混濁の消失を待つことを基本とする **(図1, 2)**．不可逆性の混濁となった場合，混濁の程度や原疾患の治療経過を考慮しながら，必要時には水晶体再建術を検討する **(図3)**．

✓POINT

ガス白内障は経過観察が基本となり，知識があれば術後の診察で慌てないで対応できる．

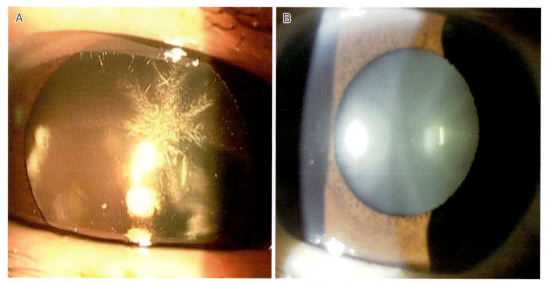

図1　黄斑円孔に対してlens-sparing vitrectomyを行った40歳代の女性のガス白内障①
　　（画像提供：木村修平先生〔岡山大学〕）
A：術後に限局性の羽毛様混濁を認めた．
B：経過観察によりガス白内障は消失した．

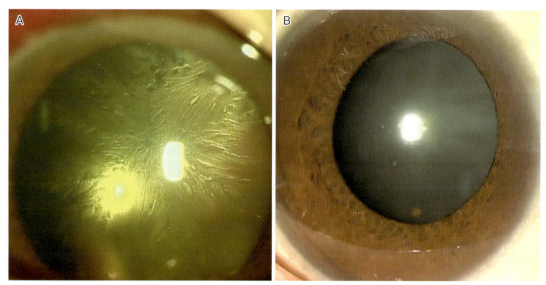

図2　黄斑円孔に対してlens-sparing vitrectomyを行った40歳代の女性のガス白内障②
　　（画像提供：木村修平先生〔岡山大学〕）
A：術後にやや広範囲にガス白内障を認めた．
B：経過観察によりガス白内障は消失した．

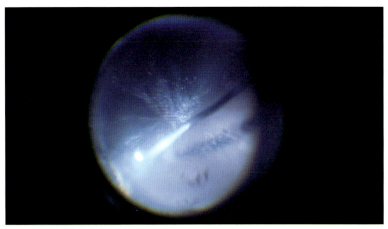

図3 増殖硝子体網膜症に対して複数回のlens-sparing vitrectomyを行った10歳代の男性
再剥離時の手術中に不可逆性の水晶体混濁を観察した．Wide-viewing systemによってある程度水晶体が混濁していても硝子体手術は可能であるが，原疾患の治療状況によって水晶体再建術のタイミングを検討していく．

術前，術中にできる術後トラブルの回避方法

　硝子体切除量を少なくすること，眼内タンポナーデは長期滞留ガスを使用せずに空気を選択することによりガス白内障の発症リスクを減らすことができるかもしれないが，原疾患の治療を優先することのほうが重要である．特に裂孔原性網膜剥離，増殖糖尿病網膜症，増殖硝子体網膜症においては，黄斑円孔に比べて硝子体切除量も多く，水晶体へのストレスは強くなる可能性があることを念頭に入れておく．

> ☑ **POINT**
>
> Lens-sparing vitrectomyは術中操作による水晶体損傷にも注意が必要である．特に周辺部処理が必要な症例では難易度が高い．

　執筆に際して協力いただいた岡山大学医学部眼科の木村修平先生に深く御礼申し上げる．

文献

1) 池田恒彦ほか．ガス白内障．臨床眼科．43 (6), 1989, 956-9.
2) de Bustros, S. et al. Nuclear sclerosis after vitrectomy for idiopathic epiretinal membranes. Am J Ophthalmol. 105 (2), 1988, 160-4.
3) Melberg, NS. et al. Nuclear sclerotic cataract after vitrectomy in patients younger than 50 years of age. Ophthalmology. 102 (10), 1995, 1466-71.
4) Sawa, M. et al. Assessment of nuclear sclerosis after nonvitrectomizing vitreous surgery. Am J Ophthalmol. 132 (3), 2001, 356-62.
5) Eaton, JW. Is the lens canned? Free Radic Biol Med. 11 (2), 1991, 207-13.

20

西塚弘一 Koichi Nishitsuka
埼玉医科大学総合医療センター眼科 教授

視野欠損

術後のトラブル（合併症）の内容

　術後の視野欠損は，術前にみられなかった（想定されていなかった）視野異常が手術の侵襲によりひき起こされたものである．硝子体手術は，灌流系によって圧が保たれた眼内において照明によって視野を確保しながら直接硝子体や網膜に触れる手術であり，硝子体手術による侵襲により網膜〜視神経にダメージが及ぶと視野障害をひき起こす可能性がある．1990年代に黄斑円孔の治療法が確立すると，硝子体手術において液空気置換を行った後に周辺部視野が欠損する症例があることが報告された[1]．本稿では，通常の硝子体手術により疾患の治療を行ったにもかかわらず，視野欠損をひき起こす可能性について概説する．

トラブルが起こる原因

　黄斑円孔手術後の視野障害はおおむね耳側ないし下方の視野欠損であること，黄斑円孔以外の疾患に対する硝子体手術後にも同様の視野異常が報告され，黄斑円孔特有の病態に関連した現象ではないと考えられた．これらの視野異常の原因は後部硝子体剥離による視神経乳頭への牽引や術中の視神経乳頭への接触などが考えられていたが，Hirataらは視野欠損の部位がinfusion cannulaの位置と相関することを報告した[2]．つまり耳側のinfusion cannulaにより鼻側の網膜が損傷し，鼻側のinfusion cannula

により耳側の網膜が損傷することによってinfusion cannulaの位置と視野欠損の関連が示された（**図1, 2**）．また設定眼圧を低くすることにより視野欠損の発症率が下がることも報告され[2]，現在の安全な硝子体手術への教訓につながっている．

　ほかにもインドシアニングリーン（indocyanine green；ICG）による内境界膜染色による光毒性により術後の視野欠損が生じるといった報告[3]や，黄斑円孔や黄斑前膜手術における内境界膜（internal limiting membrane；ILM）剥離による視野障害の可能性などの報告[4]がある．当然ながら黄斑部操作による直接的な障害によっても視野異常を来す．

トラブルが起こった際の対応（リカバリーの実際）

　視野異常については術後原疾患のフォローアップと併せて経過観察していく．網膜損傷による視野欠損は回復が難しいことが多い．

術前，術中にできる術後トラブルの回避方法

　硝子体手術自体がまず，眼内に障害を与え得る可能性があることを再認識することが重要である．自覚症状に乏しい高齢者の黄斑前膜には白内障手術単独での治療を検討することや，単一裂孔の裂孔原性網膜剥離には強膜バックリン

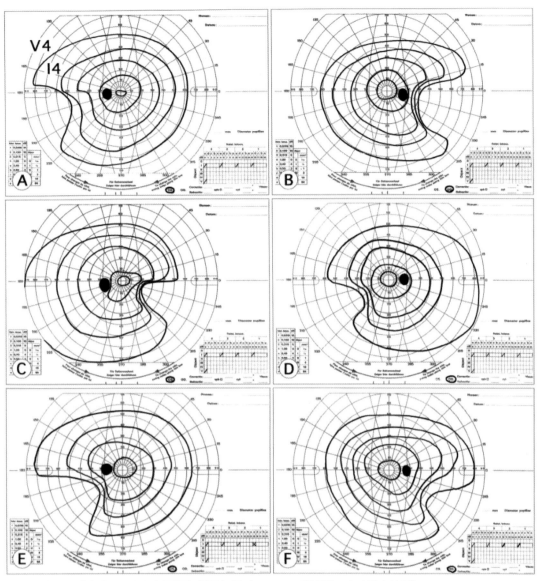

図1 黄斑円孔手術後にみられた周辺部視野欠損（Goldman視野計による検査結果）（文献2より）
耳側の視野欠損は耳側にinfusion cannulaを設置した症例（A〜B，E〜F）で，鼻側の視野欠損は鼻側にinfusion cannulaを設置した症例（C〜D）である．

グを選択するなど，硝子体手術によるリスク・ベネフィットを再考することも必要である．また，裂孔原性網膜剝離手術における意図的裂孔の作成にも視野異常が関連することに注意する．眼底の障害部位と視野の関連（**図3**）は網膜硝子体手術における病態理解に有用であり[5]，硝子体手術においては不必要な眼内圧の変動や眼内操作に注意すること，ILM剝離による網膜損傷のリスク，光毒性，無理な手技による網膜損傷なども念頭に置きながら慎重な手術を心がける．

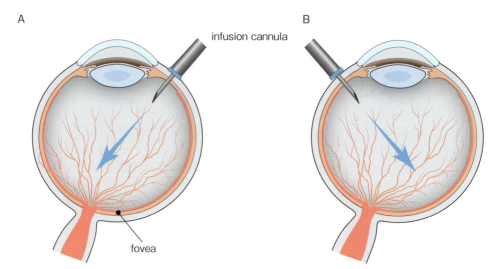

図2 Infusion cannulaの位置と対応する網膜損傷の関係を示す概略図（文献2を参考に作成）
A：耳側に設置したinfusion cannulaからの空気は鼻側の網膜損傷をひき起こし，耳側の視野欠損をひき起こす可能性がある．
B：鼻側に設置したinfusion cannulaからの空気は耳側の網膜損傷をひき起こし，鼻側の視野欠損をひき起こす可能性がある．

> ☑ **POINT**
>
> 硝子体手術自体が眼内組織を障害する可能性を常に考えながら手術に臨むことが重要である．

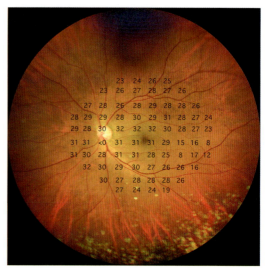

図3 Humphrey中心30-2視野検査の72カ所の測定点と眼底の関係

文献

1) Melberg, NS. et al. Visual field loss after pars plana vitrectomy with air/fluid exchange. Am J Ophthalmol. 120 (3), 1995, 386-8.
2) Hirata, A. et al. Effect of infusion air pressure on visual field defects after macular hole surgery. Am J Ophthalmol. 130 (5), 2000, 611-6.
3) Tsuiki, E. et al. Visual field defects after macular hole surgery with indocyanine green-assisted internal limiting membrane peeling. Am J Ophthalmol. 143 (4), 2007, 704-5.
4) Tsuchiya, S. et al. Visual field changes after vitrectomy with internal limiting membrane peeling for epiretinal membrane or macular hole in glaucomatous eyes. PLoS One. 12 (5), 2017, e0177526.
5) 飯島裕幸. Humphrey視野計でみる網膜疾患. 日本眼科学会雑誌. 120 (3), 2016, 190-209.

21

吉川祐司 Yuji Yoshikawa
埼玉医科大学病院眼科 講師

網膜光障害

網膜光障害とは

網膜光障害は1983年にMacDonaldらによって白内障手術後の特徴的な黄斑病変として初めて報告された。黄斑部に網膜外層を含む境界明瞭な数乳頭径の白色病変が見られ，白色病変は数週間で網膜色素上皮の色素斑に置き換わると報告されている[1]。

病理学的には網膜色素上皮の限局性壊死，視細胞外節の破壊，視細胞内節の浮腫，そして修復過程と考えられる病変辺縁部での網膜色素上皮細胞の遊走が認められる[2]。

網膜光障害の原因

硝子体手術における網膜光障害の原因としては顕微鏡の光源によるもの，眼内照明によるものが挙げられる。

白内障手術では100分以内の手術であれば網膜光障害の発生率は0.9％以下であるが，100分を超えると39％になると報告されている[3]。前眼部手術の網膜光障害は白内障手術以外にも緑内障手術，屈折矯正手術，角膜手術でも生じるため，硝子体同時手術では白内障手術やバックリング／エンサークリングの追加，創部縫合などでも不要な長時間の光源曝露は避けるべきである。

一方，硝子体手術で生じる網膜光障害は白内障手術で生じるものよりも視力予後が悪いと考えられている[4]。眼内照明は中間透光体の影響

を受けることなく直接網膜に照射されるためにより注意が必要である。特に黄斑操作では照明プローブを網膜近くまで近づけてしまうことがある。また，シャンデリア照明でも網膜光障害が生じる事例も報告されている[5]。

網膜光障害が生じた際の対処法

前眼部手術で生じた網膜光障害の視力予後は比較的良好と考えられる。病変は徐々に縮小し，視力も徐々に改善に向かうと報告されている。しかしながら，硝子体手術（特に黄斑操作を含む術式）では視力予後は前眼部手術と比較して悪いと報告されている[4]。

中心窩に網膜光障害が生じてしまった場合には治療介入を行うことは難しいため，術中の光曝露を減らし発症予防に努めることが重要である。

光源曝露の回避法

1) ライトシールド

バックリングやエンサークリングを追加する場合や結膜切開や縫合に時間を要する際には既製品のライトシールドを用いるか，なければM.Q.A.でライトシールドを作製することで角膜保護だけでなく顕微鏡光源からの曝露時間を短縮することができる（**図1**）。

> **✓POINT**
> ライトシールドに血が付いたままになると凝血塊で角膜を傷付けてしまうことがあるので，特にバックリング／エンサークリング手術を併用する必要があるような長時間手術では角膜の状態にも注意が必要である．

2）非接触レンズの使用

黄斑操作をする際にその解像度の高さから接触レンズを好む術者は多い．しかし，不慣れな術者であると光源が網膜に接近しすぎてしまう場合がある．非接触の観察系では視野が広いために器具と網膜，その周辺組織を同時に認識することができ，器具と網膜の距離感をつかむことができる（図2）．

3）照明プローブの工夫

硝子体手術を行う際には基本的には利き手に硝子体カッターや鑷子を，非利き手に照明プローブを持って行う状況が多い．慣れない間は，非利き手側に持つ光源は利き手側の器具と連動して動いてしまい必要以上に深く挿入してしまうことがある．

照明プローブの根元にカバーを付けることで必要以上に照明が深く入ることを防ぐことができる．また，この方法では照明プローブが深く

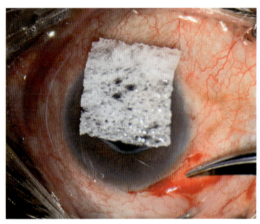

図1　ライトシールド
結膜切開の間は角膜保護と同時に網膜光障害を予防することができる．

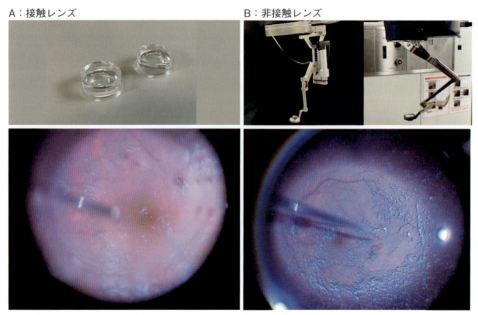

図2　接触レンズと非接触レンズの使用における比較
A：接触レンズを使用した場合には拡大観察が可能であるが，器具と網膜面の距離感に慣れが必要である．
B：非接触レンズでは網膜面と器具の距離感がつかみやすい．

入りすぎて網膜面に近接しすぎることを防ぐ以外にも，プローブが浅い位置にあることによる照射範囲の拡大と視認性の向上**(図3)**や，プローブの剛性の向上（特に27G手術）を体感することもできる．

> **✓ POINT**
>
> 利き手ではない手での操作に慣れない場合には24Gの点滴針の外筒のシースを切除し，ライトガイドに装着することで**(図4)**，ライトガイドが眼内に入りすぎることを予防できる．また，剛性も向上し，眼球の制御もしやすくなる．

4) Heads up surgery

近年観察系の技術が著しく進歩している．眼科領域では3D heads up surgery（3D-HUS）によって術者の姿勢負担の軽減だけでなく，術中の画像処理を行うことが可能となり注目されている．また，3D-HUSではより低照度の光源で手術を行うことが可能であり**(図5)**，網膜光毒性のリスク軽減に大きく寄与する．

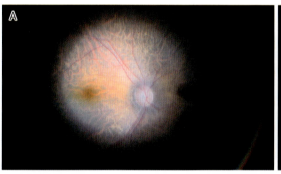
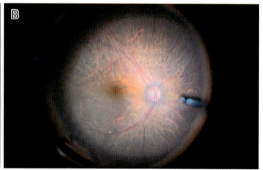

図3 光源の位置
A：照明が網膜に近く，照射範囲が狭いため周辺の視認性が不良である．
B：照明を引くことで視認性が改善し，光障害のリスクも軽減する．

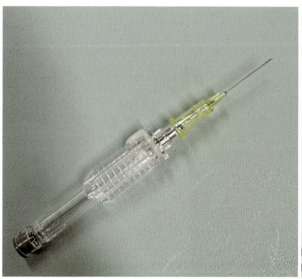
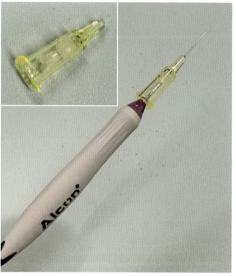

図4 ライトガイドに切除した24Gの点滴針の外筒のシースを装着する

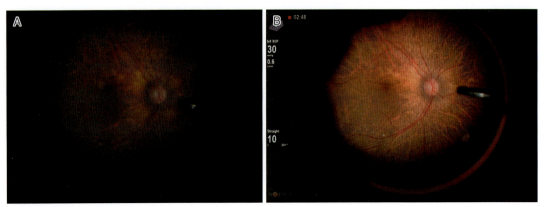

図5 低照度下での鏡筒使用と3D-HUSの比較
照明を暗くした場合の比較．コンステレーション™ビジョンシステム（日本アルコン株式会社）のストレートの光源を10にした場合の比較．鏡筒を使用した場合，Aのように眼内が暗くなってしまうが，3D-HUSではBのように低照度でも明るさを確保することが可能である．

文献

1) McDonald, HR. et al. Light-induced maculopathy from the operating microscope in extracapsular cataract extraction and intraocular lens implantation. Ophthalmology. 90 (8), 1983, 945-51.
2) Green, WR. et al. Pathologic findings of photic retinopathy in the human eye. Am J Ophthalmol. 112 (5), 1991, 520-7.
3) Khwarg, SG. et al. Incidence, risk factors, and morphology in operating microscope light retinopathy. Am J Ophthalmol. 103 (3 Pt 1), 1987, 255-63.
4) Postel, EA. et al. Long-term follow-up of iatrogenic phototoxicity. Arch Ophthalmol. 116 (6), 1998, 753-7.
5) Mathias, MT. et al. Retinal phototoxicity caused by chandelier endoillumination. Investigative Ophthalmology & Visual Science. 51, 2010, 3614.

22

吉川祐司 Yuji Yoshikawa
埼玉医科大学病院眼科 講師

角膜上皮障害

角膜上皮障害とは

　硝子体手術に限らず術中もしくは術後の角膜上皮障害は術中視認性を低下させ，術後の診察に影響を与えるだけではなく，患者の術後視機能に影響を与えるために予防を含めたマネジメントが重要である．

角膜上皮障害の原因

　周術期の角膜上皮障害の生じる原因として薬剤性によるものと機械的なものがある．
　薬剤性によるものとしては術前の防腐剤を含む点眼や術中の麻酔薬，消毒によるものが挙げられる．特に希釈ヨードを使用した術野の洗浄も感染予防には効果的である半面，曝露時間が長くなることで角膜上皮障害を生じる可能性がある[1]．
　機械的なものとしては長時間にわたる手術や術中の過度な圧迫操作による上皮浮腫が代表的である．また，バックリング／エンサークリング手術を併用する際には角膜の乾燥や器具の接触による角膜上皮障害にも注意が必要である．また，術中に角膜上皮障害を来してしまった場合には，視認性確保のために角膜搔爬を行わなくてはいけないケースもあり，これ自体も術後の角膜上皮障害遷延の原因となる．
　また，まれなケースではあるが術後縫合不全による結膜浮腫が遷延した場合や，結膜下にシリコーンオイルが迷入した場合に涙液メニスカスに影響を与え，角膜デレンを形成することもある[2,3]．

角膜上皮障害が生じた際の対処法

1) 術中の対処法

　術前の点眼や麻酔，消毒薬による角膜上皮障害は，手術をはじめる際に気が付くことが多く予見するのは難しいが，通常の手術であれば問題なく手術を行うことができる．しかし，長時間にわたる手術では，視認性の低下により手術自体が困難となり，時間がかかることでさらに角膜への負担が加わるという負の連鎖が生じる．なるべくなら避けたいが，角膜上皮浮腫により視認性が低下し，操作に影響を与えた場合は角膜上皮を鑷子やスパーテルを用いて搔爬することで一時的に視認性が改善する．

☑POINT

角膜搔爬は，術中の視認性は一時的に良くなるが，術後診察での視認性の低下や術後の遷延性上皮欠損の原因になるのでなるべく避けるべきである．

---

2) 術後の対処法

　術後角膜上皮障害を認めた場合には，術後点眼として非ステロイド性抗炎症薬（non-steroidal

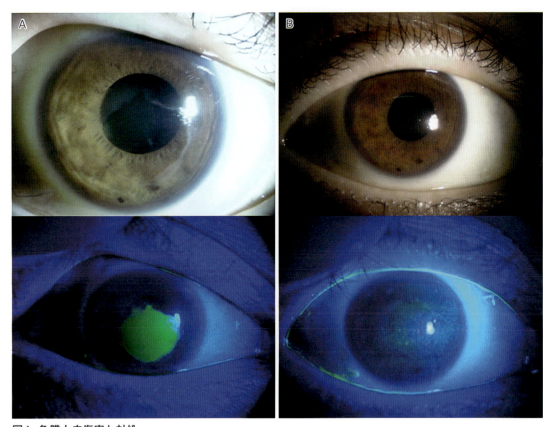

図1 角膜上皮傷害と対処
A：術後に生じた角膜上皮欠損が認められた．
B：NSAIDs点眼中止にて上皮化が得られた．

anti-inflammatory drugs；NSAIDs）を使用していた場合は中止する**（図1）**．また，ヒアルロン酸の点眼や軟膏を点入することで改善に向かうことがほとんどであるが，遷延する場合には自己血清点眼を使用することもある．糖尿病患者では遷延性上皮欠損を来す場合があり，術中からの予防が重要である．

また，トロッカー刺入部の創部離解が生じ，blebが形成された場合には濾過手術後のように角膜デレンが形成される場合がある**（図2）**．タリビッド®眼軟膏0.3％で保存的に経過をみて改善しない場合には創部の縫合が必要となる．小切開となり無縫合で手術を終えるケースが増えたが，手術終了時に閉鎖を確認できていても瞬目や開瞼の刺激で創が離解する場合もあるの

で注意が必要である．

角膜上皮障害の回避法

1）角膜の乾燥や機械的接触の防止

近年では非接触の観察系を用いて硝子体手術をする術者が増えている．非接触系では角膜に水を頻繁にかけるか，粘弾性物質を塗布したりすることで角膜の乾燥を予防する必要がある．

また，バックリング／エンサークリング手術を追加した場合にはM.Q.Aで作製したライトシールドで角膜乾燥を防止することが多いが，M.Q.A.に出血が吸着，凝固した場合には手技の最中にライトシールドがずれることによって

A：術直後　　　　　　　　B：術後14日　　　　　　　C：術後18日

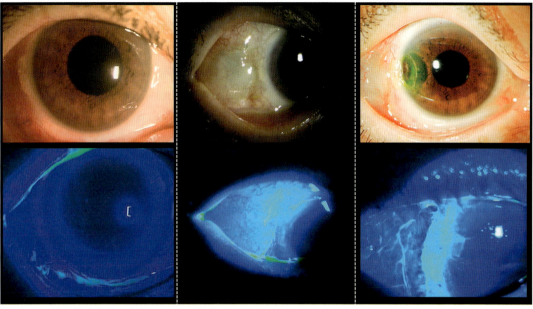

図2　27G硝子体手術後の角膜デレンの形成（文献3より）
27G硝子体手術後14日で生じたblebと濾過胞である．結膜強膜縫合をすることで速やかに改善が得られた．

角膜上皮が削れてしまう場合もあるので注意が必要である．

> ☑ POINT
> HOYA株式会社製のタイプZdゼロDメニスカスレンズ（図3）を使用することで，角膜保護と同時に眼底視認性の向上を得ることができる．

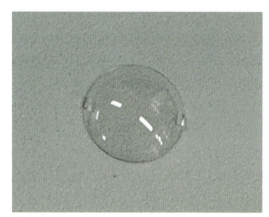

図3　タイプZdゼロDメニスカスレンズ（HOYA株式会社）

2) 眼圧管理

　術中の眼球圧迫や，止血のために眼灌流圧を長時間上げたままにしていると角膜上皮浮腫を生じる．硝子体カッターでの吸引を回してから圧迫を開始することや，常に注入圧をモニタリングしながら手術を行う必要がある．特に増殖糖尿病網膜症（proliferative diabetic retinopathy；PDR）症例などで止血目的に注入圧を上げた際には注意が必要である．

文献

1) Kim, S. et al. Toxicity of povidone-iodine to the ocular surface of rabbits. BMC Ophthalmol. 20 (1), 2020, 359.
2) Mahgoub, MM. et al. Dellen formation as a complication of subconjunctival silicone oil following microincision vitrectomy. Clin Ophthalmol. 11, 2017, 2215-9.
3) Yamaguchi, S. et al. A case of dellen formation following 27-gauge vitrectomy with rapid improvement by scleral and conjunctival sutures. Case Rep Ophthalmol. 14 (1), 2023, 607-12.

Index

索引

数字

25 G 硝子体手術	74, 100, 190
27 G 硝子体手術	74, 100, 159, 190
3D 偏光眼鏡	43

A

A／F（液空気置換）	48, 105
age-related macular degeneration	81
AMD	81
anterior PVR	133
Anterior モード	45
ARGOS®	45
ARTEVO 800	41

B

BBG モード	48
Berger 腔	52
branch retinal vein occlusion	63
BRVO	63

C

CCC	101
CCP	139
CD	148
central retinal vein occlusion	64
Centurion®	44
choriocapillaris plexus	139
choroidal detachment	148
choroidal neovascularization	81
Cloquet 管	52
CNV	81
Constellation®	44
continuous curvilinear capsulorrhexis	101
CRVO	64

D

DCP	138
deep capillary plexus	138
diode pumped solid-stage laser	58
DPSS レーザー	58

E

ectopic cryopexy	95
EMT	54
epiretinal membrane	105
epithelial mesenchymal transition	54
ERM	105
EVA 眼科手術システム	21

F

FA	83
fluorescein angiography	82

G

Gaigan（外眼部）モード	46
ganglion cell complex	184
ganglion cell layer	145
GCC	184
GCL	145

I

IA（ICGA）	83
ICP	138
ICS	175
ILM	105, 180, 184, 202
ILM 剥離	180, 184
indocyanine green angiography	83
inner plexiform layer	145
intermediate capillary plexus	138
internal limiting membrane	105, 180, 184, 202
intraretinal cystoid spaces	175

IPL

IPL	145

L

lamellar macular hole	180
lens sparing vitrectomy	199
LMH	180

M

macular hole	104
Macular モード	47
mean blur rate	139
MH	104, 105
micro-incision vitrectomy surgery	20, 101, 190
minimally invasive vitreous surgery	194
MIVS	20, 101, 190, 194
Monochorme（白黒）モード	46
Müller 細胞	53

N

nAMD	107
neovascular age-related macular degeneration	107
neovascularization elsewhere	63
neovascularization of the optic disc	63
NGENUITY®	41
NVD	63
NVE	63

O

O' Brien 法	37
OCT	145, 175
OCTA	138
OCT angiography	138
ophthalmic viscosurgical device	101
optical coherence tomography	145, 175
OVD	101

P

pachychoroid spectrum disease	81
panretinal photocoagulation	61
papillomacular bundle	105
PCV	107
PDR	6, 104, 211
PDT	81, 107
photo bleaching	85
photodynamic therapy	81, 107
pneumatic control	76
polypoidal choroidal vasculopathy	107
posterior vitreous detachment	59, 104
Posterior モード	47
proliferative diabetic retinopathy	61, 104, 211
proliferative vitreoretinopathy	61, 104, 133
PRP	61
PVD	59, 104
PVR	61, 104, 133

R

radial peripapillary capillaries	138
Resight®	47
RETeval®	57
retinal nerve fiber layer	145
retinal pigment epithelial	178
rhegmatogenous retinal detachment	104, 118, 123, 128
RNFL	145
RPCs	138
RPE	178
RRD	104, 118, 123, 128

S

| SCP | 138 |
| Sticky SO | 146, 147 |

| superficial capillary plexus | 138 |

T

TASS	194
tight junction	57
toxic anterior segment syndrome	194
transconjunctival sutureless vitrectomy	190
TSV	190

V

vascular endothelial growth factor	81, 107, 175
VEGF	81, 107, 175
VEKTOR™ レーザープローブ	29
VERION™ Link	44
vitreomacular traction syndrome	104
vitreous wick syndrome	194
VMTS	104

W

| Wide viewing system | 196 |
| Wieger 靭帯 | 52 |

Z

| Zinn 小帯 | 52 |

あ

| アーメド緑内障バルブ | 158 |
| アフリベルセプト | 110, 158 |

い

異所性冷凍凝固	95
インドシアニングリーン蛍光（眼底）造影	83, 110
インフォームドコンセント	10, 85
インフュージョンカニューラ	27, 93, 102

| インフュージョンサスティーナ | 29 |

う

| うつぶせ | 17, 166, 174, 180 |

お

黄斑円孔	17, 54, 78, 104, 180, 199, 202
黄斑円孔再開孔	180
黄斑円孔非閉鎖	180
黄斑硝子体牽引症候群	104, 175
黄斑上膜	54
黄斑前膜	15, 16, 78, 105
黄斑パッカー	128
黄斑浮腫	78, 175

か

開放隅角緑内障	152, 157
角膜障害	16, 143, 146
角膜上皮障害	95, 209
ガス白内障	199
加齢黄斑変性	82, 85, 167
眼圧上昇	16, 143, 146, 152
眼球運動障害	118
眼球虚脱	78, 92
眼球穿孔	90
患者説明	10
感染性眼内炎	194
完全瞳孔ブロック	152, 155
眼内照明	24, 77, 205
眼内内視鏡	25
眼内マグネット	29
眼内レンズ脱臼	103

き

球後出血	91
球後麻酔	13, 37, 69, 90
強膜圧迫子	29

強膜内陥術	14, 140, 149	シャンデリア照明（ライト）	24, 93, 205	前房出血	152, 165, 170

強膜内陥術　14, 140, 149
強膜バックリング手術（バックリング手術）
　31, 66, 95, 118, 138, 141, 148, 151
局所麻酔　89, 100

く

隅角新生血管　167

け

経結膜小切開硝子体手術　190
経テノン嚢球後麻酔　90
血液網膜関門　56
血管内皮増殖因子　107
結膜嚢消毒　33
結膜浮腫　91, 100

こ

抗 VEGF 薬　107, 160
抗 VEGF 療法　81
広角観察システム　77, 79
虹彩後癒着　174
光線過敏症　109
光線力学療法　81, 107
後嚢破損　101
後部硝子体剥離　59, 104
後部硝子体ポケット　52
ゴーストセル緑内障　152, 157
コンステレーション®ビジョンシステム　20

さ

細隙灯顕微鏡（スリット）　159, 168
再増殖　178
再剥離　123

し

視野欠損　202

シャンデリア照明（ライト）　24, 93, 205
手術機器　92
手術器具　20, 76, 92
手術装置　20
循環障害　138
瞬目麻酔　37
硝子体　52
硝子体圧　100
硝子体カッター　20, 75, 94
硝子体再出血　161
硝子体手術　148, 150, 205
硝子体手術用コンタクトレンズ　24
硝子体出血
　78, 99, 152, 157, 159, 163
硝子体鑷子　27
硝子体剪刀　27
硝子体内注射　107, 158, 160
小切開硝子体手術　20, 101, 190
照明プローブ　206
シリコーンオイル　143
滲出型加齢黄斑変性　81
新生血管型加齢黄斑変性　107
新生血管緑内障　152, 157

す

水晶体温存硝子体手術　199
水晶体核落下　78
ステラリスエリート™　21
ステロイドレスポンダー　152, 155, 157

せ

セッティング　33, 41
全身麻酔　88
選択的レーザー光凝固　61
前部硝子体　52
前部硝子体切除　199
前部増殖硝子体網膜症　133
前房炎症　152

前房出血　152, 165, 170

そ

層状黄斑円孔　180
増殖硝子体網膜症　61, 133, 171
増殖糖尿病網膜症
　14, 75, 78, 104, 159, 191
創閉鎖不全　190

ち

中毒性前眼部症候群　194

て

低眼圧　190
低侵襲硝子体手術　194
テノン嚢下麻酔　13, 38, 90

と

同意書　11
疼痛管理　69, 100
糖尿病網膜症　61, 159, 171, 211
ドレーピング　34, 92
トロカールカニューラ　79, 93

な

内境界膜　54, 105, 180, 184, 202
内境界膜剥離　184

ね

粘弾性物質　45, 101, 152, 171

の

脳室内迷入　146

は

パーフルオロカーボン　105, 181
背部痛　109
白内障　16, 145, 147

パターンスキャンレーザー　62
バックフラッシュニードル　28
バックル感染　114
バックル脱出　114
汎網膜光凝固　61, 138, 141

ひ

光干渉断層計（法）　145, 175
光干渉断層血管撮影　138
ビスダイン®　81
ビズラス PDT システム 690S™　84
非接触レンズ　206
皮膚消毒　33
表層毛細血管網　138

ふ

フィブリン析出　171
フィルムドレッシング　34
フルオレセイン蛍光（眼底）造影　82

へ

閉所恐怖症　14
ヘッズアップサージェリー　41, 207
ヘッズアップ手術　41
ベルテポルフィン　81
変性網膜　59

ほ

放射状乳頭周囲毛細血管　138
ポリープ状脈絡膜血管症　107
ポルフィリン症　84

ま

マイヤー・シュビッケラートロカリゼーター　70
マーキング　70
麻酔　13, 69, 88
マットレス縫合　71, 96

み

脈絡膜　55
脈絡膜（下）出血　97, 103
脈絡膜下灌流　93
脈絡膜血管　56
脈絡膜新生血管　81, 167
脈絡膜剝離　93, 140, 148

め

迷走神経反射　91

も

網膜　53
網膜下液排液　72, 97
網膜下出血　109
網膜下迷入　145, 147
網膜血管　56, 166
網膜再増殖　145, 147
網膜色素上皮細胞　54, 133, 178
網膜静脈分枝閉塞症　63
網膜神経節細胞複合体　184
網膜神経線維層　57
網膜新生血管　167
網膜中心静脈閉塞症　64

網膜中心動脈閉塞症　90
網膜電図　57
網膜動脈閉塞症　140
網膜毒性　145
網膜剝離　16, 66, 78, 104
網膜剝離器具　31
網膜光凝固術　58
網膜光障害　205
網膜裂孔　59, 66
毛様体剝離　93

よ

予防的光凝固　59

ら

ライトシールド　205

り

緑内障　143, 146

れ

冷凍凝固　70, 95, 131
レーザー光凝固　61, 124, 131
レーザープローブ　28
裂孔原性網膜剝離
16, 78, 104, 118, 123, 128, 133, 149,
155, 159, 166, 171, 191, 199, 202
裂孔原性網膜剝離手術　93

わ

ワイドビューイングシステム　22

●読者の皆様へ●

　このたびは本増刊をご購読いただき、誠にありがとうございました。編集部では、今後も皆様のお役に立てる増刊の刊行をめざしてまいります。本書に関するご意見、ご感想など、編集部までお寄せください。

眼科グラフィック編集室
TEL　06-6398-5048　FAX　06-6398-5068
E-mail　ganka-G@medica.co.jp
URL　https://www.medica.co.jp

Graphic Journal of Ophthalmology

眼科グラフィック 2024 年増刊 （通巻 74 号）

網膜硝子体手術

基本と応用，トラブル＆リカバリーがわかる！

2024 年 10 月 1 日発行　第 1 版第 1 刷

編　集　　井上 真
発行人　　長谷川 翔
編集担当　大谷のり子　有地 太
編集協力　広研印刷株式会社
装　幀　　有限会社ティオ　渡部裕一
イラスト　松田容子
発行所　　株式会社メディカ出版
　　　　　〒 532-8588　大阪市淀川区宮原 3-4-30
　　　　　　　　　　　ニッセイ新大阪ビル 16F
　　　　　電話　06-6398-5048（編集）
　　　　　　　　03-5776-1853（広告窓口／総広告代理店 ㈱メディカ・アド）
　　　　　　　　0120-276-115（お客様センター）

定価（本体 10,000 円＋税）
ISBN978-4-8404-8441-1
●無断転載を禁ず。
●乱丁・落丁がありましたら、お取り替えいたします。

組　版　　広研印刷株式会社
印刷製本　株式会社シナノ パブリッシング プレス

本誌に掲載する著作物の複製権・翻訳権・翻案権・上映権・譲渡権・公衆送信権（送信可能化権を含む）は株式会社メディカ出版が保有します。
JCOPY 〈（社）出版者著作権管理機構 委託出版物〉
　本書の無断複写は著作権法上での例外を除き禁じられています。複写される場合は、そのつど事前に、（社）出版者著作権管理機構（電話03-5244-5088、FAX 03-5244-5089、e-mail: info@jcopy.or.jp）の許諾を得てください。

Printed and bound in Japan